国家中医药管理局公共卫生专项资金项目
国家中医药管理局民族医药文献整理丛书

# 南垣医抄

侯启年　侯启柱　侯如艳　张元忠　校注

中医古籍出版社

图书在版编目（CIP）数据

南垣医抄/侯启年，侯启柱，侯如艳，张元忠校注．－北京：中医古籍出版社，2015.1

（国家中医药管理局民族医药文献整理丛书）

ISBN 978－7－5152－0358－4

Ⅰ．①南…　Ⅱ．①侯…②侯…③侯…④张…　Ⅲ．①土家族－民族医学　Ⅳ．①R297.3

中国版本图书馆 CIP 数据核字（2013）第 077082 号

南垣医抄

侯启年　侯启柱　侯如艳　张元忠　校注

责任编辑　伊广谦

封面设计　映象视觉

出版发行　中医古籍出版社

社　　址　北京东直门内南小街 16 号（100700）

印　　刷　北京义飞福利印刷厂

开　　本　850mm×1168mm　1/32

印　　张　14

字　　数　351 千字

版　　次　2015 年 1 月第 1 版　2015 年 1 月第 1 次印刷

印　　数　0001~2000 册

ISBN 978－7－5152－0358－4

定　　价　28.00 元

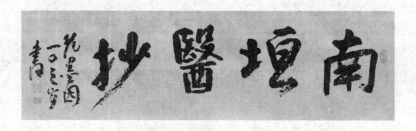

范墨因先生为本书题写书名

国家中医药管理局公共卫生专项资金项目

国家中医药管理局民族医药文献整理丛书

# 编纂指导委员会

# 编纂专家委员会

# 序　言

　　民族医药是我国各少数民族传统医药的统称，是由多个民族的传统医学体系和医药经验汇合而成。它与各民族的历史文化密不可分，与各民族的思维方式、生活方式紧密相关，不仅为各民族的繁衍发展做出了重要贡献，至今仍在为维护人民健康发挥重要作用。

　　民族医药古籍文献是民族医药的重要载体，是各民族医学发展的真实记录。民族医药典籍浩繁，内容博大精深，不仅具有重要的历史文化意义，更有科学与经济上的巨大潜在价值，是一个有待开发的宝藏。

　　为了全面整理、抢救和保存珍贵的民族医药古籍，弘扬和发展民族传统文化，国家设立专项经费，对民族医药文献进行了大规模的保护和整理工作。本次民族医药文献整理工作由经验丰富的民族医药文献专家和相关专家共同参与，得到了有关地方的积极配合和大力支持，取得了丰硕成果。在丛书出版之际，我谨代表国家中医药管理局对参与项目的各位专家表示衷心的感谢。衷心希望丛书的出版能够为促进民族医药学术进步、推动民族医药发展发挥积极作用。

国家卫生和计划生育委员会副主任
国家中医药管理局局长　王国强

2013 年 10 月 25 日

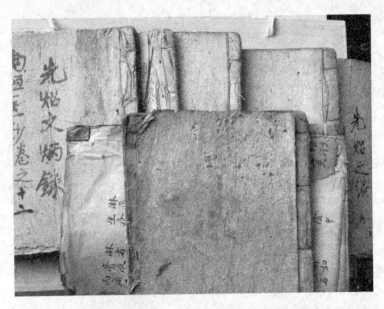

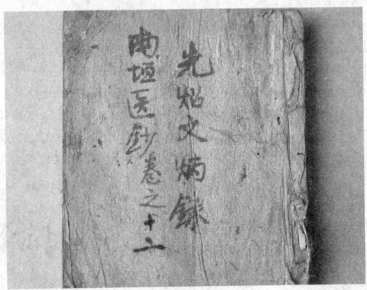

重孙见到高祖
所抄医方一言而
做我生必钦佩之心
用心一页一页的观
一册一册的看，将本本
都已读完
重孙　家祥　于六十五上
月到此劉

## 遺精

脉義

永定　永兑　胡先炤文

濟陽

臺遺精滑當驗于尺結乳動緊是証雖的微流精

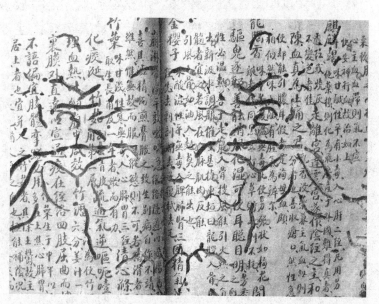

# 土家族医药文献整理回望

## ——写在《南垣医抄》校注出版之际

田华咏

何谓文献？"文，指有关典章制度的文字资料；献，指多闻熟悉掌故的人。"土家族医学的传承，同传统中医一样，是通过古籍整理与师徒相授完成的。土家族医学文献具有两重性，一是历代靠"口述"传承，二是借用汉字记载药匠医疗经验传世，如抄本或地方志中收藏的相关医学史料。对土家族医药文献的收集整理，主要来自土家族民间医药人员的"口述"资料，这是土家族医药文献的主体。其次是各地关于土家医药抄本的收集整理。对于"口述"文献的收集整理，20多年来，湘西、恩施、铜仁等地的民族医药工作者深入土家族民间做田野调查，收集文献资料，整理出版了近20部土家族医药文献。代表性著作有：《土家族医药学》，《土家族医学史》，《土家族医药学概论》，《土家医方剂学》，《土家族药学》，《土家族药物志》，《名老土家医周大成医案》。以上土家族医学文献的整理与出版，是我国土家族医药首次系统整理研究，为丰富和完善土家族医药理论体系，构建土家医药学奠定了坚实的基础。在"口述"史料整理研究的基础上，有几位热心土家族医药研究的专家学者，对流散土家族民间的医药古籍进行收集与整理。2006年，湖北民族学院医学院赵敬华教授对流传鄂西土家族民间百余年的医学抄本《玲珑医鉴》进行了校注并公开出版。2012年，侯启年、侯启柱、张元忠、侯如艳等教授校注出版了在湘西北土家族民间流传百余年的《医方守约》一书。《玲珑医鉴》、《医方守约》等古籍的整理出版是"利在当代，功在千秋"的开拓性工作。

新春刚过，启年先生又送来他新校注的《南垣医抄》书稿，并嘱作序。我与启年先生相识30余年，是土家医药文化之根，使我们共同走在土家医药研究这个道上。当时，启年先生初出校门，分配到湘西自治州大庸县大坪区医院（现为张家界市永定区）工作。他最大的业余爱好就是读书，购书或在网上及地摊淘书，以书为友，追求读书带来的愉悦与享受。进城后，他在繁忙的工作之余，还"痴心"不改，努力对多年在民间收集的有关医药古籍进行整理研究。启年先生出生中医世家，从小受到良好的文化熏陶，几十年下来，积淀了丰厚的文化素养。他博学谦逊，作风严谨，为人真诚。在土家族医药文献研究这个清贫环境之下，淡泊宁静，不慕荣利，他的口袋里只剩下激情和理想。启年君可敬、可畏、可期，他在我国土家医药研究，特别是文献整理研究是值得称颂的。

目前，我国土家医药研究从草根走向殿堂，注重机理与成分研究，在实验室找"成果"。其实土家医药的真本事在老药匠的"口中"及"手中"。"口中"传承医药经验，"手中"传授医技医术，土家医的这些"手艺"就是土家医药文化的根。土家医药面临的现状是"老药匠走了"，年轻不愿跟师学习，土家医药后继乏人乏术。我曾无数次呼吁！土家医药要发展、要创新，首先要留住土家族医药的根；要加强人才的培养，要恢复临床活力，提高临床效果、要继续加紧对古籍文献的整理与学术的传承。特别强调的是，对名老土家医药人员的医技医术的抢救性传承研究尤为重要，因为每一位老药匠的辞世，就会带走一粒土家族医药文化的种子，或带走一项或多项土家医药传统绝技，再不抓紧抢救医技医术古籍文献的收集整理，土家族传统医药将会成为永久的记忆。借此我再次呼吁：热爱土家医药研究的专家学者，特别是身居"洋楼"的朋友们，多深入土家山寨接接"地气"，多采摘一些土家医药的"树皮草根"，你的成果会更具民族特色，更具适用价值，会助推我国土家医药的发展与创新。

作为世界旅游胜地的湘西北大庸（今湖南省张家界市永定区）是土家族聚居地，被大山外面的人称之为"风水宝地"。它东邻"学富五车，书通二酉"的"二酉藏书洞"，西枕"里耶秦简古城"，是这块神奇的土地，在融汇秦汉文化，巴楚文化，湖湘文化的基础上，培植出灿烂的土家族文化。"大庸十八坪，坪坪出很人"，"千年大庸城，代代出文人"的民谣，印证了"人杰地灵"的大庸悠久历史和人才辈出。明清以来，大庸医药较湘西内地发达，涌现出许多名医，在当地名操一时。如胡先容、胡先焰、汤开璞、张序茂、曾道坤等名医。他们在诊疗之余著书立说流传后世。启年先生收集《南垣医抄》等稿本，成稿于清 镨 Wingdings'B@ 嘉庆至道光年间，在当地流传200多年，是土家医药珍贵的古籍文献，虽然这些古籍抄本是借用汉字记载，但对于只有语言，而无文字的土家族医药更显其"凤毛麟角"和弥足珍贵的价值。启年先生对土家医药古籍整理，不削足适履，保留原著特色，是科技工作者的良知所在。大坪那地方我很熟悉，我也不只一次去那里调研。先焰公的屋场我也熟悉，我曾在那里采集过草药标本，茅屋数间窗窈窕，尘不到，时时自有春风扫。噫：忽忆故人今总老。贪梦好，茫然忘了邯郸道。书以命为依托，命以书为导向。《南垣医抄》是一部老书好书，恰似一位土家族之长者，向孝敬他的后生娓娓道来，讲述如何生生繁衍万代兴旺。书稿能整理问世，启年诸君，功德无量。勉哉勉哉。

　　是为序。

癸巳仲春于湘西吉首

田华咏　　中国民族医药学会副会长
　　　　　中国民族医药学会土家医药分会会长

# 校注整理说明

## 一、依据版本

《南垣医抄》原为手抄本，成书于清·嘉庆至道光年间，手抄本一直珍藏于大庸县大坪公社（今张家界市永定区大坪镇）。1982 年前，此手抄本共 18 册，但是 2010 年时，此手抄本仅存残稿 6 册，此次校注底本，乃依据现存手抄本。

此次整理校注以保持原著内容为基本原则。

## 二、文字处理

1. 本书一律采用国家颁行的简体字为标准。

2. 对没有简化的字，采用繁体字。

3. 凡用字不规范及错字，均予以纠正，并在该字旁以［　］小字作出说明，如：黄苓［芩］，傅［敷］药。

4. 因虫蛀、磨损原本中的缺字或无法辩认的字，不能判读的文字，一字用一个"□"表示，字数难以判明之处，以"□……"表示。

5. 校注本保留手抄稿件体例，内容顺序完全按照底本。但是本书采用横排版，涉及处方的服用法文献时，将"右"改为"上"。例如："右为细末，炼蜜为丸"改作"上为细末，炼蜜为丸"。

6. 对原书中的假借字，为彰显文献的原义也便于读者理解，改用现通行的字。如："採"（"采"意）改作"采"，"差"（"瘥"意）改为"瘥"。

7. 凡原书中的药名，均采用《国家药典》的标准，《国家药典》未收录的，采用《中华本草》的标准。如"黄耆"正作"黄芪"，"黄檗"正作"黄柏"，"兔丝子"正作"菟丝子"等。

8. 原书中某些当地土家族居民常用的药物，仍照录原名，只稍在（　）中予以注释。如"祖师叶"（注：即紫苏叶）等。

三、标点符号和序号的处理

本书的"标点"，按照国家颁行的标点符号使用方法进行规范，以彰显原本及点标文献的原义，力求通过标点符号的使用，使文意层次得到更清晰、准确地表达。

本书的序号，按照原著标题的层次顺序冠之，以准确表达文献原义的结构为原则。

四、关于目录

此次整理，对原书中的原目录不作调整。

五、关于参考书目和引用文献

本书整理参阅了大量工具书和相关文献，在直接校注时，不一一注明出处。但在书后附上所参考的书籍名称，以示尊重别人的劳动成果。

六、文书体例

为了便于阅读，此次整理，对校勘注释的条文，与原书的行文不再分开排版，而是直接将点校内容直接放在原书的句末（个别放在词下）。其原文与点标更可清晰区分的基础上，尽量做到不隔断词、句，以方便阅读。

对原书中，需要校勘的词、字，放在 ［　　］内，对原书中需要注释的词、字，放在 （　　）内，以便阅读，又使行文流畅。

# 目　录

# 南垣医抄卷之二

永定胡先焰文炳编

## 发 明

**气味** 药物众多，各一其性，宜否万殊，难以尽识，用者不得其要，未免多误。兼之本草所注，又皆概言其能，凡有一长，自难泯没。惟是孰为专主，孰为兼能，孰为利于此而不利于彼，孰者宜于补而不宜于攻，学者昧其真性，而惟按图以索骥，所以用多不效，益见用药之难矣。用药之道无他也，惟在精其气味，识其阴阳，则药味虽多，可得其要矣。凡气味之辨，则诸气属阳，诸味属阴。气本乎天，气有四，曰寒热温凉是也；味本乎地，味有六，曰酸苦甘辛咸淡是也。温热者天之阳，寒凉者天之阴也。辛甘淡者，地之阳；酸苦咸者，地之阴也。阳主升而浮，阴主沉而降。辛主散，其行也横，故能解表。甘主缓，其行也上，故能补中。苦主泻，其行也下，故可去实。酸主收，其性也敛，故可治泄。淡主渗，其性也利，故可分清。咸主软，其性也沉，故可导滞。用纯气者，用其动而能行；用纯味者，用其静而能守。有气味兼用者，和合之妙，贵乎相成。有君臣相配者，宜否之机，最嫌相左。既曰合宜，尤当知忌，先避其害，后用其利，一味不投，众善俱弃。故欲表散者，须远酸寒；欲降下者，勿兼升散。阳旺者当知忌温，阳衰者沉寒毋犯。上实者忌升，下实者忌秘。上虚者忌降，下虚者忌泄。诸动者再动即散，诸静者再静即灭。甘勿施于中满，苦勿施于假热，辛勿施于热燥，咸勿施于伤血。酸木最能克土，脾气虚者少设。阳中还有阴象，阴中复有阳诀，使能烛此阴阳，则药理虽玄，岂难透彻。

## 药　剂

汤者，煎成清汁也。补则要熟，利不嫌生，当先量定水数，方知煎蚀多寡，去久病用之，取其易升宜散，易行经络。故曰：汤者，荡也。治至高之疾加酒煎，去湿气加生姜煎，补元气加大枣煎，发散风寒，加葱煎，去膈间病，加蜜煎，止痛加醋煎。凡诸补剂渣滓，两剂并合，加原水数，复煎饮之，亦可敌一剂新药。其发表攻里之剂，惟前药取效，不必再煎渣。

散者，碾成细末也，用时制合，不堪久留，恐走泄气味，服之无效尔。去急病用之，不循经络，止去膈上病及脏腑之积气，故曰散者散也，气味厚者，白汤调下，气味薄者，煎和渣服。

丸者，作成圆粒也。治上焦者如黍粟大，治中焦者如绿豆大，治下焦者如梧子大。不能速去其病，取舒缓旋逐成功，故曰"丸者缓也"。水浸蒸饼和丸，及滴水为丸者，皆取其易化，能治上焦也。稠面糊和丸，饭糊和丸者，去略迟化，直达下焦也。或酒或醋为丸者，取其收散之意。犯南星、半夏，欲去湿痰者，以生姜汁煮稀糊为丸，制其毒也。稀糊丸者，亦取其易化也。神曲糊丸者，取其消食。山药糊丸者，取其涩肠。炼蜜为丸者，取其迟化而气循经络也。蜡丸者，取其难化而旋旋取效也。丹，即丸之大者。

膏者，熬成稠膏也。药物分两即多，用水煎熬宜久，渣滓复煎数次，绞取浓汁，以熬成耳。取其气足力大，滋补胶固，故曰"膏者胶也"。可服之膏，或水或酒煎熬，渣仍酒煮饮之。可摩之膏，或油或醋煎熬，渣仍捣敷患处，方尽药力。

酒者，浸煮药酒也。药宜细剉，绢袋盛之，入酒坛密封，常法煮熟，埋土数日，取出。气烈味浓，早晚频饮。经络速达，或攻或补，并著奇功，故曰"酒者就也"。渣滓滤出曝干，捣末别渍，力虽稍缓，服亦益人。为散更佳，切勿倾弃。补虚损病，宜少饮之，缓取其效。攻风湿病，宜多饮之，速取其效。

## 治 例

凡中风卒倒不语，用牙皂细辛。

痰气壅盛，用南星半夏木香。

语言謇涩，用菖蒲竹沥。

口眼㖞斜，用防风羌活竹沥。

手足搐搦，用防风羌活。

左瘫属血虚，用当归川芎。

右痪属气虚，用人参白术。

诸属风病者，用防风羌活。

无汗后脑痛，用麻黄。有汗后脑痛，用桂枝。前额痛用干葛。头侧痛，用柴胡。伤寒头痛，用羌活川芎。遍身疼痛，用苍术羌活。

发汗用麻黄、桂枝。久汗不出，用苏叶、青皮。止汗用桂枝、芍药。表热用柴胡。里热用黄连、黄芩。大热谵语，用芩连、黄柏、栀子。发狂便实，用大黄、芒硝。发渴用石膏、知母。胸膈胀闷，用枳壳、桔梗。心下痞闷，用枳实黄连。懊侬用栀子、淡豆豉。虚烦用石膏、青竹叶。不眠用竹茹、枳实。鼻干不得眠，用葛根、芍药。发斑用元参、升麻。发黄用茵陈、栀子。中寒用附子、干姜。中暑用香薷、扁豆。中湿用苍术、白术。泻心火用黄连。泻肺火用黄芩。泻脾火用芍药。泻胃火用石膏。泻肝火用柴胡。泻肾火用知母。泻膀胱火用黄柏。泻小肠火用木通。泻屈曲之火①用栀子。泻无根之火②用元参。

内伤元气，用参芪甘草。脾胃虚弱用白术、山药。

---

① 屈曲之火：即三焦之火，为实火。

② 无根之火：即虚火。

消食积用麦芽、神曲。消肉积用山楂、草果。消酒积用黄连、干葛、乌梅。消冷积用巴豆。消热积用大黄。六郁用苍术、香附子。痰结用瓜蒌仁、贝母、枳实。湿痰用半夏、茯苓。风痰用白附子、南星。痰在四肢经络用竹沥、姜汁。痰在两胁用白芥子。老痰用海石①。肺寒咳嗽用麻黄、杏仁。肺热咳嗽用黄芩、桑白皮。咳嗽日久，用五味、款冬花。气喘用苏子、桑白皮。

新疟宜截，用常山。久疟宜补，用白豆蔻。

痢疾初起宜下，用大黄。痢属热积气滞，黄连、枳壳为主。里急后重，用木香、槟榔。久痢白者，属气虚，用白术、茯苓。久痢赤者，属血虚，用当归、川芎。泄泻用白术、茯苓。水泻用滑石。久泻不止，用诃子肉、豆蔻或加升麻、柴胡。霍乱用藿香、半夏。呕吐用半夏、姜汁。呃逆用柿蒂。吞酸用苍术、神曲。嘈杂用黄连、栀子。顺气用乌药、香附。痞满用枳实、黄连。宽中用砂仁、枳壳。

水肿用猪苓、泽泻。胀满用厚朴、大腹皮。积聚用三棱、莪术。积在左是死血，用桃仁红花；积在右是食积，用香附、枳实；积在中是痰饮，用半夏、陈皮。

黄疸用茵陈蒿。

补阳用黄芪、附子，补阴用当归、熟地，补气用人参、黄芪，补血用当归、生地。

破瘀血用桃仁、归尾；暴吐血用大黄、桃仁；久吐

---

① 即：海浮石。

血用当归、川芎；衄血用黄芩、芍药；止血用京墨<sup>①</sup>、韭汁；溺血用栀子、木通。

劳热痰嗽声嘶用童便、竹沥；提气用升麻、桔梗；虚汗用黄芪、白术；眩晕用川芎、天麻。

木<sup>②</sup>是湿痰死血，用苍术、半夏、桃仁；麻是气虚，用黄芪、人参。癫是属心，用当归；狂是属肝，用黄连；痫病用南星、半夏；健忘用远志、菖蒲；怔忡惊悸用茯神、远志；虚烦不寐，用竹茹、酸枣仁；头左痛，用当归、川芎；头右痛，用人参、黄芪；头风痛用藁本、白芷；诸头痛，用蔓荆子。

乌须黑发，用何首乌；耳鸣用当归、芦荟；鼻中生疮用黄芩；鼻塞声重用防风、荆芥；鼻渊用辛夷仁；口舌生疮用黄连；牙痛用石膏、升麻；眼肿用大黄、荆芥；眼生云翳用白豆蔻；翳障用蒺藜、木贼；内障昏暗用熟地黄。

肺痈、肺痿用薏苡仁。咽喉肿痛用桔梗、甘草；结核瘰疬用夏枯草。

心胃痛用栀子仁；腹痛用芍药、甘草；腹冷痛用吴茱萸、高良姜；止诸痛用乳香、没药；腰痛用杜仲、故纸；胁痛胆经用白芥子；手臂痛用薄桂、羌活；疝气用茴香、川芎；吞酸湿热脚气用苍术、黄柏；下元虚弱用

---

① 京墨：由松烟墨和胶质作成。味辛，治疗吐衄下血，产后崩中，止血甚捷。

② 即木僵。

牛膝、木瓜；痿躄用人参、黄芪；肢节痛用羌活；半身不遂用川乌、草乌、何首乌；诸痛在上属风，用羌活、桔梗、威灵仙；诸痛在下属湿，用牛膝、木通、防己。

消渴用天花粉；生津液用人参、麦冬、五味子。

赤白淋用赤茯苓；遗精用龙骨、牡蛎；小便闭用木通、车前；大便闭用大黄、芒硝；便血用槐花、地榆；痔疮用黄连、槐角；脱肛用升麻、柴胡；诸虫用槟榔、使君子。

妇人诸病用香附子；妇人腹痛用香附、吴茱萸；经闭用桃仁、红花；血崩用炒蒲黄；带下用炮干姜；安胎用黄芩、白术；产后虚热用黑干姜；恶露不行用益母草；难产用当归、川芎；乳汁不通用穿山甲；吹乳①用白芷、贝母。

小儿疳积用芦荟、莪术；小儿惊风用朱砂；诸毒初起，用艾灸；发背②用槐花；痈疽用金银花；败脓不去③用白芷；恶疮用贝母；疔毒用白矾；便毒（生于阳腹部大腿根缝处④之肿疮毒，未破称便毒，既溃名鱼口），用木鳖、穿山甲；鱼口疮用牛胶（发生在小腿部的慢性溃

---

① 吹乳：病名，乳痈证之一种。系伤风或因儿饮口气所吹而致的乳肿胀。

② 痈疽生于脊背部位。

③ 脓成不溃。

④ 腹股沟。

瘤），穿山甲；疳疮①用五倍子；杨梅疮②用土茯苓；臁疮③用轻粉、黄柏；疥疮用白矾、硫磺；癜风用密陀僧；诸疮肿毒，用连翘、牛蒡子；杖疮跌伤，用童便、好酒；破伤风用南星、防风；烫火伤用白矾、大黄；犬咬伤用杏仁、甘草；颠狗咬伤用斑蝥；蛇伤用白芷；中诸毒用麻油；中砒毒用豆豉、蚯蚓；诸骨哽喉用狗涎。

## 引　经

肝经　柴胡、川芎上行，青皮下行。

胆经　柴胡、川芎上行，青皮下行。

心经　细辛上行，木通下行。

小肠　藁本、羌活上行，黄柏、木通下行。

脾经　升麻芍药。

胃经　葛根、升麻上行，石膏下行。

肺经　白芷、升麻、葱白。

大肠　升麻、白芷上行，石膏下行。

肾经　独活肉桂。

膀胱　藁本、羌活上行，黄柏下行。

包络　柴胡、川芎上行，青皮下行。

三焦　柴胡、川芎上行，青皮下行。

----

① 疳疮：病名。《济阳纲目》卷七："因月后便行房，致成湛浊（指月经断续不止），伏流阴道，疳疮遂生，瘙痒无时。"

② 杨梅疮：因感染梅毒而引致的一种全身性疾病。

③ 臁疮：指生于小腿部的慢性溃疡。

**歌曰**：小肠膀胱属太阳，藁本羌活共一乡。

三焦包络并肝胆，少阳厥阴柴胡强。

大肠阳明与足胃，葛根升麻白芷当。

太阴肺脉中焦起，升麻葱白及芳香。

脾经少与肺经异，升麻白芍更精强。

少阴心经细辛主，肾经独活加桂良。

通经用此药为使，更有何病到膏肓。

《本草纲目》：白芷一名芳香、泽芬①。

## 炮　制

芫花本是利水，无醋不能疏通。绿豆善解热毒，去壳反不见功。草果消胀神效，连皮反膩胸。牵牛生用逐水，远志苗毒莫逢。蒲黄生则破血，炒熟补血足充。地榆医血药，连梢不住红②。陈皮专理气，留白补胃中。附子救阴症，生用走皮风。草乌解风痹，生用使人蒙③。川芎炒去油，生用痹痛攻。人言④烧煅可用，诸石宜火炼红。知母桑白天麦门⑤，首乌生熟地黄分，偏宜竹片铜刀切，铁器临之便不驯。乌药门冬巴戟天，莲心远志

---

① 芳香、泽芬：据《本草纲目》记载，"芳香"之名出自《本经》，"泽芬"之名出自《别录》。

② 即：带梢之地榆，不能止血。

③ 即昏迷。

④ 即信石、砒石，升华即为砒霜。

⑤ 即天冬、麦冬。

五般全，并宜剔去心方妙，否则令人烦躁添。厚朴猪苓与茯苓，桑皮更有外皮生，四般最忌连皮用，去净方能不耗神。益智麻仁柏子仁，更加草果四般论，并能去壳方为效，不去令人心痞增。何物还须汤泡之，苍术半夏与陈皮。更宜酒洗亦三味，苁蓉地黄及当归。桃杏双仁有毒，不去皮尖生疔。陈皮半夏苍术，性燥汤浸方纯。麻黄泡去浮沫，庶不令人烦心。常山人参桔梗，连芦呕吐不宁。狼毒半夏枳实，吴萸枳壳青陈，香薷麻黄荆芥，十味药材异群，宜用陈久方妙，其余务要生新。炮制皆能合法，方不愧为医人。

## 相　反

| | |
|---|---|
| 半夏贝母瓜蒌 | 及蔹俱反乌头 |
| 大戟芫遂海藻 | 皆与甘草不孚 |
| 诸参细辛芍药 | 尽是反叛藜芦 |
| 硫磺原是火精 | 朴硝一见相争 |
| 水银莫同信石 | 狼毒最怕陀僧 |
| 巴豆性味最烈 | 偏与牵牛无情 |
| 丁香郁金休合 | 牙硝难共三棱 |
| 川乌草乌反犀 | 人参切忌灵脂 |
| 官桂善调冷气 | 相逢石脂受欺 |

## 胎　禁

斑蝥水蛭虻虫　乌头附子天雄

水银野葛巴豆　　薏苡牛膝蜈蚣
大戟芫花麝香　　三棱瞿麦干姜
芒硝厚朴代赭　　蛇蜕葵子（即冬葵子）雄黄
槐花牵牛牙皂　　半夏南星通草
牡丹桂皮桃仁　　硼砂干漆蟹爪
地胆（即芫青）茅根堕胎　医人须要通晓

## 总　赋

**寒性**　详参药性，此类最寒。犀角解乎心热，羚羊清乎肺肝。

泽泻利水通淋而补阴不足；海藻散瘿破气而治疝何难。闻知菊花能明目清头风；射干治喉痹而消肿毒；薏苡理脚气而除拘挛；藕节消瘀血而止吐衄。瓜蒌仁下气润肺又可宽中；车前子止泻通淋，尤能明目。是以黄柏疮用；兜铃嗽医；地骨皮有退热除蒸之效；薄荷叶宜消风清肿之施。

下气宽中，枳壳缓而枳实速也；疗肌解表，干葛先而柴胡次之。栀子凉心经，鼻衄最宜；百部治肺热，咳嗽最宜。元参散痰结热毒痛，清利咽膈；升麻清风热肿毒，发散疮痍。尝闻腻粉杀虫而敛痛疽；金箔镇心而安魂魄。茵陈利水而治发黄；瞿麦除淋而利血。朴硝通大肠，破血而止痰癖；石膏治头痛，解肌而消烦渴。前胡除内外之火痰；滑石利六腑之涩结。

天门冬止嗽定喘，润燥消痰；麦门冬保肺清心，除烦泻热。又闻除虚烦、治呕哕，须用竹茹；通秘结、导瘀血，必资大黄。黄连治湿热之痢，又厚肠胃而止泻；羊藿疗风寒之痹病，且壮真阴虚而助阳。茅根逐淤止吐衄；石苇治淋通膀胱。

熟地黄补血且疗虚损；生地黄凉血更医眼疮。赤芍药破血而疗腹痛，烦热亦解；白芍药补虚而生新血，退热尤良。若乃消肿满逐水于牵牛；破症瘕杀虫于贯众。金铃子治疝气而疗疮疡；萱草根治五淋而消乳肿。侧柏叶治血山崩漏之殃；香附子妇人理气血之用。地肤子利小便，可去皮肤之风；山豆根除热疮，能止咽喉之痛。白藓皮治筋骨之痹，兼解诸黄；旋覆花去头目之风，更降痰壅。又况荆芥穗散瘀疏风，崩中疮疥可用。天葵粉消痰解渴，肿毒黄疸堪投。地榆疗崩漏，止血止痢；昆布破疝气，散瘿散瘤。消痰涎、解烦热，淡竹叶之功倍；通经脉、破瘀血，牡丹皮之力优。知母止嗽而骨蒸退；牡蛎涩精而盗汗收。

贝母消痰止咳嗽而润心肺；桔梗下气，利胸膈而治咽喉。若夫黄芩治诸热，兼主五淋；槐花治肠风，亦医痔痢。常山治疟疾而祛老痰；葶苈泻肺喘而通水气。此六十六种药性之寒。又当考图经以博其所治，观方书以参其所用焉。

**热性** 药有温热，又当审详。欲温中以荜拨；用发散以生姜。

五味子止嗽痰，且滋肾水；腽肭脐①疗痨瘵，更壮元阳。原夫川芎祛风湿、补血清头；续断治血崩、益筋强脚。麻黄表汗以疗伤寒；韭子壮阳而医白浊。川乌破积，有消痰治风痹之功；天雄散寒，为去湿助阳虚之药。观夫川椒达下，干姜暖中。胡芦巴治虚泠之疝气；生卷柏破症瘕而经通。白术消痰健脾，兼止吐泻；菖蒲开心通窍，更治耳聋。丁香快脾胃而止呃逆；良姜止腹痛而宿食攻。肉苁蓉填精益肾；石硫黄辟魅杀。胡椒主消痰而除泠；秦椒明目而治风。

吴茱萸疗脐腹之冷气；灵砂定心脏之怔忡。盖夫壮肾气、助脾胃，须毕澄茄；通月经、疗奔豚，用蓬莪术。缩砂止吐泻安胎、消宿食无双；附子救虚寒反胃、壮元阳。白豆蔻除呕逆之灾；红豆蔻解酒毒之疾。生肌止痛于乳香；破积杀虫于干漆。

岂不知鹿茸填真阴，腰膝崩漏均补；虎骨壮筋力，寒湿毒风之尽祛。麝香透窍通关，疮脓能蚀；鹿角填精秘髓，而腰疼立除。消肿祛瘀须米醋；下气散寒取紫苏。扁豆助脾，酒有行药和血之用；檀香理气，则葱为通关发汗之需。尝观五灵脂治崩漏，理血气之刺痛；麒麟竭止流红，疗金疮之伤折。麋茸壮阳以助肾；当归补虚而养血。乌贼骨止带下，且除目翳瘖疮；鹿角胶住血崩，能补虚羸劳绝。白花蛇治瘫痪，除手足之拘挛；乌梢蛇疗不仁，去疥癞之风热。尔乃台乌药，有治冷气之

---

① 海狗鞭。

宝；禹余粮乃疗崩漏之珍。巴豆利水逐痰，无处不到；独活祛风除湿，不论新久。山茱萸治头晕遗精之药；白石英医咳嗽吐血之人。厚朴温胃而去膨膵，消痰亦验；肉桂行血而疗心痛，止汗如神。是则鲫鱼有温胃之功；代赭乃镇肝之剂。沉香降气温命，定霍乱之心痛；橘皮开胃消痰，导壅滞之逆气。此六十种药性之热者也。又当读本草而学炮制焉。

**温性** 温药总括，医家素谙。木香理乎气滞；半夏主于风痰。苍术治目盲，燥脾去湿宜用；萝卜去膨胀，下气治面尤堪。况夫锤乳粉益肾气，兼补肺虚；青盐除腰痛，且滋肾水。

山药而腰湿能医；阿胶而痢嗽皆止。赤石脂治遗精而止泄，且固崩中；阳起石暖子宫以壮阳，更疗阴痿。诚以紫苑治嗽，防风祛风，苍耳子透脑止涕，威灵仙宣风气通。细辛去头疼，止嗽而疗鼻齆；艾叶治崩带、安胎而医痢红。羌活利骨舒筋，除肢节疼痛；白芷排脓止痒，疗痔瘘疮痈。若乃刘寄奴散血，疗烫火金疮之苦。红蓝花①通经，治产后恶血之苦；祛风湿之痹痛则茵芋；补筋骨之折伤，莫如骨碎补。草果仁温脾胃而消膨胀。巴戟天治阴补肾，藿香叶定霍乱；元胡索理气痛血凝，调经可取。

尝闻款冬花进食，去痰定喘而润肺；肉豆蔻可取，止泻痢而助脾。抚芎走经络之痛；首乌添精髓之资。姜

① 即红花。

黄能下气、破瘀血之积；防己宜消肿、去风湿之施。藁本除风，主妇人阴肿之用；仙茅益肾，扶元气虚弱之衰。乃曰破故纸温肾，补精髓与劳伤；宣木瓜入肝，疗脚气并水肿。杏仁有润肺燥止嗽之剂；茴香为疝气腰疼之用。

诃子开音止渴，兼疗泻泄之灾；秦艽养血荣、筋，可除肢节之痛。槟榔豁痰而逐水，杀寸白虫；杜仲补肾而添精，去腰膝沉重。当知紫石英疗惊悸崩中之疾，橘核仁治肾冷疝气之冤。

金樱子兮涩精滑；紫苏子兮下气涩。淡豆豉发伤寒之表；大小蓟除诸血之愆。益智定神，治小便之频数；麻仁润肺，利大肠之燥坚。抑又闻补虚弱、托疮毒，莫若黄芪；强脊腰、健骨筋，无如狗脊。菟丝子补髓以助阳；马蔺花治疝而有益。

此五十四种药性之温。更宜参图经而默契也。

**平性** 详论药性，平和惟尊。以硇砂而去积；用龙齿以安魂。青皮快膈除胁疼，善解郁忽；芡实益精治白浊，兼补真元。

原夫木贼草去目翳，崩漏亦医；花蕊石治金疮，血流可却。

决明和肝气，治眼之方；天麻主脾湿，祛风之药。甘草和诸药而解百毒，盖以性平；石斛平胃气而补肾虚，更医脚弱。

观乎商陆治肿，覆盆固精。琥珀安神以辟恶；朱砂镇心而志宁。牛膝强足补精，兼疗腰痛；龙骨止汗止泻，更治血崩。

甘松理诸气而痛止；蒺藜治恶疮而目明。人参润肺宁心，助脾开胃；蒲黄止崩治衄，消瘀调经。岂不以三棱破积，除血块气滞之灾，南星醒脾，去惊风痰涎之症。没食主泻痢而最奇；皂角治风痰而响应。桑螵蛸疗遗精之频；鸭头血医水肿之盛。蛤蚧治痨嗽，大力子疏风壅之痰；全蝎主风瘫，酸枣仁去怔忡之病。尝闻桑寄生益血安胎，且止腰痛；大腹皮消膨下气，亦令胃和。木通、猪苓，既有利水之说；小草、远志，岂无宁心之妙。莲子有清心健脾之用；没药在治疮散血之科。郁李仁宜水润肠，去浮肿之疾；茯神宁心益智，除惊悸之疴。白茯苓补虚劳，多在心脾之有准；赤茯苓利湿热，独利水道以无讹。因知麦蘖有助脾化食之材；浮小麦有止汗养心之力。白附子去面风之游行；大腹皮治水肿之泛溢。

椿根白皮主带崩；桑根白皮治喘息。桃仁通经破瘀，仍辍腰疼；神曲扶助脾胃而进饮食。五加皮坚筋骨而脚强；柏子仁养心神而益智。抑又闻冬瓜仁醒脾，宜为饮食之佐；安息香辟恶，能止心腹之危。僵蚕治诸风之喉痹；百合敛肺痨之咳嗽。

赤小豆解热毒，疮肿可医；枇杷叶降火痰，呕逆宜用。

连翘排疮脓与肿毒；石南利筋骨及肉皮。大谷蘖养脾，阿魏除邪气而破积；紫河车补血，红枣和药性而脾宜。然而鳖甲治痨疟，兼破症瘕；龟板强骨筋，更止崩疾。乌梅主便血疟痢之需；竹沥治中风声音之失。

此六十八种药性之平者也。更宜参本草而求其详悉也。

# 草部 计一百七十种

**人参** 味甘，性微温。无毒，入肺脾二经。茯苓为使，恶卤碱，反藜芦，畏五灵脂。去芦头，肥大如鸡腿，并似人形者良。补气安神，除邪益智，疗心腹寒痛，治胸胁逆满，止烦渴，破坚积，气壮胃自开，气和食即化。人参得阳和之气，能回元气于垂亡，气足则神安，正望则邪去。益智者，心气强则善思而多智也。真气虚者，中寒而痛，胸满而逆，阳春一至，则寒转为温，否转泰矣。气入金乡，金为水母，渴藉以止矣。破积消食者，脾得乾健运尔。

人参状类人形，功魁群草，脏腑均补，何功之宏也。第亦有不宜用者，世之录其长者，遂忘其短，摘其瑕者，并弃其瑜，或当用而后其时，或非宜而妄投，不蒙其利，只见其害，遂使良药见疑于世。粗工互腾其口，良可憾也。人参能理一切虚证，气虚者，固无论矣。血虚者，亦不可缺，无阳则阴无以生，血脱者补气，自古记之。所谓肺热还伤肺者，肺脉洪实，火气方逆，血热妄行，气尚未虚，不可骤用。沙疹初发，身虽热而斑点未形；伤寒始作，证未定而邪热方炽，若误投之，鲜克免者。人多泥其作饱，不知少服则壅，多反宣通矣。其芦能涌吐痰涎，体虚之人，可用之以代瓜蒂。

**生地黄** 味甘苦，性寒，无毒，入心肝脾肾四经。恶贝母，畏吴萸，忌葱蒜莱菔铜铁器，产怀庆，肥大菊花心者良。凉血补阴，去瘀生新。养筋骨，益气力，理胎产，治劳伤，通二便，消宿食。心病掌中热痛，脾困痿蹶贪眠。

**熟地黄** 性味畏忌，俱同生地。用砂锅柳甑衬以荷叶，将生地酒浸，用砂仁末拌匀，盖覆极密，文武火蒸半日，取起晒干，如前又蒸九次为度，令中心黑透，勿犯铜铁，令人肾消并白发，男损荣，女损卫。滋肾水，补骨髓，活血脉，益真阴。利耳目，乌须发。久病胫股酸痛，新产脐腹急疼。治五劳七伤，能安魂定魄。地黄合地之坚凝，得土之正色，为补肾要药，益阴上品。禀仲冬之气，故凉血有功，阴血赖养。新者生则瘀者去，血受补则筋受荣，肾得之而骨强力壮矣。胎产劳伤，皆血之愆，血得其养，证因以瘥。肾开窍于二阴，况血主濡之，二便所以利也。湿热盛则食不消，地黄去湿热以安脾胃，宿滞乃化，掌中应心主，痿躄乃脾热，奉君主而清其仓廪，两证可瘥矣。熟者稍温，补阴补血，滋肾养肝，其功更溥。六味丸以之为首，天一所生之本也。四物汤以之为主，乙癸同源之义也。久病阴伤，新产血败，在所极需。但生地黄性寒而润，胃虚食少、脾虚泻多，均在禁例。熟者性滞，若痰多气郁之人，能窒碍胸膈，当斟酌用之。姜酒拌炒，生者不妨胃，熟者不泥膈矣。

**天门冬**　味甘苦，性寒，无毒，入肺肾二经。地黄、贝母为使，忌鲤鱼。肥大明亮者良。去心皮，酒蒸。保肺气，悦颜色，定喘促，强骨髓，解烦渴，消痰血，杀三虫，利二便。治肺痿肺痈，止吐血吐脓。甘寒养阴，肺肾虚热之要药也。热则生风，热清而风自去。湿乃湿热，热化而湿亦除。肾为作强之官，而主骨髓，湿热下流，使人髓涸骨痿，善去湿热，故髓益骨强也。虚而内热，三虫①生焉，补虚去热，三虫杀焉。肺喜清肃，火不乘金，故曰保也。喘嗽痛痿，痰血燥渴，保肺之后，莫不疗之。伏热在中，饮食不为肌肤，邪热清则肌肤得其养，颜色悦泽矣。肺金不燥，消渴自止，气化及于州都，小便自利矣。但其性冷利，若脾寒而泻、恶食者，大非所宜，即有前证，亦勿轻投。

**麦门冬**　味甘，性平，微寒无毒，入肺心二经。地黄、车前为使，恶款冬，畏苦参，忌鲫鱼。肥大者佳。去心用。退肺中伏火。

---

①　三虫：《诸病源候论》卷五十："三虫者，长虫、赤虫、蛲虫。"即蛔虫、姜片虫、蛲虫。

止渴益精，清心气惊烦，养血止嗽。麦门冬禀秋令之微寒，得西方之正色，故清肺多功。心火焦烦，正如盛暑之时，秋风一至，炎蒸若失矣。心主血，心即清宁，妄行自息。伏火去则金清，金不燥则不渴，金旺则水生，水盛则益精矣。但其性寒而泄，气弱胃虚之人禁用。

**白术** 味苦甘，性温无毒，入脾经。防风为使，恶桃李青鱼。产于潜①者佳。用糯米泔浸半日，陈壁土拌蒸切片，或蜜水人乳拌匀，炒令褐色，再荷叶包蒸。健脾进食，消谷补中。化胃经痰水，理心下急满，利腰脐血结，祛周身湿痹。君枳实以消痞，佐黄芩以安胎。白术甘温，得土中和之气，为补脾胃之圣药也。脾胃健于转输，新谷喜进，宿谷易消，土旺自能胜湿，痰水易化，急满宜解。腰脐间血，周身痹痛，皆湿停为害，湿去则安矣。消痞者，强脾胃之力也。安胎者，化湿热之功也。白术赞云：味重金浆，芳逾玉液，百邪外御，六腑内充，察草木之性，有益于人者，皆不及术之多功也。但阴虚燥渴、溃疡、奔豚者忌之。

**苍术** 味甘辛，性温，无毒，入脾胃二经。畏恶同白术，产茅山者佳。泔浸一宿，再换泔浸，蒸晒，同芝麻炒。燥湿消痰，发汗解郁，除山岚瘴气，弭灾沴②恶疾。苍术为湿家要药，痰与气俱化。辛温快气，汗与郁并解。芳气辟邪，得天地之正气者欤。苍术与白术大约同功，乃药性谓其宽中发汗，功过于白，补中除湿，力不及白，于理未然。夫除湿之道，莫过于发汗，安有汗大发而有湿未除者也？湿去而脾受其益矣。若以发汗，故不能补中。则古何以称之为山精？炼服可长生也，亦以其结阴阳之精气耳。俗医泥其燥而不常用，不知脾为脏主，所喜惟燥，未有脾气健而诸脏犹受其损者。独火炎土燥，脾虚作闷者忌之。

---

① 于潜：浙江于潜。因此，白术又称"于术"。
② 沴：音"厉"，指灾气。

**甘草** 味甘，性平，无毒，入脾经。白术为使，反大戟、芫花、甘遂、海藻，恶远志，忌菘菜。大者良。补中炙用，泻火生用。**补脾和中，润肺疗痿。止泻退热，坚筋长肌。解百毒，和诸药。梢止茎中痛，节消诸疮毒。** 外赤内黄，备坤离之色，味甘气平，资戊土之功，调和群品，有元老之称，普治百邪，得王道之用。益阴除热，有禆金宫，故咳嗽、咽痛、肺痿均治。专滋脾土，故泻利、虚热、肌肉咸赖。诸毒遇土则化，甘草为九土之精，故百毒化。热药遇之缓其热，寒药遇之缓其寒。理中汤用之，恐其僭上，承气汤用之，防其速下。但甘能作胀，中满者忌之，呕家、酒客亦忌用。

**黄芪** 味甘，微温，无毒，入肺脾二经。茯苓为使，恶龟甲、白鲜皮。绵软箭干者佳。补虚蜜炙，达表生用。**补肺而实皮毛，敛汗托疮，解渴定喘。益胃而去肤热，止泻生肌，补虚治劳，风癞急需，疮疡莫缺。** 种种功勋，皆是补脾实肺之力。能理风癞[1]者，经所谓"邪之所凑，其气必虚"，气充于外，邪无所容矣。

黄芪动三焦之火，专能实表，表邪者忌服。大能助气，实者勿用，多怒则肝气不和，亦在禁例。

**远志** 味苦辛，性温，无毒，入心肾二经。畏珍珠、藜芦，杀天雄、附毒。甘草水浸透，去骨晒，姜汁炒，得茯苓、龙骨良。**定心气，止惊益智。通肾气，强志补精。治皮肤中热，令耳目聪明。** 心君镇定，则震撼无忧，灵机善运，故止惊益智。水府充盈，则坚强称职，闭蛰封藏，故强志补精。水旺则皮热可除，心安则耳目自利矣。

远志水火并补，殆交坎离而成既济者耶。本功善疗痈毒，敷服皆

---

[1] 风癞：麻风一类的病症。

妙，盖苦以泻之，辛以散之之力也。叶名小草，能治梦泄。

**菖蒲**　味辛，性温，无毒，入心脾二经。秦艽为使，恶麻黄，忌羊肉、饴糖、铁器。生石上一寸九节者良佳。去毛微炒用。宣五脏，聪耳明目。通九窍，开心长智。风寒湿痹宜求，呃逆上气休缺。止小便利，理脓窠疮。菖蒲禀孟夏之气，合从革之辛，芳香利窍，辛温达气，心脾之良药也。故善于宣通而除湿痹也。

菖蒲香燥，阴血不足忌用，惟佐地黄、门冬辈，资其宣导。

**萎蕤**　味甘，性平，无毒，入肺脾肝肾四经。畏卤碱。竹刀刮去皮，蜜水或酒浸蒸。润肺止嗽痰，补脾去湿热，养肝而理眦烂泪出，益肾而除腰痛茎寒。萎蕤滋益阴精，与地黄同功；增长阳气，与人参同力。润而不滑，和而不偏，譬诸盛德之人，无往不利。

**山药**　味甘，性平，无毒，入脾肺肾三经。白而坚者良，贵生干。补阴虚，消肿硬，健脾气，长肌肉，强筋骨，止遗泄，定惊悸，除泻痢。山药得土之冲气，禀春之和气，故主用如此。比之金玉君子，但其性缓，非多用不效。若与面同食，不能益人。

**薏苡仁**　味甘，微寒，无毒，入肺脾二经。炒黄微碾。祛风湿，理脚气。治肺痿，健脾胃。止泻痢，消水肿。薏苡仁得地之燥，禀秋之凉，故能燥脾湿、除肺热也。但其力和缓，用之须倍于他药。杀蛔堕胎，大便燥结，因寒转筋，均宜禁之。

**木香**　味苦辛，性温，无毒，入肺肝脾三经。形如枯骨粘舌者良。理气生磨用，止泻痢湿纸包煨。平肝降气，开郁安胎。和胃宽中，消食止利。除鬼邪蛊毒，治冷气心疼。木香气味纯阳，故辟邪止痛。吐泻停食，脾疾也，土喜温燥，得之即效。气郁拂逆，肝疾也，木喜疏通，得之即平。胎前须顺气，故能安胎也。

木香香燥，而偏于阳，肺虚有热、血枯而燥者，慎勿犯之。

**石斛** 味甘，性平，无毒，入胃肾二经。恶巴豆，畏僵蚕。光泽如金钗，股短而中实，生石上者良。酒浸晒，酥拌蒸。**清胃养肌，逐皮肤虚热。强肾益精，疗脚膝软弱。厚肠止泻，安神定惊。**入胃清湿热，故理痹证泄泻。入肾强阴气，故治精衰腰痛。其安神定惊，兼入心者也。

石斛只宜于汤液，不宜入丸药。

**牛膝** 味苦酸，性平，无毒，入肝肾二经。恶龟甲，忌牛肉。长大柔润者良。酒蒸，下行生用。**壮筋骨，利腰膝，除寒湿，解拘挛。益精强阴，通经坠胎。理膀胱气化迟难，阴中作痛欲死。**肝为血海而主筋，血海得补则经通而挛急者解矣。骨者肾所司也，腰者肾之府也，精者肾所藏也，小便者肾所主也，补肾则众疾咸安矣。堕胎者，以其破血行下耳。

牛膝主用多在肝肾下部，上焦药中勿用。气虚下陷，血崩不止者戒之。有二种：土牛膝所禀者薄，故短而细，主破血气。川牛膝所禀者厚，故肥而长，主补精髓。竹木刺入肉中，涂之即出。

**川芎** 味辛甘，性温，无毒，入肝经。白芷为使。恶黄连。大块色白，不油腻者良。**治头痛面风，泪出多涕，寒痹筋挛。能去宿生新，调经种子，长肉排脓。**辛甘发散为阳，故多功于头面。血和则去旧生新，经调则挛痹自解。长肉排脓者，以其为血中气药也。但其性阳味辛，凡虚火上炎、呕吐呃逆者，忌之。《衍义》云：久服令人暴亡，为其辛喜归肺，肺气偏盛，金来克木，肝必受侮，久则偏绝耳。小者名抚芎，专主开郁结。

**当归** 味甘辛，性温，无毒，入心肝肺三经。畏菖蒲、海藻、生姜，恶湿面。治上酒浸，治外酒洗，血病酒蒸，痰饮姜炒。去瘀生新，舒筋润肠。温中止心腹痛，养荣治肢节疼。外科排脓止痛，妇人漏血崩中。心生血，脾统血，肝藏血，当归为血药，故入三经，而主治如上。《本经》首言主呃逆上气，辛散之功也。头止血上行，身养血中守，梢破血下流，全和血不走，能引诸血各归其所当归之经，故名当归。气血昏乱，服之即定。然能滑肠，泄泻者忌用。入吐血剂中，须用醋炒。

**白芍药**　味酸苦，性微寒，无毒，入肺肝脾三经。恶石斛，芒硝，畏鳖甲、小蓟，反藜芦。酒炒，血分醋炒，下痢后重勿炒。敛肺而主胀逆喘咳，腠理不固。安脾而主中满腹痛，泻痢不和。制肝而主血热目疾，胁肋作痛。赤者专行恶血，兼利小肠。收敛下降，适合秋金，故气宁而汗止。专入脾经血分，能泻肝家火邪，故功能颇多。一言以蔽之，敛气凉血而已矣。

芍药之性，未若芩连之苦寒。寇氏云：减芍药以避中寒；丹溪云：产后用芍药，恐酸寒伐生发之气。嗟乎，药之凉者，虽微寒如芍药，古人犹谆谆告诫。况大苦大寒，其可肆用而莫之忌也耶？

**五味子**　皮甘肉酸，核中苦辛，都有咸味，故名五味。性温，无毒，入肺肾二经。苁蓉为使。恶葳蕤。嗽药生用，补药蜜蒸，俱搥碎核。北产紫黑者良，南产色红而枯，风寒在肺宜之。滋肾经不足之水，强阴涩精，除热解渴。收肺气耗散之金，宁嗽定喘，敛汗固肠。洁古云：夏服五味，使人精神顿加，两足筋力涌出。东垣云：收瞳神散大，火嗽必用之药。士材云：五味子功用虽多，收肺保肾四字，足以尽之。

五味子乃要药，人多不敢用者，寇氏虚热之说，误之耳。惟风邪在表、沙疹初发、一切停饮、肺家有实热者，均当禁之。

**丹参**　味苦，微寒，无毒，入心经。畏咸水，忌醋。反藜芦。酒洗。安神散结，益气养阴。去瘀血，生新血，安生胎，落死胎。血崩带下可止，经脉不匀可调。色合丙丁，独入心家，专主血证。古称丹参一味，与四物汤同功，嘉其补阴之绩也。然虽能补血，却长于行血，妊娠无故，不可服之。

**沙参**　味甘苦，微寒，无毒，入肺经。恶防己，反藜芦。治寒热咳嗽，疗胸痹头痛，定心内惊烦，退皮间邪热。气轻力薄，非肩弘任大之品也。人参甘温体重，专益肺气，补阳而生阴；沙参甘寒体轻，专清肺热，补阴而制阳。但其性寒，脏腑无实热及寒客肺中作嗽者，勿服。

**元参**　味苦咸，微寒，无毒，入心肺肾三经。恶黄芪、山茱萸、干姜、大枣，反藜芦。蒸过焙用。勿犯铁器，饵之噎喉损目。补肾益精，退热明目。伤寒斑毒，劳瘵骨蒸。解烦渴，利咽喉。瘰疬痈疽，产乳余疾。色黑味咸，肾家要药。凡益精明目，退热除蒸，皆壮水之效也。至如咽痛烦渴，斑毒疮疽，皆肺病也，正为水虚火亢，金受贼邪，第与壮水，火自退矣。产乳余疾，亦属阴伤，故并治之。但其性寒凉，脾虚滑泻者忌用。

**苦参**　味苦，性寒，无毒，入肝肾二经。元参为使，恶贝母漏芦菟丝子，反藜芦。泔浸一宿，蒸过焙用。除热祛湿，利水固齿，痈肿疮癫，肠澼下血。性寒味苦，纯阴之品，故治湿热有功，疮毒、肠澼皆湿热之愆，宜其寒主之。齿乃骨之余，清肾自固耳。大苦大寒，不惟损胃，兼且寒精，向非大热，恶敢轻投。

**知母**　味苦，性寒，无毒，入肺肾二经。忌铁。肥白者良。去毛，上行酒浸，下行盐炒。清肺而消痰、止嗽，泻肾而利水滑肠。肢体浮肿上品，伤寒烦热神方。泻肾家有余之火，是其本功。至夫清肺消肿诸效，良由相火不炎，自当驯致也。

知母沉寒，不宜多服，近世治痨，尊为上品，往往致泄泻而死，故肾虚阳痿、脾虚滑泄者，皆不可用。

**贝母**　味辛苦，微寒，无毒，入心肾二经。厚朴、白薇为使。

畏秦艽，反乌头。川产开瓣者良。去心，糯米拌炒黄，捣用。**消痰润肺，涤热清心。除喘咳红痰，解胸中郁结。**辛宜归肺，苦宜归心，大抵心清火降，肺赖以宁，且润而化痰，故多功于西也。切庵云：俗以半夏燥而有毒，代以贝母，不知贝母治肺金燥痰，半夏治脾土湿痰，何可代也？脾为湿土，故性喜燥，肺为燥金，故性喜润，若痰在脾经，误用贝母之润，投以所恶，为害非浅。故凡风寒湿食诸痰，均非贝母之所司也。

**紫菀** 味苦辛，性温，无毒，入心肺二经。款冬为使，恶天雄、瞿麦、雷丸、远志，畏茵陈。紫色润软者良。洗净，蜜水浸，焙用。**主痰喘上气，尸疰劳伤，治咳吐脓血，通利小肠。**苦能达下，辛可益金，故吐血保肺收为上剂。虽入至高，善于下走，使气化及于州都，小便自利，人所不知也。但其性辛温，暂用之品，阴虚肺热者，不宜专用，须地黄、门冬辈以佐之。

**百合** 味甘，性平，无毒，入心肺二经。花白者入药。**保肺止嗽，驱邪定惊，止涕泪多，利大小便。**君主镇定，邪不能侵，相傅清肃，咳嗽自止。涕泪者，肝肺热也，二便不利，肾经热也，清火之后，复何患乎？仲景云：坐卧不宁，如有神灵，谓之百合病。以百合汤治之，是亦清心安神之效耳。中寒下陷忌之。

**天花粉** 味苦，性寒，无毒，入心肺脾三经。枸杞为使。恶干姜，畏牛膝、干漆，反乌头。**止渴除烦热，消痰通月经。排脓散肿，利隔清心。实为瓜蒌，主疗结胸。其仁润肺，善化燥痰。**消痰退热，是其专职。通经者，非若桃仁、姜黄之直行血分，热清则血自不瘀耳。第禀气清寒，脾胃虚者忌之。

**续断** 味苦辛，微温，无毒，入肝肾二经。地黄为使。酒浸，焙。**补劳伤，续筋骨，破瘀血，利关节，缩小便，止遗泄。痈毒宜收，胎产莫缺。**肾主骨而藏精，肝主筋而藏血，续断补精血而理筋骨，宜入此二经矣。补而不滞，行而不泻，故妇科外科，取用宏多。

**秦艽** 味苦辛，微温，无毒，入胃肝二经。菖蒲为使。恶牛乳。左纹者良。祛风活络，养血舒筋，消疸利水，虚劳骨蒸。秦艽长于养血，故能退热舒筋。治风先治血，血行风自灭，故疗风无问新久。入胃祛湿热，故小便利而黄疸愈矣。若下部虚寒及小便不禁、大便滑泻者忌用。

**木通** 味辛甘，性平，无毒，入心小肠二经。含茎吹之，通气者良。治五淋，宣九窍，去三虫，利关节，通血脉，开关格。行经下乳，催生堕胎。通草味淡，专利小便，下乳催生，痈肿消散。功用虽多，不出宣通气血四字。东垣云：甘淡能助西方秋气下降，专泄气滞。肺受热邪，气化之源绝，则寒水断流，宜此治之。君火为邪，宜用木通，相火为邪，宜用泽泻，利水虽同，用各有别。但性通利，精滑气弱、内无湿热者忌用。

**泽泻** 味甘咸，性寒，无毒，入膀胱肾二经。盐水拌或酒浸用。忌铁。主水道不通，淋沥肿胀，止尿血泄精，阴间汗湿。种种功能，皆由利水，何以又止泄精乎？此指湿热为病，不为虚滑者言也。李时珍曰：八味丸用泽泻者，古人用补必兼泻邪，邪去则补药得力。专一于补，必致偏胜之害也。

泽泻善泻，世称补虚者误矣。古人谓其害眼者确，病人无湿、肾虚精滑，切勿轻与。

**车前子** 味甘，性寒，无毒，入肺肝小肠三经，利水生碾，滋补酒蒸捣饼。利水止泻，解热催生，益精明目，开窍通淋。其根与叶，行血多灵。利水之品，乃云益精何也？男女阴中，各有二窍；一窍通精，乃命门真阳之火；一窍通水，乃膀胱湿热之水；二窍不并开。水窍开则湿热外泄，相火常宁。精窍常闭，久久精足，则目明矣。杂录云：服固精药久，服此行房即有子。阳气下陷者忌用。

**萹蓄** 味苦，性平，无毒，入膀胱经。小儿蛔虫攻心，捣汁饮之。利小便，除热淋，治阴蚀①，疗痔漏。治淋及疮，皆去湿热之力也。但其性直行，不能益人，不可常用。

**灯草** 味淡，性平无毒，入心小肠二经。清心定惊，利水通淋，烧灰饮喉痹；涂乳止夜啼；用粳米粉浆之，晒干为末，入水淘之，浮者是灯心。小便不禁者，忌之。

**萆薢** 味甘苦，性平，无毒，入胃肝二经。薏苡仁为使，畏大黄、柴胡、前胡，忌茗、醋、牛肉、鸡、鹅、鸭。主风寒湿痹，治腰膝冷痛。既可去膀胱宿水，又能止失溺便血。萆薢与土茯苓形虽不一，主治相同，总皆除湿祛风。恶疮化毒之剂，若阴虚火炽，溺有余沥及无湿而肾虚腰痛者，皆宜忌用。人门曰：萆薢即土茯苓，一名仙遗粮，一名冷饭团，善治杨梅疮及轻粉留毒，能收毒祛风补虚。

**白藓皮** 味苦，性寒，无毒，入脾胃二经。恶桔梗、土茯苓、桑螵蛸。主筋挛肌死，化湿热疮毒。地之湿气，感则客入皮肉筋脉，白藓皮善除湿热，故治肌死筋挛疮毒。若下部虚寒虽有湿证，切勿用之。

**金银花** 味甘，性平，无毒，入肺经。叶同功。解热消痈，止痢宽胀。禀春气以生，性极中和，故无禁忌。今人但入外科，忘其治痢与胀，问金银花之蹇于遇也。

陶隐曰：常服益寿，酿酒代茶、熬膏并妙。

**甘菊花** 味甘，性平，无毒，入肝肾二经。枸杞、桑白皮为使。以单瓣者入药，去蒂。黄入阴分，白入阳分，紫入血分。主胸中热，

---

① 阴蚀：病名。指妇女前阴部溃烂，黄水淋漓，或痛或痒，肿胀坠痛，或形成溃疡如虫蚀者，多伴有赤白带下等。

去头面风，死肌湿痹，目泪头疼。独禀金精，善治风木，高巅之上，惟风可到，故主用多在上部。目者肝之窍，泪者，肝之热也，宜其瘳矣。

**升麻**　味甘苦，性平，无毒，入肺脾胃大肠四经。青绿色者佳。发散生用，补中酒炒，止汗蜜炙。**解百毒，杀鬼精，辟瘴疫。止喉痛、头痛、牙痛、口疮斑疹，散阳明风邪，升胃中清气。**禀极清之气，升于九天，得阳气之全者也。故杀鬼辟邪，头喉口齿，皆在高巅之上，风邪斑疹，皆在清阳之分，总获其升清之益。凡气虚下陷，如泄痢崩淋，脱肛遗浊，须其升提。虚人之气，升少降多。经曰：阴精所奉其人寿，阳精所降其人夭。东垣取入补中汤，独窥其微矣。然属阳性升，凡吐血、鼻衄、咳嗽多痰、阴虚火动、气逆呕吐、怔忡颠狂，切勿误投。

**柴胡**　味苦，微寒，无毒，入肝胆二经。半夏为使。恶皂荚，忌铁。外感生用，内伤升气酒炒，有汗咳者蜜炙。北产者良。**伤寒疟疾，寒热往来，呕吐胁痛，口苦耳聋，痰实结胸，饮食积聚，心中烦热，热入血室，目赤头痛，湿痹水胀，肝劳骨蒸，五疳羸热。**禀初春微寒之气，春气生而升，为少阳胆经表药。胆为清净之府，其经在半表半里，不可汗吐下，法当和解，小柴胡汤是也。邪结则有烦热积聚等证，邪散则自解矣。肝为春令，主于升腾，故阳气下陷者，不可缺。主治多端，不越乎肝胆之咎。去水胀湿痹者，风能胜湿也。治劳与疳证，乃银州柴胡，别为一种，根长尺余，微白。

柴胡，少阳经半表半里之药。若病在太阳，服之太早则引贼入门。病在阴经，复用柴胡，则重伤其表。俗人不知柴胡之用，每遇伤寒传经未明，以柴胡为不汗不吐不下，辄混用之，杀人不可胜数矣。劳证惟在肝经者用之，若气虚者，不过些小以助参芪，非用柴胡退热也。若遇劳证，便用柴胡，不死安待？

**前胡**　味苦，微寒，无毒，入肺脾胃大肠四经。半夏为使。恶皂荚，忌火。散结而消痰定喘，下气化湿安胎。李时珍曰：前胡主降，与柴胡上升者不同。气降则痰亦降矣，安胎化食，无非下气之力耳。前胡去风痰，半夏治湿痰，贝母治燥痰。然前胡固能治气实风痰，若阴虚火动，外因而有痰，忌用。

**独活**　味苦辛，性平，无毒，入小肠膀胱肝肾四经。风寒湿痹，筋骨挛疼，头眩目赤，头项难舒。本入手足太阳表里引经，又入足厥阴气分，小无不入，大无不通，故能散肌表八面之邪，兼理周身百节之疼。时珍曰：独活、羌活乃一类二种。以中国者为独活，色黄气细，可理伏风。西羌者为羌活，色紫气雄，可理游风。二活皆主风疾。若血虚头痛及遍身肢节痛，误用反致增剧。

**细辛**　味辛，性温，无毒，入心小肠二经。独活为使。恶黄芪、山茱萸，畏硝石、滑石，反藜芦。产华阴者佳。拣去双叶。风寒湿痹，头痛鼻塞，下气散痰，头面游风，肢节拘挛，牙疼目泪。味辛性温，禀升阳之气而为风剂；辛香开窍，故主治如上。单服末过一钱，令人闷绝，无伤可验，辛药不可多用也如此。然性既燥烈，凡血虚内热，因成头痛咳嗽者，禁用。

**茺蔚子**　味辛，微寒，无毒，入肝经。忌铁。益精明目，消水行血。叶名益母，功用相当。补而能行，辛而能润，为胎产要药。其子与叶皆善行走，凡崩漏及瞳子散大禁用。

**防风**　味甘辛，性温，无毒。入肺小肠膀胱三经。畏萆薢，恶干姜、白蔹、芫花，解附子毒。黄润者良，上用身，下用梢。大风恶毒，风邪周痹，头晕口噤，眼赤多泪。能防御外风，故名防风，乃风药中之润剂也。卑贱之卒，随所引而至。疮科多用之，为其风湿交攻耳。然能泻肺实，肺虚有汗者勿犯之。

**荆芥**　味辛，性温，无毒，入肝经。反鱼、蟹、河豚、驴肉。

连穗用，治血炒黑。瘰疬疮疥，皮肤痒痹，消瘀血，散风热，清头目，利咽喉。长于治风，又兼治血，何也？为其入风木之藏，即是血海，故并主之。今人但遇风证，概用荆防，不知风在皮里膜外者，荆芥主之，非若防风之能入骨肉者也。

**紫苏叶**　味辛，性温，无毒，入肺经。温中达表，发散风寒。梗能下气安胎，子可消痰定喘。世俗喜其芳香，旦暮资食，不知走泄真元之气。古称芳香致豪贵之疾，紫苏有焉。气虚、表虚者禁用叶，肠滑气虚者禁用子。

**薄荷**　味辛，性温，无毒，入肺经。苏产气芳者良。去风热，通关节，清头目，定霍乱，消食下气，蛇咬猫伤，伤寒舌胎，和蜜擦良。发汗解表，故去风清热，利于头面。辛香开气，胀满、霍乱、食滞者并主之。然辛香伐气，多服损肺。

薄荷，猫之酒也；犬，虎之酒也；蜈蚣，鸡之酒也；桑葚，鸠之酒也；茵草，鱼之酒也；食之皆醉。被猫伤者，薄荷汁涂之。

**葛根**　味甘，性平，无毒，入胃经。开腠发汗，解肌退热。止烦渴，除头痛，治血痢，散郁火。生根能堕胎，花善解酒毒。考其治验，皆在阳明一经。止痢者，升举之功。散郁者，火郁则发之义。张元素曰：头痛如刀破，乃阳明中风，可用葛根葱白汤。若使未入阳明，又为引邪内入，不可用也。即邪在太阳而略见于阳明，则以方来之阳明为重，故必用葛根以绝其路。仲景治太阳、阳明合病，桂枝汤加葛根、麻黄。又有葛根黄芩黄连解肌汤，是用以断太阳、阳明之路，非太阳药也。东垣曰：葛根能鼓舞胃气上行，治虚泻之圣药。风药多燥，葛根独止渴者，以其升胃家下陷，上输肺金以生水耳。然上盛下虚之人，虽有脾胃病，亦不宜多服之。

**麻黄**　味甘苦，性温，无毒，入肺心大肠膀胱四经。厚朴为使。恶辛黄，石膏。去根节，水煮去浮沫。专司冬冷寒邪，头疼身热脊强。去荣中寒气，泄卫中风热。轻可去实，为发散第一要药，惟冬月在表真有寒邪者宜之。或非冬月，或无寒邪，或寒邪在里，或伤风等证，虽发热恶寒，不头疼身痛而拘急，六脉不浮紧者，皆不可用。虽可汗之证，亦不宜多服。汗为心液，若不可汗而汗，与可汗而过汗，则心血为之动矣，或亡阳，或血溢，而成大患，可不慎哉？时珍曰：麻黄乃太阳经药，兼入肺经，肺主皮毛；葛根乃阳明经药，兼入脾经，脾主肌肉，发散虽同，所入迥异。其根节又能止汗，物理之不可测如此。

**白芷**　味辛，性温，无毒，入肺胃大肠三经。当归为使。恶旋覆花。**头风目泪，齿痛眉疼，肌肤燥痒，呕吐不宁，女子赤白带下，疮疡止痛排脓。**色白味辛，行手阳明庚金。性温气厚，行足阳明戊土。芳香上达，入手太阴肺经。肺者，庚之弟，戊之子也，故所主之病不离三经。但燥能耗血，散能损气，有虚火者勿用。痈疽已溃，宜渐减之。

**藁本**　味辛，性温，无毒，入膀胱经。**风家巅顶头痛，妇人阴肿疝疼。**辛温纯阳，独入太阳理风寒，为头痛连脑必用之药。又能下行去湿，妇人疝瘕，阴寒肿痛，腹中急疼，皆太阳经寒，湿为邪也。

**天麻**　味辛，性平，无毒，入肝膀胱二经。湿纸裹煨，切片酒浸用。苗名赤箭，主治略同。**风热眩晕，麻痹不仁，语言謇涩，腰膝软疼。杀鬼精蛊毒，理惊气风痫。**去风故入厥阴，去湿故入膀胱，真有风湿，功效如神。赤箭用苗，有自表入里之功。天麻用根，有自内达外之理。不宜同剂，反致无功。

天麻虽不甚燥，毕竟风剂助火，血虚无风者，不可妄投。

**香薷**　味辛，微温，无毒，入肺胃二经。**主霍乱水肿，治暑气腹疼。**乘凉饮冷，阳气为阴邪所遏，以致头疼发热，烦躁口渴，吐泻霍乱，宜用之，以发越阳气散暑和脾则愈。若饮食不节，劳役过度，伤暑，大热大渴，汗出如雨，烦躁喘促，或泻或吐者，乃内伤之证，反用香薷，是重虚其表而又济之以温，则大误矣。

**青蒿** 味苦，性寒，无毒，入肝胆二经。童便浸，晒。**去骨间伏热，杀鬼疰①传尸②**。凡苦寒之药，多与胃气不利，惟青蒿芳芬袭脾，宜于血虚有热之人，取其不犯中和之气耳。

**黄连** 味苦，性寒，无毒，入心经。黄芩、龙骨、连翘、滑石为使。恶菊花、芫花、玄参、白藓、白僵蚕，畏款冬花，解巴豆、乌头毒，忌猪肉、冷水。解乌头巴豆毒，如鹰爪者佳。去毛。实火生用。治肝胆实火，以猪胆汁浸炒。治肝胆虚火，醋浸炒。治上焦之火，则酒炒。治中焦火，姜汁炒。治下焦火，盐水炒或童便炒。食积火，黄土炒，湿热气分之火，以吴萸汤浸炒。在血分，干漆水炒。点暴发赤眼，人乳浸蒸。**泻心除痞满，明目理疮疡。痢疾腹痛，心痛惊烦，除疳杀虫，解渴厚肠**。禀天地清寒之气，直泻丙丁。痞满目疾，疮疡惊烦，南方亢上之象；泄痢疳虫，湿热之愆；苦以燥之，寒以清之，固宜痊矣。飞霞曰：黄连与肉桂同行，能使心肾交于倾刻。时珍曰：治痢香莲丸用黄连木香，水火散用黄连干姜，左金丸用黄连吴茱萸，姜黄散用黄连生姜，治口疮用黄连细辛，皆一冷一热，寒因热用，热因寒用，阴阳相济，最得制方之妙。《素问》云：五味入胃，各归所喜攻，久而增气，物化之常，气增而久，夭之由也。所谓增味益气者，如久服黄连，反热从火化也，盖黄连大寒，行隆冬肃杀之令，譬如皋陶明刑法，是其职也，稷契夔龙之事，非其任也。故第可荡邪涤热，焉能济弱扶虚？如脾虚血少，以致惊烦，痘疮气虚作泻，禁用。

**胡黄连** 味苦，性寒，无毒，入肝胆二经。恶同黄连。出波斯国。心黑外黄，折之尘出如烟者真。**虚人骨蒸久痢，小儿疳积惊痫**。肝胆之热，与黄连略似，故名之。解吃烟毒，合茶服之甚妙。

---

① 鬼疰：突发心腹刺痛，甚或闷绝倒地，并能传染他人的病证。
② 传尸：病名。能互相传染的消耗性疾患。

**黄芩** 味苦，性寒，无毒，入肺大肠膀胱胆四经。山茱萸、龙骨为使。畏丹砂①、牡丹皮。黄明者良。中虚者名枯芩，即片芩；内实者名条芩，即子芩。上行酒炒，泻肝胆火猪胆汁拌炒。**中枯而飘者，清肺经而止嗽消痰，更理目赤痛肿。坚实而细者，泻大肠而除湿治痢，兼能安胎利水。**苦能燥湿，苦能泻热，苦能下气，故治证如上。轻虚者上行，坚重者下降，不可不别也。杨仁斋谓：柴胡退热，不及黄芩，不知柴胡苦以发之，出火之标，黄芩寒以胜热，折火之本也。但苦寒伤胃，血虚寒中者禁用。

得柴胡退寒热，得芍药治痢，得厚朴、黄连止腹痛，得桑皮泻肺火，得白术安胎。

**龙胆草** 味苦涩，性寒，无毒，入肝胆二经。小豆、贯众为使。恶地黄。甘草水浸。**主肝胆热邪，清下焦湿热、肠中小虫、痈肿，小儿客忤惊痫。**禀纯阴之气，但以荡涤肝胆之热为职耳。然大苦大寒，譬之严冬，黯然惨肃，水凌盈合，万卉凋残。人身之中，岂可令此气常行乎？先哲谓苦寒伐标，暂不宜久，如盛世不废刑法，所以佐德意之穷。苟非气壮实热之人，率尔轻投，其败可立待矣。

**何首乌** 味苦涩，微温，无毒，入肝肾二经。茯苓为使，畏猪羊血、无鳞鱼、萝卜，忌铁器。有赤白二种，赤入血分，白入气分，以大如拳者，赤白各半，泔浸，竹刀刮皮切片，黑豆汁拌蒸九次。**滋真阴，理虚劳，益精髓，长肌肉。强筋壮骨，黑发悦颜。消诸痈疮，止久恶疟。治崩中带下，调胎前产后。**昔有老叟何姓者，见有藤夜交，掘而服之，须发尽黑，故名何首乌。后因阳事大举，屡生男子，改名能嗣，由是则滋阴种子，信不诬矣。补阴而不滞不寒，强阳而不燥不热，禀中和之性，而得天地之正气者欤。

---

① 丹砂：即朱砂。

**桔梗** 味苦辛，性平，无毒，入肺经。畏白及、龙胆草，忌猪肉。去浮皮，百合汤浸，微炒。清热以消痈痿，通鼻塞而理咽喉，排脓行血，下气消痰，止痢疾腹痛除胸闷烦疼，除胸膈烦疼。桔梗为舟楫之剂，引诸药上至高之分以成功，肺经之要药也。风病郁证，皆不可缺。但以其功惟着于华盖之脏，攻补下焦药中勿用。

**藿香** 味辛，微温，无毒，入肺脾二经。温中开胃，行气止呕。禀清和芳烈之气，为脾肺达气要药。《楞严经》谓之兜娄婆香，取其芳气。今市中卖者，不甚芳香，或非真种。若阴虚火旺，胃热作呕者戒用。

**砂仁** 味辛，性温，无毒，入肺脾胃大小肠膀胱肾七经。炒去衣碾用。快气而止咳嗽奔豚，化食而除心疼呕吐，霍乱泻痢圣药，鬼疰安胎秘丹。芳香归脾，辛能润肾，为开脾胃之圣药，和中气之正品。若肾虚气不归元，非此向导不济。鬼畏芳香，胎喜疏利，故咸主之。但其性燥，血虚火炎者不可过用。孕妇食之太多，则耗气必致难产。

**白豆蔻** 味辛，性温，无毒，入肺脾胃三经。忌火，去衣碾。温中除吐逆，开胃消饮食。疟疾宜投，目翳莫缺。味辛气温，为宽中去滞之需，翳膜遮睛，亦滞气也。若火甚作呕，禁用。

**肉豆蔻** 味苦辛，性温，无毒，入胃大肠二经。糯米粉裹煨，纸搥去油。忌铁。调中下气，开胃消食。除心腹胀痛，止虚冷泻痢。丹溪曰：属金与土。《日华子》称其下气，以脾得补而善运气自下矣，非若陈皮香附之泄耳。泻痢初起者禁用。

**草豆蔻** 味辛，性温，无毒，入脾胃二经。去膜微炒。散寒之腹疼，下气除逆满，开胃而理霍乱吐泻，攻坚而破噎嗝积聚。辛能破滞，香能达脾，温能散寒。但气味辛燥，过剂反助脾热，耗气损目，阴虚不足者忌之。

**草果** 味辛，性温，无毒，入脾胃之经。面裹煨，去内外壳取仁。忌铁。**治瘴疟寒疟，消痰饮宿食。**草果辛温发散，与草蔻同功，故经络亦同。但其气尤猛而浊，若疟不因山岚瘴气，寒邪袭表，亦宜禁之。多食亦损脾胃，虚弱及胃火者亦忌之。

**香附子** 味苦辛，微温，无毒，入肺肝二经。生则上行胸膈，外达皮肤；熟则下走肝肾，旁彻腰膝；童便浸炒则入血分而补虚；盐水浸炒则入血分而润燥；青盐炒则补肾气；酒浸炒则行经络；醋浸炒则消积聚；姜汁炒则化痰饮。炒黑又能止血。**开郁快气，发表消痰，腹痛胸热，助产神丹。**禀天地温燥之气，入人身金木之宫，血中之气药也。飞霞曰：香附于气分为君药也，统领诸药，随用得宜，乃气病之总司，女科之主帅也。性燥而苦，若久用独用，反能耗血，不可不察。

**延胡索** 味辛，性温，无毒，入肺肝二经。生则破血，炒则调血，酒炒行血，醋炒止血。**破血下气，止心腹卒痛。调经利产，治血晕崩淋。**行血中气滞，气中血滞，理通身诸痛，疗疝舒筋，乃活血化气神药也。然走而不守，惟有瘀滞者宜之。若产后血虚，或经血枯少不利，气虚作痛者，忌用。

**姜黄** 味苦辛，性温，无毒，入肝脾二经。**下气破血，散肿消痈。**辛散苦泄，故功专于破血下气其旁及者耳。别有一种片子姜黄，止臂痛神效。陈藏器曰：郁金苦寒色赤，姜黄辛温色黄，莪术味苦色青，三物不同，所用各别。《经疏》云：姜黄主治介于三棱、郁金之间。时珍曰：姜黄、郁金、莪术形状功用大略相近，但郁金入心专治血，姜黄入脾兼治血中之气，莪术入肝治气中之血稍为不同耳。

**郁金** 味苦辛，性寒，无毒。入肺肝二经。**血积气壅称圣，生肌止痛号神。**能开肺金之郁，故名郁金。此物稀少，肆中多伪。折之光明脆彻，苦中带甘者为真。本入血分之气药，其治吐血者，为血之上行，皆属火炎，此能降气，气降即火降，而性又入血，故能导血归经。如真阴虚极，火亢吐血，不关肝肺者勿用。

**莪术**　味苦辛，性温，无毒。入肝经。或醋磨酒磨。积聚作痛，中恶鬼疰，妇人血气，大夫奔豚。气不调和，脏腑壅滞，阴阳乖隔，鬼魅凭之，莪术利气达窍，则邪无所容矣。然虽为磨积之药，虚人服之，则积未去而真已竭，重可忧也，或与健脾补元之药同用，乃无损耳。

**山棱**　味苦，性平，无毒，入肝经。醋炒或面裹煨。消饮食胀满气滞腹痛，除痃癖症瘕积聚结块。昔有患癖死者，遗言开腹取视，得病块坚如石，纹理五色，人谓异物。窃作刀柄，后以刀割山棱，柄消成水，乃知此药可疗癖焉。洁古云：山棱泄真气，虚者勿用。东垣破积聚诸方，皆有人参赞助，如专用克削，脾胃愈虚，不得运行，积安能去乎？

**款冬花**　味辛，性温，无毒，入肺经。杏仁为使。恶皂荚、硝石、元参，畏贝母、黄芪、麻黄、辛荑、青葙、连翘，得紫菀良。十一二月开花如黄菊，采微见花未见舒者良。甘草水浸或蜜蒸。市中以枇杷花伪之。化痰则咳喘无忧，清肺则壅痿有效。云积冰坚，此花偏艳，想见其纯阳之性，故其主用皆辛温开豁也。却不助火，可以久任。虽畏贝母，得之反良。

**白茅根**　味甘，性凉，无毒，入肺经。凉金定喘，治吐衄并血瘀，利水通淋，除黄疸及痈肿。茅针溃痈，茅花治血。甘寒可除内热，性又入血分，消瘀且下达州都，引热下降，故吐血衄血者需之。针能溃痈，每食一针，即溃一孔，二针即有二孔，亦奇物也，世人以微而忽之。惟事苦实之剂，伤中和之气，乌足知此哉。

**白前**　味甘，微寒，无毒，入肺经。忌羊肉。去头须，甘草水浸。治喉间呼吸欲绝，宽胸中气满难舒。感秋之气，得土之味，清肺有神，喉中作水鸡声者服之立愈。然无补益，惟肺实邪壅宜之。

**淡竹叶** 味淡，微寒，无毒，入小肠经。**专通小便，兼解心烦**。淡味，五脏无归，但入太阳，利小便。心与小肠相表里，小便利则心火清矣。但有走无守，不能益人，孕妇忌之。

**冬葵子** 味甘，性寒，无毒，入膀胱经。微炒。**能催生通乳，疏便闭诸淋**。气味俱薄，淡滑为阳，故能利窍也。

秋葵复种，经冬至春作子者名冬葵子，根叶同功。春葵子亦滑，不堪入药。蜀葵花，赤者治赤带，白者治白带，赤者治血燥，白者治气燥，亦治血淋关格，皆取其寒润滑利之功。

**萱花** 味甘，性平，无毒。入心经。**长于利水快膈，令人欢乐忘忧**。萱花古作"谖"，《诗》云："焉得谖草"，即此种也。谖，忘也，欲植之以忘忧也。孕妇佩之生男，又名宜男草。

**地榆** 味苦，性寒，无毒，入肝经。炒黑。**止血痢肠风，除带下崩漏**。性苦而厚，性沉而降，善主下焦血证，兼去湿热。

地榆寒而下行，凡虚寒作泻，气虚下陷而崩带下者，皆宜禁之。

**蒺藜** 味苦，性温，无毒，入肝肾二经。去刺酒蒸。**补肾止遗，消风胜湿**。**产沙苑者，强阴益精**。风家宜刺蒺藜，补肾则沙苑者为优，但市中多伪，绿色状如肾子，咬之作生豆气者真，性能固精。若阳道数举媾精难出者，勿服[①]。

**半夏** 味辛，性温，有毒，入肺脾胃三经。柴胡、射干为使。畏生姜、秦皮、龟甲、雄黄、忌羊血、海藻、饴糖、恶皂荚，反乌头。水浸七日，逐日换水，沥去涎，切片姜汁拌。**消痰燥湿，和胃健脾，呃逆呕吐，头眩昏迷，痰厥头痛，喉痹胸满，祛疟**

① 注：此条所称蒺藜实为二种，其一为豆科扁茎黄芪种子，即本品，但无刺。其二为蒺藜种蒺藜果实，功能平肝疏肝，祛风明元，外形有刺。

堕胎，散瘿消肿。

脾胃湿热，涎化为痰，此非半夏曷可治乎？时珍曰：脾无湿不生痰，故脾为生痰之源，肺为贮痰之器。半夏去痰，为其体滑味辛性温也，滑则能润，辛温能散亦能润，故行湿而通大便，利窍而泄小便，所谓辛走气能化液，辛以润之是已。丹溪谓半夏能使大便润而小便长；成无己谓半夏行水气而润肾燥；《局方》半硫丸，老人虚秘，皆取其润滑也。俗以半夏为燥，不知湿去则土燥，痰涎不生，非其性燥也，但恐非湿热之邪而用之，是重竭其津液，诚非所宜。孙兆曰：半夏主治最多，莫非脾湿之证。苟无湿者，均在禁例。古人半夏有三禁：谓血家、汗家、渴家也。若无脾湿且有肺燥，误服半夏，渴如反掌。本草云：性畏生姜。用之以制其毒，得姜而功愈彰。

**南星**　味苦辛，性温，有毒。入肝脾肺三经。畏附子、干姜。凡使姜渣黄泥和包煨热，或腊月为末，入黄牛胆中，悬风处吹干，名胆南星。**风痰麻痹堪医，破血堕胎可虑。**南星入肝，去风痰，性烈而燥，得牛胆则燥气减，得火炮则烈性缓。南星治风痰，半夏治湿痰，功用虽类实殊。

**附子**　味辛甘，性大热，有毒，通行诸经。畏人参、黄芪、防风、甘草、犀角、黑豆、童便，反贝母、半夏、瓜蒌、白及、白蔹。重一两者佳。甘草汤浸三日，削皮脐，切四片，甘草汤再浸三日，捻之软透乃切为薄片，烘干，嚼之尚有辣味为度。**补元阳，益气力，堕胎孕，强筋骨，心腹冷痛，寒湿痿躄，足膝瘫软，癥瘕疝癖。**主治繁众，皆由风寒湿三气所致。邪客上焦，咳逆心痛；邪客中焦，腹痛积聚；邪客下焦，腰膝酸软。附子热而善走，诸证自痊矣。洁古曰：益火之源，以消阴翳，则便溺有节。丹溪曰：气虚热甚，稍加附子，以行参芪之功。肥人多湿，亦用之。虞抟曰：禀雄壮之质，有斩关之能。引补气之药以追散失之元阳，引补血药以养不足之真阴，引发散药以祛在表之风寒，引温暖药以除在里之冷湿。吴绶曰：附子乃阴证要药，凡伤寒传变三阴及中寒夹阴，身虽大热而脉沉细者，或厥冷腹痛，甚则唇青囊缩者，急须用之。若得阴极阳竭而用之，已迟矣。

乌头、乌啄、天雄、附子、侧子，皆一物也。形如乌头者为乌头，两岐者为乌啄，细长者为天雄，散生者为附子，连生者为侧子，五物同出而异名也。附子逐寒，乌头祛风，天雄走上，乌头达下，侧子主手足风痹，乌啄主阴囊湿痒，乌附尖吐风痰，治癫痫，取其锋锐，直达病所。

**白附子**　味辛甘，性温，有毒，入肺脾二经。炮用。中风失音，冷气心疼。疗面上斑点，除阴下湿痒。色白味辛，故入肺以治风痰。甘而且温，故入脾以治皮肤。阳中之阳，故能引药上行，与黑附子非一类也。但此物久绝，无复真者，今惟凉州生，根如草乌之小者，长寸许，皱纹有节。

**大黄**　味苦，性寒，无毒，入肝脾胃大肠四经。黄芩为使，无所畏忌。川产锦纹者良。有酒浸、酒蒸、生、熟之不同。瘀血积聚，留饮宿食，痰实结热，水肿痢疾，瘟疫瘴疟，痈疽疗疮。大黄乃血分之药，若在气分而用之，是为诛伐无过。东垣曰：能推陈致新，勘定祸乱，以致太平，所以有将军之号。时珍曰：仲景泻心汤治心气不足吐衄者，用大黄黄连黄芩，乃泻心包肝脾胃四经血中之伏火也。又治心下痞满，按之软者，用大黄黄连泻心汤，亦泻脾胃之湿热，非泻心也。病发于阴而反下之则痞满，乃寒伤荣血，邪结上焦，胃之上脘当心，故曰泻心，实乃泻胃也。发于阳而反下之则结胸，乃热邪陷入血分，亦在上脘，故大陷胸汤丸皆用之大黄，亦泻脾胃血分之邪也。若结胸在气分，只用小陷胸汤，痞满在气分，只用半夏泻心汤。

大黄之入脾胃大肠，人所解也。其入心与肝也，人多不究。昔仲景百劳丸，蟅虫丸，都用大黄以理劳伤吐衄，意最深微。盖以浊阴不降则清阳不升者，天地之道也，瘀血不去则新血不生者，人身之道也。蒸热日久，瘀血停于经络，必得大黄以豁之，则肝脾通畅，陈推而致新矣。今之治劳，多用滋阴，频服不效，坐而待毙，嗟乎，术岂止此耶？然虽能拨乱反正，其峻利猛烈，长驱直捣，苟非血分热结，切勿轻投。

**商陆**　味苦，性寒，有毒，入脾膀胱小肠三经。取花白者，铜刀刮皮，浸三日，黑豆蒸。**水肿胀满，通利二便。**商陆行水，有推山倒岳之势，胃弱者禁。赤者伤人，只堪贴脐。入麝三分，捣贴，即时便利肿消。然肿因脾虚者多，若误用之，一时虽效，未几再作，决不可救。

**芫花**　味苦，性温，有毒，入肺脾二经。反甘草。醋煮，煮时眼不可近。**治水饮痰癖，除浮肿鼓胀。**时珍曰：仲景治太阳证表未解，心下有水气，干呕，喘咳，或利者，用小青龙汤；表已解，头痛出汗，恶寒，心下有水气，干呕，胁痛，或喘咳者，用十枣汤攻里。盖青龙散表，使水从毛窍出，开鬼门也；十枣攻里，使水从二便出，洁净腑也。夫饮有五，皆因内啜水浆，外受湿气，流于肺则为支饮，流于肝则为悬饮，流于心则为伏饮，流于肠胃间则为痰饮，流于经络则为溢饮，或作肿胀，芫花、大戟、甘遂能直达巢囊隐幽之处。取效虽捷，毒性至紧，慎之。

**大戟**　味苦，性寒，有毒，入脾经。水煮去骨。得大枣则不损脾胃。畏菖蒲，反甘草。**驱逐水蛊，疏通血瘀，发汗消痈，除二便闭。**苦能直泻，故逐血行水；辛能横散，故发汗消痈。但阴寒善走，大损真气，若非元气壮实，水湿留伏，乌敢浪投。

**甘遂**　味苦，性寒，有毒。面裹煨熟。瓜蒂为使。恶远志，反甘草。**逐留饮水胀，攻疝瘕积聚。**水结胸非此不除。仲景治心下留饮，与甘草同用，取其相反以立功也。有治水肿者，以甘遂末涂腹绕脐，内服甘草汤，其肿便消。二物相反，而感应如此。

**续随子**　味辛，性温，有毒。去壳碾压去油。**主血结月闭，疗蛊毒癥痕。**有毒之物攻击猛浪。月闭等证，各有成病之因，当求其本，不可概施。时珍曰：续随子与大戟茎叶相似，主治亦相似，长于利水。

**蓖麻子** 味甘辛，性平，有毒。盐水煮，去皮取仁。口眼不正，疮毒肿浮，头风脚气，瘰疬丹瘤，胞衣不下，子肠不收①。一前诸证，皆从外治，不经内服。以其长于收吸，能拔病气出外。凡食蓖麻者，一生不得食炒豆，犯之胀死。

**射干** 味苦，性寒，有毒。泔浸一日，籁竹叶煮半日。清咳逆热气，除喉痹咽痛。泄热散结，故多功于上焦。然虽能清热，不利于阴，久服令人虚弱。

**常山** 味苦辛，性寒，有毒。酒煮。治痰饮有虚，截疟疾必效。疟疾必有黄涎聚于胸中，故曰无痰不成疟；弦脉主痰饮，故曰疟脉自弦。常山祛老痰积饮，故为疟家要药。必须酒炒，令透，不尔作吐。

**马兜铃** 味苦，性寒，无毒，入肺经。去筋膜，取子微炒用。治痰嗽喘促，治血痔瘘疮。体轻而虚，熟则四开像肺，故有功于至高之脏。何以又能治瘘良？由肺与大肠相表里，肺移热大肠，故肠风痔漏，今清脏热则府热亦清矣。根名青木香，可涂诸毒热肿。

**巴戟天** 味甘，性温，无毒，入肾经。覆盆子为使。恶丹参。去心酒浸，焙用。安五脏以益精，强筋骨而起阴。补助元阳，则肾气滋长，诸证自愈矣。且辛温能散风湿，故兼治风气脚气水肿之证。

**百部** 味甘，微温，无毒，入肺经。去心，酒浸。肺寒咳嗽，传尸骨蒸。杀蛔蛲寸白，除蝇虱蛀虫。根多成百，故名百部。与天冬形相类而用相仿，故亦名野天门冬，但天冬治肺热，此治肺寒，为异也。若脾胃虚者，须与补药同用，恐其伤胃气而滑肠也。

---

① 子肠不收：即子宫脱垂。因常发生在产后，故又称"产肠不收"。

**旋覆花** 味甘咸，微温，无毒，入肺大肠二经。去皮蒂蕊壳，蒸用。**老痰坚硬，结气留饮，风气湿痹，利肠通脉。**咸能软坚，故能祛老痰结积，风湿燥结之治，温能解散，咸可润下也。但其性走散，凡大肠不实及气虚阳衰，皆宜禁用。根能续筋，筋断者捣汁滴伤处，滓敷其上，半月不开，筋自续矣。

**红花** 味辛，性温，无毒，入心肝二经。酒洗微焙。**产后血晕急需，胎死腹中必用。**时珍曰：活血润燥行经之要药也。少用养血，多则破血，过用能使血行不止而毙。其主天行痘疮不快出。

**大小蓟** 味苦，性凉，无毒，入心肝二经。**崩中吐衄，瘀血停留。**二蓟性味主治皆同，但大蓟兼主痈疽，小蓟能治血淋。破血之外，无他所长。

**夏枯草** 味苦辛，微寒，无毒，入肝经。**瘰疬鼠瘘，目痛羞明。**辛能散结，苦能泄热，独走厥阴。明目治疬，久用亦损真气。

目白珠属阳，故昼痛，点苦寒药则效。黑珠属阴，故夜痛，点苦寒药反剧。

**葫芦巴** 味苦，性温，无毒，入肾膀胱二经。酒浸，或蒸或炒，疑是蓿莱之子。**元脏虚寒，膀胱疝气。**寒湿成疝，肝疾也，元脏暖则筋自和而疝愈，此肾肝同治，乙癸同源之理也。相火炽盛，阴血亏少者，禁用之。

**牛蒡子** 味辛，性平，无毒，入肺经。酒蒸。**宣肺气，理痘疮，清咽喉，散痈肿。**开毛窍，除热毒，为痘疹之要药。然性冷而滑，痘疮虚寒泄泻忌服之。其根苦寒，捣和猪脂，贴疮肿及反花疮甚妙。

**肉苁蓉** 味甘咸，性温，无毒，入肾经。酒洗，去鳞甲。忌铁。**益精壮阳事，补伤润大肠。男子血沥遗精，女人阴疼带下。**滋肾补精之首药，温而不热，补而不骤，故有苁蓉之名。但其性滑，泄泻及阳事易举而精不固者，忌之。

**锁阳**　味甘咸，性温，无毒，入肾经。酒洗酥炙。**补阴益精兴阳，润肠养筋壮骨**。锁阳即肉苁蓉根也（注：二者不同，此误）。《辍耕录》云：蛟龙遗精入地，久之则发起如笋，上丰下俭，绝类男阳，性能固精，故有锁阳之名。

**淫羊藿**　味辛，性温，无毒，入肾经。山药为使。酒浸良，用羊脂拌炒。**强筋骨，起阳事衰痿。利小便，除茎中疼痛**。陶弘景曰：服此令人好为阴阳，北部有羊，一日百合，盖食此草所致。

**仙茅**　味辛，性温，有小毒，入肾经。忌铁器、牛肉。糯①米泔浸，去赤汁，酒蒸用。**助阳填骨髓，心腹寒痛，开胃消宿食，强记通明**。许真君云：仙茅久服可以长生，其味甘能养肉，辛能养脉，苦能养气，咸能养骨，酸能养筋，滑能养肤，和苦酒服之必效。然性热助火，相火炽盛者，服之有暴绝之祸。

**补骨脂**　味辛，性温，无毒，入肾经。恶甘草，忌羊肉。盐炒。**兴阳事，止肾泻，固精气，除腰疼**。温暖水脏，壮火益土之要药也。但其性燥，凡阴虚有热，大便闭结者，禁用。

**菟丝子**　味甘辛，性平，无毒，入肾经。山药为使。酒打饼，焙干，再碾，则成细末。**续绝伤，益气力，强阴茎，坚筋骨。溺有余沥，寒精自出，口苦燥渴，寒血为积**。禀中和之性，凝正阳之气，肾脏得补，则绝伤诸证愈矣。其口苦燥渴者，水虚则内热津枯，辛以润之，二证俱安也。但多助火，阳强不痿者忌之。

**覆盆子**　味甘，微温，无毒，入肝肾二经。去蒂酒蒸。**补虚损绝伤，强阴美颜色**。强肾无燥热之偏，固精无凝涩之害。善缩小便，服此可覆其尿器，故名。但性固涩，小便不利者忌之。

---

①　糯：底本"濡"，依照《本草备要》修改。

**骨碎补** 味苦，性温，无毒，入肾经。去毛。**折伤骨损，耳鸣牙疼，肾虚泄泻，去瘀生新**。迹其勋力，皆是足少阴之药，观其命名，想见其功矣。戴元礼用之骨痿之见效。勿同燥药用。

**钩藤** 味甘，微寒，无毒，入肝经。**舒筋除眩，清热和中，小儿惊痫，客忤胎风**。祛肝风而不燥，庶几中和。但不宜久煎，久服无力矣。

**蒲黄** 味甘，性平，无毒，入肝经。隔纸焙黄，蒸过再焙。**熟则止血除崩，生用行血消肿**。蒲黄主血而肝藏血，故独入焉。仙经用之，亦以多功于血耳。

**泽兰** 味苦甘，微温，无毒，入肝脾二经。**破宿血，调月经，消癥瘕，散水肿**。甘能和血，独入血海，攻击留滞。其散水肿者，乃血化为水之水，非脾虚停湿之水气也。

**艾叶** 味苦辛，生温，熟热，无毒，入肺脾肝肾四经。**安胎气，暖子宫，止血痢，理肠风。灸除百病，吐衄崩中**。辛可利窍，苦能疏通，故气血交理，而妇人带下崩漏之证尤多需之。

**海藻** 味苦咸，性寒，无毒，入肾经。反甘草。洗去咸水。**消瘰疬瘿瘤，散癥瘕痈肿**。苦能泄结，咸能软坚，寒能涤热，故主治如上。东垣治瘰疬马刀，海藻甘草并用，盖激之以溃坚也。

**昆布** 味咸，性寒，无毒，入肾经。洗净。**顽痰结气，积聚瘿瘤**。咸能软坚，噎嗝之证恒用之，盖取其能祛老痰也。但昆布之性，雄于海藻，不可多服，令人瘦削。

**防己** 味苦辛，性寒，无毒，入膀胱经。恶细辛，畏草薢。酒洗用，分木、汉二种，木者治风，汉者治水。**祛下焦之湿，泄血分之热，理水肿脚气，通二便闭结**。防己大苦大寒，泄血中湿热，亦瞑眩之药也，服之使人心内烦乱，饮食减少。惟湿热壅遏，及脚气病，非此不效。其不可用者有三：如饮食劳倦，元气即亏，而以防已复泻大便，则重亡其血，一也；发渴引饮，热在肺经气分，而防己乃下焦血药，二也；外伤风寒，邪待肺部，以致小便黄赤不通，此上焦气分，禁忌血药，三也。

**威灵仙** 味苦，性淡，无毒，入膀胱经。忌茶、面、牛肉。宣五脏而疗痛风，去冷滞而行痰水。此风药之善走者也，威者言其猛烈，灵者言其效验。但大走真气，兼耗阴血，不得已而后用之。

**浮萍** 味辛，性寒，无毒，入肺经。紫背者良。发汗开鬼门，利水洁净腑。《采萍歌》：天生灵草无根干，不在深山不在岸。始因飞絮逐东风，紫背青皮飘水面。神仙一味起沉疴，采时须在七月半。怕甚瘫风与大风，些小微风都不算。豆淋酒下两三丸，铁石头上也出汗。丹溪曰：浮萍发汗甚于麻黄，下水过乎通草。

**牵牛子** 味苦，性寒，有毒，入大小肠二经。有黑白二种，黑者力速。酒拌蒸晒，每斤只碾取头末四两。下气消水肿，利便除风秘。有毒之药，性又迅急，主治多是肺脾之病，多因虚起，何赖泻药？况诸证应用药物，神良者不少，何至舍其万全，而就不可必之毒物哉？东垣谆谆其词以戒后人勿用，盖目击世俗，旦暮用之，故辟之甚力也。世俗不知，取快一时，后悔奚及。孕妇忌用。

**紫葳花** 味酸，性寒，无毒，入心肝二经。三焦血瘀，二便燥干。性味酸寒，故能去血中伏火及血热生风之证。但走而不守，虚人及孕妇皆宜禁用。

**使君子** 味甘，性温，无毒，入脾胃二经。去壳。杀诸虫，治疳积。凡杀虫之药，多是苦辛，独使君子甘而杀虫。每月上旬，空心食数枚，即以壳煎汤咽下，次日虫皆死而出也。忌饮热茶，犯之作泻。有言其不宜食者，非也。夫树有蠹，屋有蚁，国有贼，祸耶福耶，观养生家先去三尸虫，可以类推。苟无虫积，服之必致损人。

**木贼草** 味甘苦，性平，无毒，入肝经。去节。迎风冷泪，翳膜遮睛。木贼草为磋擦之需，故入肝而伐木，此物发汗至易，中空而轻，有升散之功。但多服损肝，不易久用。

**豨莶草** 味苦，性寒，有小毒，入肝肾二经。五月五，六月六，七月七，九月九，采者佳。酒拌蒸晒九次，熬膏良。**肢节不利，肌体麻痹，脚膝软疼，缠绵风气。** 能宣能补，故风家珍之。本草相传，功用甚奇，然近世服之罕效。意者制法未尽善欤？风气有分别欤？药产非道地欤？亦以见执方者之失也。

**茵陈蒿** 味苦，性寒，无毒，入膀胱。**治黄疸而除热，佐五苓而利小肠。** 茵陈去湿热，独宜于黄疸，然亦须五苓之类佐助成功也。中病即已，若过用之，元气受贼。

**益智子** 味辛，性温，无毒，入心脾肾三经。盐水炒，去壳研末。**温中进食，补肾扶脾。摄涎唾，缩小便，安心神，止遗浊。** 辛能开散，使郁结宣通，行阳退阴之药也。古人进食必先益智，为其于土中益火故耳。但功专于补火，若血燥有热及因热而遗浊者，不可误入之。

**荜拨** 味辛，性热，无毒，入肺脾二经。去梗，醋浸一宿，刮去皮粟子净，焙干。**温中除呕逆，止痢理心疼。** 古方用此百中之一，其以荜拨辛热耗散，能动脾肾之火，多用损目耶。

**高良姜** 味辛，性温，无毒，入脾胃二经。微炒。**温胃去噎，止心腹之疼，下气除邪，攻岚瘴之疟。** 古方治心胃疼，多用良姜，寒者用至二三钱，热者用至五分，于清火剂中取其清火下气，止痛有神耳。子名红豆蔻，治用略同。

**海金沙** 味甘，性寒，无毒，入小肠膀胱二经。此草茎细如线，引竹木上，叶纹皱处，有沙黄赤色，七月收其全料。晒干以纸衬系，则细沙自茎中叶中落纸上。丸散皆可用。忌见火。出黔中长。**除湿热，消肿满，清血分，利水道。** 赋性庚，惟热在太阳经血分者，不可用之。

**谷精草** 味辛，性温，无毒，入胃肝二经。头风翳膜遮睛，喉痹牙疼疥疮。此草田中收谷后多有之，盖田低谷为水腐，得谷之余气结成，亦得天地之正气者欤。兔屎名望月沙，兔喜食此草，故眼科收之。如此草未出时，兔屎不可用。

**青黛** 味咸，性寒，无毒，入肝经。清肝火，解郁结。小儿惊痫，大人吐血。此物真者从波斯国来，不可得也。今用青靛，每觔淘取一两亦佳。但其性凉，中寒者忌服之。

**连翘** 味苦，微寒，无毒，入心肝胆胃三焦大肠六经。除心经客热，散诸经血凝。手少阴主药也。诸痛痒疮疡，皆属心火，故为疮家要药也。除六经热，与柴胡同功。但此治血热，柴胡治气热之别尔。

**马鞭草** 味苦，性寒，无毒，入肝胆二经。疗发背痈疽，治杨梅毒气。癥瘕须用，血闭宜求。此草专以驱逐为长，疮久虚者用宜斟酌。

**葶苈子** 味辛苦，性寒，无毒，入肺经。隔纸炒香。疏肺下气，喘促平安。消痰利水，除肿通经。《十剂》云：泄可去闭，葶苈大黄之属。但性峻不可混用。有甜有苦二种，甜者力稍缓。

**王不留行** 味苦甘，性平，无毒，入大肠经。水浸，焙。行血通乳，去衄消疔。王不留行，喻其走而不守，虽有王命，不能留其行也。古云：穿山甲，王不留行，妇人服之乳长流。乃行血之力尔。凡失血孕妇忌之。

**瞿麦** 味苦，性寒，无毒，入膀胱经。利水通淋，破血堕胎。八正散用为利小便之主药。若心经虽有热而小肠虚者服之，则心热不清，小肠别作病矣。当求其属衰之。

**地肤子** 味苦，性寒，无毒，入脾经。去膀胱热，散恶疮疥。叶作浴汤，除皮风热。其主治多在皮肤，其入正在土脏，盖脾主肌肤也。其利水者，兼能祛湿耶。

**草决明** 味苦，性平，无毒，入肝经。青盲内障，翳膜遮睛，赤肿眶烂，泪出羞明。专入厥阴，以除风热，能治一切目疾，故有决明之名。

**紫草** 味苦，性寒，无毒，入包络肝二经。酒洗，茸力十倍。凉血活血，清解疮疡，宣发痘疹，通大小肠。紫草凉而不凝，为疡疮血热之要药。但痘证极重脾胃，若过用之，则有滑肠之虞。

**山慈菇** 味甘辛，性凉，有大毒，入胃经。去毛壳。痈疽疔毒和酒煎服，瘰疬疮痍用醋磨涂。治毒蛇狂犬，去粉刺点斑。花如灯笼而红，根如茨菇而白。《酉阳杂俎》云：金灯之花与叶不相见，谓之无义草，寒凉之品，不可过。

**贯众** 味苦，微寒，有毒，入肝肾二经。去毛。杀虫解毒，化哽破癥，产后崩淋，金疮鼻血。有毒而能解毒，祛瘀而能生新，古方不恒用之。别名管仲，岂音相类耶？抑为其有杂霸之气耶？

**狗脊** 味苦，性平，无毒，入肝肾二经。草薢为使。燎去毛，酒拌蒸用，熬膏良。强筋壮骨，益血养气。男子腰脚软疼，妇人关节不利。有黄毛如狗形，故曰狗脊，以形得名者也。

**山豆根** 味苦，性寒，无毒，入心经。治喉痛热毒，消诸肿疮疡。山豆根性寒，专泻心火，心火去则金无可损，金得其保，而热伤之虞吾知免矣。但大苦大寒，食少而泻者，切勿近之。

**白及** 味苦，微寒，无毒，入肺经。紫石英为使。畏杏仁，反乌头。肺伤吐血，痈肿排脓。性收色白，合乎秋金，宜入肺经，以治诸热之证。且收中有散，又能排脓也。

**藜芦** 味苦，性寒，有毒，入胃经。司蛊毒与喉痹，能杀虫及疥癣。藜芦有毒，服之令人烦闷吐逆。凡胸中有老痰，或中蛊毒，止可借其宣吐，不然切勿沾唇，大损津液。又与酒相反，同服杀人。

**营实** 野蔷薇子也，味酸，微寒，无毒，入胃大肠二经。治牙痛口糜，理遗尿好眠。连阳明解热，以其性涩，兼有遗尿之治。其根苦涩而冷，主治略同，为口疮之神药。

**蛇床子** 味辛苦，性温，无毒，入脾肾二经。男强阳事，女暖子宫。除风湿痹痒，擦疥疮癣癞。去足太阴之湿，补足少阴之虚，强阳颇著奇功，人多忽之，岂知至贱之中，乃藏非常之品也。得地黄汁拌蒸三次，色黑乃佳，相火易动者勿服。

**苍耳子** 味苦辛，性温，有小毒，入肺经。炒去刺，忌猪肉。头风寒痛，风湿周痹，目暗鼻渊，疥癣瘰疬。其性辛温，故能走表，肺主皮毛，所以入之，肺受风邪，故治疗如此。

**慎火草** 味苦酸，性寒，无毒，入心经。诸种火丹能疗，一切游风可医。毒蛇咬伤，急用捣敷。大寒纯阴之品，故独入心经，专清热毒。若中寒之人，服之有大害，惟外涂不妨耳。

**兰叶** 味辛，性平，无毒，入肺经。蛊毒不祥，胸中痰癖。止渴利水，开胃解郁。兰花禀天地清芬之气，入西以清辛金，颇有功效。今人不恒用之，此亦缺典也。

**茴香** 味辛，性温，无毒，入胃肾二经。酒炒。有二种，八角者名大茴，如麦粒者名小茴。主腹痛疝气，平霍乱吐逆。辛香宜胃，温暖宜肾，故其主治不越二经也。若阳道数举，得热即吐者，均宜禁用。

**黄精** 味甘，性平，无毒，入脾经。除风湿，治劳伤，补中益气，填精添髓。禀季春之令，得土之冲气，味甘气和，所以益脾之剂，土旺则诸病自除矣。可久服而无偏胜之弊也。

**牡丹皮** 味辛苦，微凉，无毒，入肝经。酒蒸。忌蒜。主无汗骨蒸，散吐衄瘀血，祛肠胃蓄血癥坚，除产后血滞寒热。肝为血舍，丹皮乃血药，固宜入之，本功专主行血，不能补血，而东垣以治骨蒸无汗，六味丸及补心丹皆用之，盖以血患火烁则枯，患气郁则凝，丹皮苦能泻阴火，辛能疏结气，故为血分之要药。

**青葙子** 味苦，性寒，无毒，入心肝二经。微炒。**退赤障翳肿，去风湿恶疮。**青者甲乙之色也，苦者丙丁之味也，故入二经而主治如此。

**芦根** 味甘，性寒，无毒，入胃经。**主噎嗝反胃，治消渴呕逆。可清烦热，能利小便。**独入阳明，清热下降，故主治如上。其笋更佳。

**芦荟** 味苦，性寒，无毒，入心肝脾三经。**主清热明目，治小儿惊风。善疗五疳①，能杀三虫。**禀阴寒之气，寒能除热，苦能泻热，故清热杀虫。脾虚不思饮食者勿服。

此物出波斯国，象木脂，如黑饧，味苦色绿者真。别名象胆。

**阿魏** 味辛，性温，无毒，入脾胃二经。**杀诸虫，破坚积，除邪气，化蛊毒。**臭味殊常，故杀虫辟恶。辛则能散，温则能行，故破积化蛊。夫人之血气，闻香则顺，闻臭则逆，故凡虚人虽有积聚，不可轻用，当先养胃气，胃气强则坚积渐磨而消矣。

谚云：黄芩无假，阿魏无真。此物生波斯国阿虞木内，断其木枝，汁出如饴，久乃坚凝，状如桃胶，黑色者不堪，黄色者为上。凡使先于净钵中煻如粉了，于热酒器上�过，任入丸散中用之。今市中所售，多是熬胡蒜假充，不可不辨。盖真者取半铢，置热铜器中一日夜，其沾处白如银贡。


## 木部 计七十种

**肉桂** 味辛甘，性大热，有小毒，入肝肾二经。畏石脂，忌葱。

---

① 五疳：又名五脏疳，即心疳、脾疳、肝疳、肺疳、肾疳。

去粗皮。见火无功。益火消阴，救元阳之痼冷。温中降气，扶脾胃之虚寒。坚筋骨，强阳道，乃助火之功。定惊痫，通血脉，是平肝之力。咳逆腹痛，非此不除，奔豚癥瘕，服之即效。宣导百药，堕胎孕。

**桂心** 入心脾二经。理心腹之疾，三虫九痛皆除。补气脉之虚，五劳七伤多验。宣气血而无壅，利关节而有灵。托痈疽痘疹，能引血成脓。

**桂枝** 入肺膀胱二经。无汗能发汗，有汗能止汗。除心腹痛，散皮肤风，横行为手臂之引经，直行是奔豚之向导。肉桂乃近根之最厚者，桂心即在中之次厚者，桂枝即顶上细枝，以其皮薄又名薄桂。肉桂在下，主治下焦；桂心在中，主治中焦；桂枝在上，主治上焦。此本乎天者亲上，本乎地者亲下之道也。王好古云：仲景治伤寒有当汗者，皆用桂枝。又云：汗多者禁用。两说何相反哉？本草言桂枝辛甘发汗者，谓调其血而汗自出也。仲景云：太阳中风，阴弱者汗自出，卫实荣虚，故发热汗出。又云：太阳病，发热汗出者，为荣弱卫强，阴虚阳必凑之，故皆用桂枝发汗，乃调其荣则卫自和，风邪无所容，遂自汗而解，非桂枝能发汗也。汗多用桂枝者，调其荣卫，则邪从汗解而汗自止，非桂枝能闭汗也。不知者，遇伤寒无汗，亦用桂枝，误矣。桂枝发汗，发字当作出字看，汗自然出，非若麻黄之开腠发汗也。但桂性偏阳，如阴虚之人，一切血证及无虚寒者禁用。

**松香** 味苦甘，性温，无毒，入肺胃二经。水煮百沸，白滑方可用。祛肺金风，清胃土热。排脓止痛生肌，熬膏而用；牙疼恶痹崩带，碾末所医。松叶能生毛发，可治冻疮。松花清心解烦，轻身延年。松子益血而润大便，和气而补风虚。松节舒筋止肢节之痛，祛湿搜骨内之风。松脂感太阳之气而生，燥可祛湿，甘能除热，故外科取用极多也。松子中和，久服多益。松叶有功于皮毛，松节有功于肢节，各从其类者也。

**茯苓**　味甘淡，性平，无毒，入心肺脾胃小肠五经。畏地榆、秦艽、龟甲，忌醋。大块坚白者良。去皮，乳拌蒸。益脾胃而利小便，水湿都消。止呕吐而住泄泻，气机咸宜。下行伐肾，水泛之痰随降；中守镇心，惊忧之气难侵。保肺定咳嗽，安胎止消渴。抱根者为茯神，主用俱同，而安神独主。色红者为赤茯苓，功力稍逊而利水偏长。茯苓色白，是西方肺金之像也，味淡是太阳渗利之品也，微甘是中央脾土之味，故均入之。夫脾最恶湿，而小便利则湿自除，所以补脾既能渗泄，燥脾似不能生津矣。洁古何为称其止渴？良由色白属金，能培肺部，肺金得补，则自能生水。且《经》曰：膀胱者，州都之官，津液藏焉，气化则能出矣。诚以其上连于肺，得肺气以化之，津液从之出尔。药性所谓白者入壬癸，亦此意也，而渴有不止者乎？至于惊悸者，心经之虚也，而心与小肠相为表里，既也泻小肠，而心火亦为之清矣，故能镇之。丹也溪曰：阴虚未为相宜，盖虑其渗泄尔。然味尚甘，甘主缓，亦无大害，非若猪苓一于淡渗，而大伤阴分。《药性》云：小便多而能止，大便结而能通，与本功相反，未可轻信。赤者属丙丁，专入膀胱泻火，故利水之外无他长。茯神抱根，有依而附之之义，惊悸者魂不能附，健忘者神不能守，宜其治矣。《广志》云：茯神松脂所作，胜茯苓。《衍义》曰：气盛者泄于身，不抱本根，结为茯苓，有津气而不甚盛，不离其本，结为茯神，考兹两书，各相违悖。然仙经服食，多需茯苓，而茯神不与焉。两说之是非，于是乎辨。

茯苓乃松木斫讫，不再抽芽，其根不死，津液下流而成是物，而津气盛者，发泄于外，不报本根，则为茯苓。其有津余而不盛，止能，结伏于根，则为茯神，然仙家服食，多取茯苓，而茯神不与焉。其茯苓皮专能行水，五皮散用之，以治水肿肤胀，取以皮行皮之义。茯神心木，名黄松节，能疗诸筋挛缩，偏风㖞邪，心掣健忘。古方松节散，心木一两，乳香一钱，石器中碾，每服二钱，木瓜汤下，能治一切筋挛疼痛。

盖乳香能伸筋，木瓜能舒筋。

**琥珀** 味甘，性平，无毒，入心肺脾小肠四经。以摩热吸得芥子者真，凡入药中，用水调侧柏子末，安于瓦锅中，安琥珀于末中，煮半日捣末用。**安神而鬼魅不侵，清肺而小便自利，新血止而瘀积消，翳障出而光明复。**感土木之气而兼火化，味甘色赤，有艮止之义，故能安神；有下注之象，故利小便而行血。丹溪曰：燥脾土有功，脾能运化，则肺气下降，故小便自通。若血少不利者，反致其燥急之苦。琥珀乃松脂入土年久结成，其与茯苓虽皆自松出，而所禀各异，茯苓生成于阴者也，琥珀生于阳而成于阴者也，故皆治荣而安心利水。

**柏子仁** 味甘辛，性平，无毒。入心肝肾三经。微炒，去油。畏菊花。**安神定惊，滋肾强阳，润血美容颜，补虚而明耳目。**心藏神，肾藏精与志，肾虚则病惊悸，入心养神，入肾定志，惊悸必愈矣。悦颜聪明，皆心血与肾水互相灌溉耳。但多油而滑，作泻者勿服。

**侧柏叶** 味苦涩，微寒，无毒，入肝经。四时各以方向采嫩叶。**止吐衄来红，定崩淋下血。历节风痛可愈，周身湿痹可安。**微寒补阴故止血，治风湿者，益脾之力也。

**枸杞子** 味甘，微温，无毒，入肝肾二经。酒浸。**补肾填精，止渴除烦，益血养阴，强筋明目。**精不足者补之以味，枸杞子是也，能使阴生，则精血自长也。肝开窍于目，黑水神光属肾，二脏之阴气增益，则目自明矣。虽谚云"离家千里，勿食枸杞"，不过谓其助阳耳，似亦未必然也，惟古州者有其功。至于土产者，味苦，但能利大小肠，清心除热而已。

**地骨皮** 即枸杞根也。味甘，性寒，无毒，入肺肾二经。去骨。**治在表无定之风邪，退传尸有汗之骨蒸。**热淫于内，泄以甘寒，退热除蒸，固宜尔也。乃云风邪者，肝肾同治也，肝有热，则风自生，热退则风息，此与外感之风不同耳。

**槐花** 味苦酸，性寒，无毒，入肝大肠二经。含蕊而陈久者良。微炒。止便血，除赤痢，咸藉清肠之力；疗五痔，明眼目，皆资涤热之功。实名槐角，用颇相同，兼行血而解气，亦催生而堕胎。枝主阴囊湿痒，叶医疥癣疔疮。禀天地阴寒之气，故为凉血要品。血不热，则阴自足，目疾与痔证悉愈矣。

**酸枣仁** 味酸，性平，无毒，入肝胆二经。恶防己。多眠生用，不眠炒熟。酸收而心守其液，乃固表虚有汗。肝旺而血归其经，可愈彻夜无眠。胆怯者心君易动，惊悸盗汗之所自来也，肝虚者血不归经，虚烦不眠之所自来也，枣仁补肝益胆，则阴得其养，而诸证安矣。

**黄柏** 味苦，性寒，无毒，入肾经。或盐或酒炒。泻龙火而救水，利膀胱以燥湿。佐以苍术，理足膝之痹痛。渍以蜜水，漱口苦之生疮。黄柏沉而属阴，故主肾与膀胱诸证。其性苦寒，能泻亢甚之阳，以坚肾部，则水脏既盛，阳光自遏，而阴血无火烁之患矣，岂真有滋补之功哉？若肾经无火，尺脉微弱，或左尺独旺者，均不宜用。

**楮实** 味甘，性寒，无毒，入肾经。浸去浮者，酒蒸。补虚明耳目，益气充肌肤。皮消水肿，叶洗恶疮。楮实浊阴下降，宜入少阴，补益之功，诸书俱载，何《修真秘旨》反云久服骨痿乎？

**干漆** 味辛，性温，有毒，入胃大小肠三经。畏麻油、鸡子、蟹。炒至烟尽为度。辛能散结，行瘀血之神方。毒可除积，杀诸虫之上品。攻坚除积之剂，大损元神，切勿轻用。

**五加皮** 味辛，性温，无毒，入肝肾二经。远志为使。恶元参。酒浸。明目舒筋，功归于藏血之海。益精缩便，得力于闭蛰之宫。风湿宜投，疝气必用。五加皮者，五车星之精，故服食家夸之不已，尝云"宁得一把五加，不用金玉满车"。虽赞词多溢美，必非无因而获此隆誉也。若下部无风寒湿邪，及肝肾虚而有火者，皆宜忌之。

**蔓荆子** 味苦辛，性平，无毒，入肝膀胱二经。恶乌头、石膏。酒蒸。头风连于眼目，搜散无余；湿痹甚而拘挛，展舒有效。气清味辛，体轻而浮，上行而散，故所主者，皆在风木之脏，目之与筋，皆肝所主也。若头痛不因风邪而因于血虚有火者忌之。

**辛夷** 味辛，性温，无毒，入肺胃二经。川芎为使。恶五灵脂，畏菖蒲、黄连、石膏。去外皮毛，射入肺，令人咳，微炒。性温开窍，鼻塞与昏冒咸宜；清阳解肌，壮热并憎寒可愈。肺开窍于鼻，而胃脉环鼻上行，凡中气不足，清阳不升，则头痛而九窍不利。辛夷禀春阳之气，味薄而散，能助胃中清气上达高巅，故头面九窍，皆归于治平也。但辛香走串，气虚火盛者忌服。

**桑白皮** 味甘，性寒，无毒，入肺经。续断、桂心为使。忌铁。刮去粗皮，蜜炙，有涎可去。泄肺金之有余，定喘止嗽；去大肠之闭滞，去水宽膨。下气散瘀血，止渴清燥痰。桑椹补血安神，生津止渴。桑叶止汗去风，明目长发。桑枝祛风养筋，消食止嗽。桑耳①调和经脉，止住崩带。桑黄②能清肺，堪治鼻赤。桑柴灰斑痣可除，恶肉能蚀。桑乃箕星之精，泻肺降气，是其专职。利便去水者，兼泻其热。但润利之

① 桑耳：即桑树上之木耳。
② 桑黄：寄生于桑等植物上的多孔菌科真菌之子实体。

品，能走真元，若肺虚脾弱者不宜用之。

**桑寄生**　味苦，性平，无毒，入肝经。茎叶并用。忌见火。断其茎，色深黄者为真。**和血脉，充肌肤，齿发坚长；舒筋络，利关节，痛痹祛除。安胎宜用，崩漏必求。**本能益血，兼能去湿，故功效如此。盖海外山深，地暖不蚕，桑树无采，捋之善，得气最厚，生意浓密，自然生出。或言鸟衔他子，遗树而生者，非也。此说本之朱丹溪，最为近理。

**杜仲**　味辛甘，性温，无毒，入肝肾二经。去粗皮，盐酒炒，或姜炒。恶黑参。**强筋壮骨，益肾填精，腰膝疼痛皆除，遍体机关或利。**肾苦燥，急食辛以润之，肝苦急，急食辛以缓之。杜仲辛甘，故主治同上。亦治阴下湿痒，小便余沥，胎漏胎堕，但肾虚火炽者忌之。

**女贞子**　味甘苦，性平，无毒，入肝肾二经。酒蒸。**益肝肾，安五脏，强腰膝，补风虚，明耳目，乌须发。**禀至阴之气，故隆冬不凋。气薄味厚，阴中之阴也，虽曰补益，亦偏于阴寒者也。

**蕤仁**　味甘，性温，无毒，入心肝脾三经。去壳取仁，汤泡去皮尖，捣膏。**破心下结痰，除腹中痞气，退翳膜赤筋，理眥烂泪出。**外能祛风，内能清热，肝气和则目疾愈。痞皆热邪为祸，故并治之。若目病不由风热而因于虚者勿用。

**丁香**　味辛，性温，无毒，入肺胃肾三经。畏郁金，忌见火。去丁盖。有雌雄二种，大如山茱萸者，名母丁香，气味尤佳。① **温脾胃而呕哕能止，理壅滞而胀满可疗。齿除疳䘌，痘发灰白。**脾胃为仓廪之官，伤于饮食生冷，留而不去，则为壅胀，或为呕

---

①　公丁香实为花蕾，母丁香实为其果实。

哕，暖脾胃而行滞气，则胀呕俱瘳矣。但性热而燥，证非虚寒，不可施用。

**沉香**　味辛，性温，无毒，入脾胃肝肾四经。磨汁用。忌见火。调和中气，破结滞而胃开；温补下焦，壮元阳而肾暖。坠脾家痰涎，去肌肤水肿。大肠虚闭宜投，小便气淋须用。芬芳之气，与脾胃相投，温而下沉，与命门相契。怒则气上，肝之过也，辛温下降，故平肝有功。虽为降气之要药，然命门之火衰，不宜多用。

**檀香**　味辛，性温，无毒，入肺胃二经。生磨用。忌见火。开胃进食，辟鬼杀虫。止心腹之疼，除噎嗝之吐。调上焦气在胸膈咽嗌之间。《内典》云：旃恔檀涂身，能出热恼，热恼即欲念也。盖诸香能助淫火，惟檀香不然，故释氏焚之。

**降真香**　味辛，性温，无毒。色红者良。忌火。行瘀滞，疗金疮，止血定痛，消肿生肌。降真香色鲜红者，行血下气有功，若紫黑色者，不堪用也。兼可避邪、杀鬼，烧之辟时气怪异。

**苏合香**　味甘，性温，无毒，入脾经。油如黐胶，以筷挑起，悬丝不断者真。甘暖和脾，郁结凝留咸释；气芳彻髓，妖邪魔魅尽消。产中天竺国，是诸香之汁煎合而成，故名合香，非自然之物也。凡香气皆能辟邪通窍，况合众香而成者乎①。

**乳香**　味辛，性温，无毒，入心经。若上烘去油，同灯芯碾之则细。定诸经之痛，解诸疮之毒，活血舒筋，和中治利。诸痛疮痒，皆属心火，乳香入心，内托护，外宣毒气，有奇功也。

**没药**　味苦，性平，无毒。制法同乳香。宣血气之滞，医疮腐之疼，可攻目翳，堪堕胎孕。血滞则气壅，故经络满急，

--------

①　苏合香实为金缕梅科植物苏合香树的树脂。

发肿作痛。没药能通壅滞，则血行而气畅，痛止矣。若骨节痛，与胸腹筋痛，不由血瘀，而因于血虚后经络去多，腹中虚痛，均宜禁之。乳香活血，没药攻血，合能消肿止痛生肌，故每兼用之。疮疽已溃者勿服，脓多者勿敷之。

**安息香**　味辛苦，性平，无毒，入心经。产南海波斯国，刻其树皮，其胶如饴，六七月坚凝乃取之，似松香，黄黑色为块，新者赤，亦柔软。**服之而行血下气，烧之而去鬼来神**。心藏神，神昏则鬼邪来侵；心主血，血滞则气不宣快。安神行血，故治如上。

**麒麟竭**　味甘咸，性平，有小毒，入心肝二经。凡用另碾，若同他药捣则化为灰尘。产于外国，难得真者，磨指甲透红或烧灰不变色者佳。**走离宫，达震宫，遂作阴经之主；和新血，推陈血，真为上痛之君**。乳香、没药兼主气血，此则专于血分者也。善收疮口。然性急不可多使，却能引脓耳。假者是海母血，颇相似，然味大咸，有腥气为辨尔。

**龙脑香**　味辛苦，微温，无毒。凡使另碾，状如梅花瓣者佳。同黑豆、灯芯草贮之，则不耗。**开关通窍，驱鬼逐邪，善能消风化湿，可使耳聪目明**。芳香为百药之魁，香甚者性必温热，善于走串，入骨搜风，能引火热之气自外而出。新汲水调服，催效甚捷。东垣曰：龙脑入骨，风病在骨髓者宜之。若在血脉肌肉，反能引风入骨，如油入面，莫之能出也。

**金樱子**　味酸涩，性平，无毒，入脾肺肾三经。先去刺，剖开去子，复拭去毛。**固精气，止遗泄，治崩淋带浊，平咳嗽喘急**。金樱子性涩不利于气。丹溪云：经络隧道，以通阳为和平，昧者喜其涩精，而煎膏服之，致生别病，自作不靖，咎将谁归？虽然惟无故而服之，纵欲则不可，若精滑者服之何害！

**竹叶**　味甘淡，性寒，无毒，入心肺胃三经。取生长甫及一年者，嫩而有力。**清心涤烦热，止嗽化痰涎**。

**竹茹** 刮至青皮，用第一层。疏通气逆，呕呃噎嗝皆平；清理血热，吐衄崩中咸效。

**竹沥** 汁为使，竹沥六分，姜汁一分。痰在皮里膜外，直达以宣通。痰在经络四肢，屈曲而搜剔。失音不语偏宜，肢体挛蹉必用。竹叶生于中半以上，故主治多在上焦。心肺胃，皆脏腑之居上者也，宜并入之。竹茹者，其除土郁，故主用小殊。竹沥者，竹之液也，犹人身之血也，极能补阴，况阴之不足，由于火烁，竹沥长于清火则血得养矣。而世俗不能常用者，盖泥本草"大寒"二字耳，不知竹即笋之老者也，今人自幼食笋，至老不撤，曾无中其寒凉之害者。沥则假火而成，何寒之此之甚也。

**吴茱萸** 味辛苦，性热，有小毒，入肝脾胃三经。恶丹参、硝石，畏紫石英。开口者良。泡去苦汁，止呕黄连水炒，止疝盐水炒，治血醋炒。燥肠胃而止久泻，散阴寒而除腹疼。独除冷胀，偏疏肝气，疝疼脚气相宜，开郁积必效。辛散燥热，独入厥阴有功，脾肾其旁及者也。东垣云：浊阴不降，厥气上逆，膈塞胀满，非吴茱萸不可治也。多用反损元气。

寇氏曰：其下气最速，阳虚人服之愈甚。凡病非寒滞者勿服。即因寒滞者，亦当酌量虚实，适事为效。

**山茱萸** 味酸，微温，无毒，入肝肾二经。恶桔梗、防风、防己。酒浸去骨，慢火烘干用。补肾助阳，腰膝之病休虑；秘精缩便，遗泄之证何忧？月事多而可以止，耳鸣响而还其聪。四时之令，春季暖而生，秋气凉而杀，万物之性，喜温而恶寒，人身精气，亦赖温暖而后充足，况肾肝居至阴之位，非得温暖之气，则孤阴无以生。山茱萸正入二经，性温而主补，味酸而主敛，故精气益而腰膝强也。若阳事不痿，小便不利者休用。

**槟榔** 味辛，性温，无毒，入胃大肠二经。忌见火。降至高之气如石投水，疏后重之急，似骥追风。疟疾痰癖共除，脚气虫积皆逐。胃为水谷之海，大肠为传导之官，二经相为贯输，以运化精微者也，二经病则痰癖虫积生焉。辛能破滞，苦能杀虫，故主治如上。然能坠诸气，至于下积气虚下陷者，所当远避。

**山栀子** 味苦，性寒，无毒，入心肺二经。生用泻火，炒黑止血，姜汁炒止烦呕，童便炒治虚火，酒浸凉肺胃，胸热用仁，表热用皮。治胸中懊恼，睡卧不宁。疏脐下血滞，小便不利。清肺经之邪热，轻飘上达。泻三焦之郁火，屈曲下行。栀子本非吐药，仲景为邪气在上，得吐则邪出，所谓高者因而越之也。亦非利小便药，盖肺清则化行，而膀胱津液之府，奉气化而出矣。大苦大寒，能损胃伐气，虚者忌之，心腹痛不因火者尤为大戒。世人每用治血，不知血寒则凝，反为败证。治实火之吐血，顺气为先，气行则血自归经；治虚火之吐血，养正为先，气壮则血自摄矣。

**芜荑** 味辛，性平，无毒，入肺脾二经。和面炒黄。除冷气，化宿食，消疳积，杀诸虫。气食皆因寒而滞，诸虫皆因湿而生，得芜荑以温之燥之，而证未有不愈者也。但气羶甚，久服多服必伤胃气。

**枳壳** 味苦，微寒，无毒，入肺大肠二经。麸炒。破至高之气，除咳逆停痰，助传导之官，消水肿胀满。

**枳实** 即枳壳之小者破积有如迅雷烈风，泄痰却似冲墙倒壁。解伤寒结胸，除心下急痞。枳壳枳实，上世未尝分别，自东垣分枳壳治高，枳实治下。海藏分枳壳主气，枳实主血。然究其功用，皆利气也。气利则痰喘止，痞胀消，食积化。人之一身，自飞门以至魄门①，三焦相通，一气而已，又何必高与下，气与血乎？但枳实则性急，枳壳则性缓，为确当尔。

枳壳枳实专主破气，大损真元。凡气弱脾虚，以致停食痞满，法当补中益气，则食自化，痞自散，若用枳实、枳壳，是背薪救火矣。胀满因于实邪者宜用，若因土虚不能制水，肺虚不能行气而误用之，则祸不旋踵。瘦胎饮用枳壳，为湖阳公主而设，以彼奉养太过，形气肥实，故相宜也。若一概用之，反致气弱而难产。洁古枳术丸用枳实，为积滞者设，积滞去则脾胃自健，故谓之益脾胃之药，非消导之外，别有补益之功。时医不察虚实，不辨补泄，往往概施，损人真元，为害不浅。

**厚朴**　味苦辛，性温，无毒，入脾胃二经。干姜为使，恶泽泻硝石，忌豆。紫润者良。去粗皮，姜汁炙。辛能散风邪，温可解寒气。下气消痰，去实满而宽膨；温胃和中，调胸腹而止痛。吐利交资，惊烦共主。温热之性，长于散结去滞，温胃暖脾，故主食停痰滞，胀痛吐利等证。然只可施于元气未虚、邪气方盛，或客寒犯胃，湿气侵脾。若脾虚之人，虽有如上诸证，切勿沾唇。或一时未见其害，而清纯冲和之气，潜伤默耗矣。孕妇忌服。

**茶叶**　味甘苦，微寒，无毒，入心肺脾胃四经。陈细者良。消食下痰气，止渴解睡眠。解烧炙之毒，消痔瘘之疮。善利小便，颇疗头疼。禀至清之气，产瘠地之间，专感云雾之滋培，不受纤尘之滓秽，故能清心涤肠胃，为清贵之品。昔人多言其苦寒不利脾胃，及多食面黄消瘦之说，此皆语其粗恶苦涩者尔，故入药须择气芬如兰者，方有利益。王汝言曰：一人好嗜烧鹅不辍，谓必生内痈，后卒不病，访知此人每夜必啜凉茶一碗。此能解毒徵矣。

---

① 飞门，魄门：《难经》首次记载了人体消化道中的七道门户，称为"七冲门"。唇为飞门，齿为户门，会咽为吸门，胃为贲门，太仓下口为幽门，大小肠为阑门，下极为魄门。

**猪苓** 味淡，性平，无毒，入膀胱经。去黑皮。**分消水肿，淡渗湿痰。**感枫根之余气而成。其味甘淡，五脏无归，专入膀胱利水，今之治泻者，概用之，谓其去脾家之湿也，不知一于渗泄，逐水太过，水尽则伤肾昏目矣。

**乌药** 味辛，性温，无毒，入胃膀胱二经。酒浸略炒。**膀胱冷气攻冲，胸腹积停作痛，天行疫瘴宜投，鬼犯虫伤莫缺。**辛温芳馥，为下气温中之要药。

**海桐皮** 味苦，性平，无毒，入脾胃二经。**除风湿之要害，理腰膝之疼，可涂疥癣，亦治牙虫。**腰膝疼痛非风湿者，不宜用此。其治癣疥牙虫，须与他药同行。

**大腹皮** 味苦辛，微温，无毒。入脾胃二经。酒洗去砂，复黑豆汤再洗，焙干。以鸩鸟多栖其树，故宜洗净。**开心腹之气，逐皮肤之水。**主用与槟榔相仿，但力少缓耳。

**合欢皮** 味甘，性平，无毒，入心脾二经。**安和五脏，欢乐无忧。**心为君主之官，土为万物之母，二藏调和，则五脏自安，神明自畅。嵇康《养生论》云：合欢蠲忿。即此物也。

**五倍子** 味酸涩，性平，无毒，入肺胃二经。略炒。**敛肺化痰，止嗽必效。生津散热，解渴相宜。上下之血皆止，阴阳之汗咸收，泻痢久而能断，肿毒发而能消。须发可染，目烂堪医，揆愈口疮，洗收脱肛。**五倍子性燥急而专收敛。泻痢初起，风寒咳嗽，若误服之，反致壅塞喘满，以其酸敛太骤，火气无从泄越故耳。百药煎即五倍子造成者，性味稍优，功用颇同。

**天竺黄** 味甘，性寒，无毒，入心经。**祛痰解风热，镇心安五脏，大人中风不语，小儿天吊惊痫。**本天竺国竹内黄粉，乃竹之津气结成，片片如节者真。与竹沥功用相仿，故清热养心，豁痰利窍，然久用也能寒中。

**密蒙花**　味甘，性平，无毒，入肝经。酒浸一宿，漉出候干，蜜蒸。养荣和血，退翳开睛，人眦泪羞明，小儿痘疮攻眼。独入东方，涤热和荣，故治目之外，别无他长。

**巴豆**　味辛，性热，有大毒，入肺脾胃大小肠五经。芫花为使。畏大黄、黄连、凉水。去皮心及膜，焙，碾细，去油用。荡五脏，涤六腑，几于煎肠洗胃；攻坚积，破痃癖，直可斩关夺门。血气与食，一攻殆尽；痰虫及水，倾倒无遗；胎儿立堕，疔毒旋抽。巴豆毒主宣通，则脾胃大肠宜其入矣。炒令紫黑，可以通肠，亦可止泻，盖通因通用之意也。仲景、东垣及诸名家，每每用之。今世畏其辛热之毒，荡涤之患，辄云劫剂，废而不用。不知巴豆为斩关夺门之将，其性猛烈，投之不当，为害非轻；用之得当，见功甚捷，譬如张飞，虎将也，顾人用之善否何如耳。

**川椒**　味辛，性热，有小毒，入肺脾肾三经。杏仁为使。畏冬花、防风、附子、雄黄、麻仁、凉水。闭口杀人，去目，微炒出汗。温脾土，而击三焦冷滞；补元阳，而荡六腑沉寒。泻痢痰饮水肿，累建奇功；虫积呕吐阳衰，恒收速效。通血脉则痿痹除，行肢节则机关运。椒目善消水肿，可塞耳聋。椒禀纯阳之气，乃除寒湿、散风邪、温脾胃、暖命门之良药。命门火衰、中气寒冷者宜之。若阴虚火旺之人，在所大忌。

**胡椒**　味辛，性热，无毒，入胃大肠二经。下气温中，消痰解毒。忌与川椒相同。荜澄茄即胡椒之大者，向阳者为胡椒，向阴者为荜澄茄，乃一类二种，主治略同①。

**橡斗**　味苦，性温，无毒，入脾胃二经。止痢称奇，充饥可服。橡斗亦栗属也，《列子·说符篇》：夏食菱芰，冬食橡栗。痢疾

---

①　此误也，二者非一种。

初起，湿热甚者，不可用此，慎之。

**木鳖子** 味甘，性温，有毒。去壳用。**散血热，除肿毒，止腰疼，生肌肉。** 有毒之物，只可外用，切勿内服。蕃木鳖性软，小而色白，味极苦，专治喉痹痛。

**水杨叶** 味苦，性平，无毒。**去久痢而有功，浴痘疮而起发。** 生于涯涘之旁，得水土之气，能散湿热，故久痢需之。痘疮顶陷，浆滞不行，或为风寒所阻者，宜流水煎水杨叶温洗，无叶用嫩枝煎汤洗之，如冷添汤，良久，照见累起有晕丝者，浆水行矣。如不满，再浴之。虚者，只洗头面手足。如屡浴不起者，死。初出及痒塌者，皆不可浴。若内服助气血药，其效更速。此方有燮理之妙，盖黄钟一动而蛰虫启户，东风一吹而坚冰解释。

**柞木枝** 味辛苦，性平，无毒。**催生神药，黄疸奇方。** 下行利窍，故黄疸与产妇用之俱有大功。俗名凿子木，木坚硬可为凿子柄，今之作梳者是。

**棕榈皮** 味涩，性平，无毒。**吐血鼻衄奇效，崩中带下神功。** 其味苦涩，故止血有功。惟血去已多，滑而不止者宜之。若早服此，必停瘀为害。用时火炒，烟尽存性，窨地上，出火毒。

**川槿皮** 味苦，性平，无毒。**治肠风与久痢，擦顽癣及虫疮。** 肉厚而色红者真，不宜多服。

癣疮多虫，用川槿皮肥皂水浸，时时擦之。或浸汁，磨雄黄涂之尤妙。

**皂荚** 味辛咸，性温，有小毒，入肺肝胃三经。柏实为使。恶麦冬，畏人参、苦参。刮去粗皮，去弦及子，酥炙用。**开窍通关，宣壅导滞，搜风逐痰，辟邪杀鬼。** 性极尖利，无闭不开，无坚不破，中风赖为济急之神舟。若非中风者，切勿轻用。其子水浸软，去皮煮，糖渍食之，治大肠虚秘，瘰疬，恶疮。刺名天丁，功用与皂荚相同，其性更锐，能直达病所，为痈疽妒乳疔肿之神药，醋熬嫩刺，涂癣多有奇效。若痈肿已溃，在所大忌，孕妇忌之。

**诃子**　味苦涩，性温，无毒，入肺大肠二经。酒蒸去核。**固肠而泻痢咸安，敛肺而喘嗽俱止，利咽喉而通津液，下食积而除胀满。**其主用皆温涩收敛之功，若肺有实热，泻痢因湿热，气喘因火冲者，皆宜忌之。

**金铃子**　味苦，性寒，有小毒，入心小肠二经。酒蒸去皮核，取肉。**专治疝气，兼利水道。**

**楝根皮**　性大寒，微毒。**善杀诸虫，能通大肠。**大寒极苦，脾胃虚寒者，在所大禁。

**樗根白皮**　味苦涩，性寒，有小毒。东引者良。去粗皮，醋炙。**涩血止泻痢，杀虫收产肠。**苦寒之性，虚寒者禁用。椿根白皮，主用相仿，力稍逊之。

**郁李仁**　味苦辛，性平，无毒，入脾大肠二经。去壳，汤浸，去皮尖，研膏或蜜蒸。**润达幽门，关格有转输之妙；宣通水府，肿胀无壅遏之忧。**性专下降，善导大肠燥结。利周身水气，然下后令人津液亏损，燥结愈坚，乃治标救急之药。津液不足者，切勿轻服之。

**雷丸**　味苦，性寒，有小毒，入胃经。厚朴、芫花为使。恶葛根。刮去黑皮，甘草水浸，酒拌蒸透。**杀脏腑诸虫，除小儿百病。**感竹之余气，得霹雳而生，故名雷丸。杀虫之外，无他长，久服令人阴痿。

**苏木**　味甘咸，性平，无毒，入心肝脾三经。**宣表里之风邪，除新旧之瘀血。**苏木理血，与红花同功，少用和血，多用即破血也。其治风者，所谓治风先治血，血行风自灭。

**没食子**　味苦，性温，无毒，入肾经。忌铜钱。无孔者入药，用浆水于砂盆中，研细烘干，再研如乌犀色。**益血生精，染须发**

而还少；强阴起痿，助阳事以生男。涩精止遗淋，固肠除泻痢。禀春生之气，兼金水之性，春为发生之令，故有功于种玉。金主收肃之性，故有功于止涩。然亦不宜独用多用也。

**秦皮** 味苦，性寒，无毒，入肝肾二经。大戟为使，恶吴茱萸，以皮上有白点，浸水碧色，书纸不脱者为真，出西土。去肝经风热，除青白翳膜，女人崩带，小儿惊痫。青碧之色，宜入厥阴，沉阴之品，宜入少阴。脾胃虚寒者，不宜多用。

# 果部 计二十二种

**橘皮** 味辛苦，性温，无毒，入脾肺二经。广中陈久者良。去蒂及浮膜。治痰咳童便浸晒，治痰积姜炒，治下焦盐炒。止嗽定呕，颇有中和之妙；清痰理气，却无峻烈之嫌。留白则补胃偏宜，去白则疏通专主。苦能泄气，又能燥湿，辛能散气，温能和气，同补药能补，同泻药则泻，同升药则升，同降药则降。夫脾乃元气之母，肺乃摄气之主，故独入二经焉。橘皮下气消痰，橘肉生痰聚气，一物也，而相反如此。

**青皮** 即橘之未黄者，醋炒。疏通滞气，愈低愈效；削平坚积，最下最良。引诸药至厥阴之分，下饮食入太阴之仓。消温疟热甚结母，止左胁郁怒疼痛。青皮兼能发汗，性颇猛锐，不宜多用。如人每少壮，未免暴躁；及长大而为橘皮，如人至老年，烈性渐减；经久为陈皮，则历多寒暑而躁气全消矣。核主膀胱疝气，为末，酒服。叶主肺痈乳肿，绞汁饮之。

**香橼** 味苦辛，性温，无毒，入肺脾二经。年久皆良，去白，炒。理上焦之气，止呕宜求。运中州之食，健脾须用。性虽中和，单用多服，亦损正气。脾虚者与参术并行，乃有相成之益尔。

**大枣** 味甘，性平，无毒，入脾经。去核，坚实肥大者良。调和脾胃，具生津止泻之功；润养肺经，操助脉强神之用。经言：枣为脾果，脾病宜食之。又曰：脾病患，毋多食甘，毋乃相戾耶？不知言宜食者，指不足之脾也，如脾虚泄泻之类。毋多食者，指有余之脾也，如中满肿胀之类。凡用药者，能随其虚实而变通之，虽寻常品味，必获神功，苟执而泥之，虽有良剂，莫展其长，故学人以格致为亟也。

大枣性虽补中，然味过于甘，中满齿痛，痰热，小儿疳病，俱不宜食，生者尤为不利。红枣：功用相仿，差不及耳。

**芡实** 味甘，性平，无毒，入肾脾二经。去壳。补肾固精，遗浊有赖，益脾养气，泄泻无忧。禀水土之气以生，独于脾肾有功。小儿不宜多食者，以其难消故也。

**乌梅** 味酸，性平，无毒，入肺脾二经。去核。治嗽治渴，皆由敛肺之功；止血止痢，尽是固肠之力。清音去痰涎，安蛔解烦热。蚀恶肉而至速，消酒毒以清神。

**白梅** （即霜梅也），牙关紧闭，擦龈涎出便能开。刀箭伤肤，研烂敷之血即止。乌梅、白梅皆以酸收为功，痈疽愈后，有肉突起，乌梅烧敷，一日减半，两日而平，真奇方也。夫梅生于春，曲直作酸，病有当发散者，大忌酸收，误食必为害。若过食而齿齼①者，嚼胡桃肉解之。

**红柿** 味甘，性寒，无毒，入肺脾二经。润肺止咳嗽，清胃除焦烦。干柿能厚肠而止泻，主反胃与下血。柿霜即白柿皮上凝厚者，清心而退热生津，润肺化痰止嗽。柿蒂性

---

① 齼：牙齿酸痛。

至冷涩，专主呃逆。红柿，干柿，柿霜，主用大同小异，总皆清肃上焦火邪，兼有益脾之功。昔有人三世死于反胃，至孙得一方，用柿饼同干饭食之，绝不用水，亦勿以他药杂之，旬日而愈。

柿性颇寒，肺经无火，及风寒作嗽，冷痢滑泻者，均宜忌之。不可与蟹同食，令人腹痛大泻。

**木瓜** 味酸，性温，无毒，入肝经。去子。忌铁。**筋急得之即舒，筋缓遇诸便利。湿痹可以兼攻，脚气惟此最要。**得东方之酸，故入厥阴治筋，非他药所能匹俦，转筋时但念"木瓜"二字数十声，立效。东垣云："气脱能收，气滞能和，故于筋急、筋缓，两相宜耳。"拾遗云："一人患足痹，过舟见舟中一袋，以足倚之，及至登岸，足已善步矣。询袋何物？乃木瓜也。"，云"梨子百损一益，木瓜百益一损。"

**桃仁** 味苦甘，性平，无毒，入肝大肠二经。香附为使。去皮尖，研如泥。双仁有毒。**破诸经之血瘀，润大肠之血燥。肌有血凝而燥痒堪除，热入血室而谵语可止。**苦重于甘，气薄味厚，沉而下降，为阴中之阳。苦以推陈，甘以生新，故血疾恒需之。桃为五木之精，故能辟邪杀鬼，亦可杀虫。枭桃是桃实在树经冬不落者，正月采之，主杀鬼精怪物不祥。

**杏仁** 味苦甘，性温，无毒，入肺大肠二经。恶黄芪、黄芩、干葛。去皮尖，炒黄。双仁有毒。**散上焦风，除下焦热，利胸中气逆喘嗽，润大肠气闭难通，解锡毒有效，消狗肉如神。**杏仁性温，散肺经风寒滞气殊效，但阴虚咳嗽者亦忌服之。考《左慈秘诀》称：杏仁为草金丹，久服成仙。方书又云：服杏仁者，往往至二三年或泻，或脐中出物，皆不可治。两说相背。然杏仁主散，痰从腠理中发散而去，且有小毒，则方书之说，最为近理，《秘诀》所言，意者功在法制，亦未可知。

**梨子** 味甘酸，性寒，无毒，入心肺脾三经。**外宣风气，内**

涤烦热，消痰有灵，醒酒最验。人知其清火消痰，不知其散风之妙，生则可清六腑之热，熟则可滋五脏之阴。丹溪云：梨者利也，流利下行之谓也，脾虚泄泻者忌之。

**橄榄**　味甘涩，性温，无毒，入脾胃二经。清咽喉而生津，厚肠胃而止泻。消酒称奇，解毒更异。考其主用，约与诃子相同。误中河豚毒，惟橄榄煮汁服之必解。诸鱼骨哽，嚼橄榄汁咽之。如无橄榄，即以核碾末，急流水调服亦效。其核中仁可治口疮燥裂。

**胡桃**　味甘，性平，无毒，入肺肾二经。佐故纸而治痿强阴，兼胡粉而拔白变黑。久服润肠胃，恒用悦颜肤。三焦者，元气之别使，命门者，三焦之本原，盖一原一委也。命门指所居之府，而名为藏精系胞之物；三焦指分治之部，而名为出纳腐热之司。盖一以体名，一以用名。其体非脂非肉，白膜裹之，在七节之旁，两肾之间，二系著脊，下通二肾，上通心肺，贯属于脑，为生命之原，相火之主，精气之府。而扁鹊《难经》不知原委体用之分，以右肾为命门，谓三焦有名无状。承讹至今，莫之能正也。胡桃仁颇类其状，而外之皮汁皆黑，故入北方通命门，命门既通，则三焦利，故上通于肺耳。

宋洪辑幼子患痰喘，五日不乳，其母梦观音授方，令服人参胡桃汤数口，喘即定。明日去胡桃衣，喘复作，仍连皮食之，遂愈。盖皮有敛肺之功也，但用一味，空腹时连皮食之，最能固精。

**龙眼**　味甘，性平，无毒，入心脾二经。去壳。补心虚而长智，益胃气以培脾，除健忘于怔忡，能安神而熟睡。龙眼甘平之品，脾家所悦。心者脾之母也，母无顾子之忧，则心血可保，故入兹二经。然甘能作胀，凡中满气嗝之证，均宜远之。

**山楂**　味甘酸，性平，无毒，入脾胃二经。去核。消肉食之积，行乳汁之停。疝气为殃，茴香佐之而取效；儿枕作痛①，沙糖调服以成功。发小儿痘疹，理肠风下血。善去腥膻油腻之物，与麦芽消谷积者不同。若胃中无积，切宜忌之。

**榧子**　味甘，性平，无毒，入肺经。反绿豆。杀百种之虫，疗五般之痔。丹溪曰：榧子，肺家果也，多食则引火入肺，大肠受伤。若欲杀虫，但每日空腹食二三枚，七日而至尽下，轻者两日即下。

**石榴皮**　味酸涩，性温，无毒，入肝脾肾三经。泻痢久而肠虚，崩带多而欲脱，煎服下蛔，点目止泪。榴皮酸涩，故入断下崩中之剂。若服之太早，必反为害，慎之。

**枇杷叶**　味苦，性平，无毒，入肺胃二经。粗布拭去毛，治肺病用蜜水涂炙，治胃病用姜汁涂炙。走阳明而止呕下气，入太阴而除咳消痰。长于降气，气降则火清痰消，呕者不呕，咳者不咳矣。若去毛不净，射入肺中，令人作咳，难治。然胃寒呕吐及风寒咳嗽者，最宜禁忌。

**甘蔗**　味甘，性平，无毒，入脾胃二经。和中而下逆气，助脾而利大肠。禀地之冲气，故味甘性平。甘为稼穑之化，故和中助脾，亦能除热止渴，治噎嗝而解酒毒，世俗误以蔗为性热，不知其甘寒泻火。王摩诘诗云：饱食何须愁内热，大官还有蔗浆寒。盖详于气味者耶。惟胃寒呕吐及中满滑泻者忌之。

**沙糖**　味甘，性寒，无毒，入肺经。乃甘蔗汁煎成，其性如沙，故名。红白二种，利血红沙糖独主。生津解渴，止嗽消痰。多食能损齿生虫，作汤下小儿丸散者误矣。

**荸荠**　味甘，微寒，无毒，入胃经。益气消食，除热生津，腹满必用，下血宜啖。荸荠与胡桃同食，能消化铜钱为乌有。一味为末，能辟蛊毒。然有冷气人勿食，食之则患脚气，孕妇

----

① 儿枕作痛：即儿枕痛，指产后小腹疼痛。

忌之。

**莲子** 味甘，性平，无毒，入心脾肾三经。去心皮。心肾交，而君相俱靖；肠胃厚，而泻痢均止。频服能涩精，多食令人喜。藕味甘，性平，无毒，入心脾二经。忌铁器。澄粉亦佳。安神益胃。生则涤热除烦，消瘀生新；熟则补中和胃，变化精微。莲须味甘涩，性温，无毒，入心肾二经。清心止血，固肾涩精，能黑须发，善除泻痢。莲子，脾家果也，久服益人。石莲子乃九月经霜后坚黑如石，坠水入泥者。今肆中石莲子，其味大苦，乃产广中树上，不宜入药。藕性带涩，止血有功，产月忌生冷，惟藕不忌，以能去瘀故也，其节尤佳。须则温而不热，血证泻证，尊为上品。莲房能固精涩肠。心治产后血竭。藕皮散血。叶蒂安胎。其叶助胃消食，治雷头风如神，盖取其有震仰盂之象。

## 谷部 计十五种

**胡麻** 味甘，性平，无毒，入肝脾肾三经。九蒸九晒，即黑脂麻（注：此误）。养血润肠，燥结焦烦易退；补中益气，风淫瘫痪可除。坚筋骨，明耳目，轻身不老；长肌肤，填精髓，辟谷延年。补阴是其本职，又去风者，所谓治风先治血，血行风自灭。李廷辉云：风病人久服步履端正，语言不謇，神农收为上品。仙经载其功能，询奇物也。单服滑肠，得白术并行为胜。

**麻油** 味甘，微寒，无毒。即白脂麻油。熟则利大肠而下胞衣，生可摩疮肿而长秃发。生者过食能发冷痢，脾虚作泻者忌服。煎熟不可经宿，经宿即助热动气矣。

**麻仁** 即作布之麻子。味甘，性平，无毒，入脾胃二经。帛包浸沸汤中，至冷取出，悬井中一夜，勿令着水，晒干，新瓦上挼①去壳，簸扬取仁。润五脏，通大肠而宣风。利关节，治产难以催生。陈士良云：多食损血脉，滑精气，痿阳事。妇人多食即发带疾，其滑利下行，走而不守也。

**饴糖**　味甘，性温，无毒，入脾经。即黑沙糖②。理嗽消痰，补脾润肺。瘀血宜和酒服，肠鸣须用水煎。饴糖虽能补脾润肺，然过用之反能动火生痰，凡中满吐逆，酒病牙疳，皆宜忌之，肾病尤不可服。

**黑豆**　味甘，性平，无毒，入肾经。活血散风，除热解毒。能消水肿，可稀痘疮。小儿十岁以下，炒豆与猪肉同食，多有壅气致死，为父母者宜知。若人服过蓖麻子，犯炒豆必胀死，其动气故也，服厚朴者亦忌之。

**赤小豆**　味甘酸，性平，无毒，入心小肠二经。利水去蛊，散血排脓。止渴渗津液，清热除焦烦，通乳下胞衣，除痢止呕吐。赤小豆心之谷也，其性下行，入阴分，通小肠，治有形之病，消痈散肿，虽溃烂几绝者，敷之立效。但久服令人枯燥黑瘦，以其降令太过也。

**绿豆**　味甘，性寒，无毒，入肝经。反榧子，恶鲫鱼。解热毒而止渴，去浮风而润肤。利小便以消胀，厚肠胃以和脾。绿豆属木，通于厥阴，解毒之功，过于赤豆，但功在绿皮，若去壳即壅气矣。

**白扁豆**　味甘，性微温，无毒，入脾经。水浸去皮，姜汁拌炒。

---

① 挼：揉搓。
② 黑沙糖：黑沙糖是甘蔗或甜菜的茎，经压榨取汁，煎炼而成。饴糖是以高粱、米、大麦、粟、玉米等淀粉质的粮食为原料，经发酵，糖化制成的食品。二者并非一物。

补脾胃而止吐泻，治霍乱而清湿热。解诸毒最良，止带下颇验。色黄味甘，得乎中和，脾之谷也。能升清降浊，故有消暑之用。如栗色者不可入药。

**淡豆豉**　味甘苦，性寒，无毒，入肺脾二经。同葱则发汗，同薤则止痢，同蒜则治血，同盐则能吐，同酒则除风，炒熟又能收汗。解肌发汗，头痛寒热并除；下气清烦，满闷喘急皆愈。瘴疫可用，疟痢宜投。豉之入肺，所谓肺苦气上逆，急食苦以泻之之意也。伤寒瘴气，肺先受之，喘吸烦闷，亦肺气有迹尔，何弗治焉。

**麦芽**　味甘咸，性温，无毒，入胃经。炒枯黄。腐熟五谷，消导而无停留。运行三焦，宣通而不壅滞。除腹胀与痰饮，能催生而堕胎。麦性泥滞，不过水浸生芽，气虽少清，性尤未化，功效何若是之殊哉？全在多炒，使其性枯耳。不然，是即食矣，岂复能消耶。

**神曲**　味甘辛，性温，无毒，入脾胃二经。炒香。健脾消谷，食停腹痛休忧；下气行痰，泻痢反胃何虑。神曲甘温，为脾胃所喜，故两入之，本大麦面造成，须得六神气者良，不尔与面饼何异？其法于六月六日，用面五勐，象白虎；苍耳草自然汁一碗，象勾陈；红蓼自然汁一碗，象腾蛇；青蒿自然汁一碗，象青龙；杏仁去皮尖五两，及北方河水，象玄武；赤豆末四两，象朱雀；通和作饼，窨生黄衣，晒干收用。

**谷芽**　味甘，性温，无毒，略炒。消食与麦芽同功，温中乃谷蘖独长。味甘气和，具生化之气性，故为消食健脾、开胃和中之要药。

**酒**　味辛，甘苦，大热，·有小毒，入肺胃二经。通血脉而散结，厚肠胃而润肤，宣心气以忘忧，助胆经以发怒，善行药势，可御风寒。少饮则和血行气，壮神消愁；痛饮则伤神耗血，损胃失精，生痰动火。若夫沉湎无度，醉以为常者，轻则致疾败行，甚则丧邦亡家而陨命，其害可盛言哉。此大禹所以疏仪狄①，周公所以著酒诰②，为世犯戒也。

**醋** 味酸，性温，无毒，入肝经。淬红炭而闻气，产妇回生；涂痈疽而外施，疮科起死。消心腹之疼，杀鱼肉之毒。经曰：东方之木，其味酸，醋之所以专入肝也。能伤筋损齿，不宜多食。

**粟壳** 味酸涩，性温，无毒，入肾经，洗去筋膜瓤蒂，醋炒透。止泻痢而收脱肛，涩精气而固遗泄，劫虚劳之嗽，摄二便之多。酸收太紧，令人呕逆，且兜积滞，反成痼疾。若醋炙与参术同行，可无仿食之害。风寒作嗽，泻痢初起，均宜禁用。

# 菜部 计十种

**生姜** 味辛，性温，无毒，入肺胃二经。要热去皮，要冷留皮。生能发表，熟可温中，开胃称神，止呕为圣。气胀腹疼俱妙，痰凝血滞皆良。刮下姜皮，肿胀必用。生姜辛温入肺，肺得所胜，则气通宣畅，主宰精灵，故能通神明，神明通则一身之气皆为我使，而亦胜矣。一身之气胜，则中焦之元气定，而脾胃出纳之令行，邪气不能容矣，故能去秽恶。经云"秋不食姜"者，盖以燥金主令，天道敛收，姜则味辛，善散肺气，人肖天地以生，未有干天地之和，而犹受其益者。谚所谓"夜不食姜"，亦以夜气敛而姜性散耳。如

---

① 仪狄：据先秦典籍记载，是夏禹时代司掌造酒的官员。

② 酒诰：《尚书》中的篇章，是中国最早的禁酒令，由西周统治者推翻商代统治后发布。

治病则不可拘。

**干姜** 味辛，大热，无毒，入肺脾二经。破血消痰，腹痛胃翻均治；温中下气，癥瘕积聚悉驱。开胃扶脾，化食去滞，生干则发汗有灵，炮黑则止血必效。干姜本辛，炮之则苦，守而不移，非若附子行而不止也。其止血者，盖血虚则热，热则妄行，炒黑则能引补血药入于阴分，血得补则阴生热退。且黑为水色，故血不妄行也。然血寒者可多用，血热者不过用三四分，为向导而已。

**葱白** 味辛，性平，无毒，入肺胃二经。忌枣蜜。通中发汗，头痛风湿总除祛；利便开关，脚气奔豚皆散。跌打金疮出血，沙糖碾敷；气滞虫积为殃，铅粉丸吞。专攻喉痹，亦可安胎。葱味最辛，肺之药也，故解散之用居多。但多食令人神昏发落耳。

**大蒜** 味辛，性温，有小毒，入脾胃二经。忌蜜。消谷化食，辟鬼驱邪。破痃癖多功，灸恶疮神效。捣贴胸前，痞塞资外攻之益；碾涂足底，火热有下引之奇。大蒜用最多，功至捷。外涂皮肉，发泡作疼，则其入肠胃而搜刮，概可见矣。丹溪曰：性热快膈，人皆喜食。不知多用则伤脾损肺，坏肝昏目，生痰动火，面无颜色，有志颐生者，宜知自警。

**韭菜** 味辛酸，性温，无毒，入脾肾二经。忌蜜。固精气，暖腰膝，强肾之功；止泻痢，散逆冷，温脾之力。消一切瘀血，疗喉间噎气。

**韭子** 性热，微炒用。固精生水，助阳止带。古方用韭专治瘀血，盖酸入肝，辛能散，温能下也。

**胡荽** 味辛，性温，无毒，入肺脾二经。外发痘疹，内消谷食，上止头颅疼，下通小肠气。味辛，肺所喜也，性温，脾所快也，故两入之。肺主皮毛，脾主肌肉，所以理沙疹等证。多食损精神，发痫疾，令人健忘，有脚气、狐臭者，食之愈甚。

**莱菔子** 味辛，性温，无毒，入肺脾二经。下气定喘，消食除胀。生碾堪吐风痰，醋调能消肿毒。丹溪云：莱菔子治痰，有推墙倒壁之功。中气不足者，切勿妄用。

**白芥子** 味辛，性温，无毒，入肺经。略炒。解肌发汗，利气豁痰，温中而冷滞冰消，辟邪而鬼祟远遁。酒服而反胃可痊，醋涂而壅毒立散。痰在胁下及皮里膜外者，非此不能达。但煎汤不可太熟，熟则力减矣。若肺经有热，阴虚火亢者，切勿服。其茎叶能动风气，有疮疡痔疾者，宜忌之。

**甜瓜蒂** 味苦，性寒，有小毒，入胃经。理上焦之疾，或水停，或食积，总堪平治；去胸中之邪，若痞鞕，若懊恼，咸致安康。水泛皮中，得吐即痊；湿家头痛，吹鼻立愈。极芳而性上涌，能去上焦之病，高者因而越之是也。然最损胃伤血，耗气夺神，上部无实邪者，切勿轻投。

**白冬瓜** 味甘，微寒，无毒，入脾胃大小肠四经。利大小肠，解丹石毒，理胸前烦闷作渴，治脐下水胀成淋。冬瓜味甘，宜如脾胃，性走而急，宜入大小肠，烦渴等证皆热也，其性寒凉，故能解之。

# 金石 计二十六种

**金泊** 味辛，性平，无毒，入心肺二经。安镇灵台，神魂免于飘荡；辟除邪祟，脏腑搜其狂热。禀西方之质，为五金之主，最能制木，故中风惊痫皆需之，银泊功用相仿。

金有大毒，磨屑顿服不过三钱即毙，岂可多服？中其毒者，鹧鸪肉解之。

**自然铜** 味辛，性平，无毒。火煅醋淬七次，研细，甘草水飞。

续筋接骨，折伤依然复旧；散瘀破滞，疼痛倏尔消除。自然铜实铜坑中所产之石也，其色青黄如铜，不从矿炼，故名之。虽有神功，颇能损人，不可过用。

**铜绿** 味辛酸，性平，微毒。妇人理血气之痛，眼目治风热之疼。内服吐风痰之聚，外用止金疮之血；杀虫有效，痔疮正宜。铜绿即铜青，本醋沃铜上而得其精华者，色青入肝，故专主东方之证。然过服则损血脉，切勿多用。

**黄丹** 味辛，性微寒。外敷止痛生肌，内吞镇心安魄。坠痰杀虫，截疟止痢。黄丹乃熬铅所作，性味沉阴，过服必损阳气。胡粉主治略同。

**密陀僧** 味辛，性平，有小毒。色如金者良。镇心神，灭瘢点，五痔金疮可用，疟疾痢证宜投。密陀僧乃倾银炉底，感银铅之气而成，其性坚重，故镇心坠痰，内服须火煅水飞过。

**紫石英** 味甘，性温，无毒。火煅醋淬，研细水飞。上通君主，镇方寸之不安；下达将军，助子宫而有孕。紫石英南方之色，故功在血分，火热者忌之。五色石英，各入五脏。

**朱砂** 味甘，性寒，无毒，入心经。恶磁石，畏碱水，忌一切血，研细水飞。镇心而制颠狂，辟邪而杀鬼祟。解胎热痘毒，治目痛牙疼。色赤应离，为心经主药，独使多用，令人痴闷。水银即朱砂之液，杀虫虱有功，下死胎必用。渗入肉内，令人筋挛。若近男阴，阳痿无气，惟以赤金系患处，水银自出。轻粉乃水银炼成，杀虫生肌，劫痰消积，杨霉疮服轻粉，毒窜骨髓。银朱亦水银烧就，止入敷药。

**雄黄** 味甘苦，性平，有小毒。研细水飞。杨梅疔毒，疥癣疮疡，依法擦敷力不小；血瘀风淫，鬼浸尸疰，按方制服效偏奇。化痰涎之积，涂蛇虫之伤。独入厥阴，为诸疮

· 77 ·

杀虫之要药，亦能化血为水。

**石膏** 味辛甘，性寒，无毒，入肺胃二经。研细水飞，或煅用。荣卫伤于风寒，青龙收佐使之效；相傅因于火热，白虎定为君之剂。头疼齿痛，肤热入胃搜逐；消渴阳狂，逆气走肺驱除。气味俱薄，体重而沉。少壮火热之人，功如反掌。老弱虚寒之人，祸不旋踵。东垣云：立夏前服白虎汤，令人小便不禁，降令太过也。极能寒胃，使人肠滑不能饮食，非有大热者，切勿轻投。

**滑石** 味甘淡，性寒，无毒，入胃膀胱二经。利小便，行积滞，宣九窍之闭，通六腑之结。滑石利窍不独小便也，上能利毛窍，下能利精窍，盖甘淡先入胃家，上输于肺，下通膀胱，肺主皮毛，为水之上源，膀胱司津液，气化则能出，故滑石上能发表，下利水道，为荡热燥湿之剂。但多服精滑，气下陷者忌之。

**赤石脂** 味酸辛，性温，无毒，入心胃大肠三经。研粉水飞。主生肌长肉，可理痈疡；治崩漏脱肛，能除肠澼①。大肠虚脱，非涩剂无以固之，其它涩药轻浮不能达下，惟赤石脂体重而涩，直入下焦阴分，故为久痢要药。仲景桃花汤用之，加干姜粳米，取春和之义。五色石脂，各入五脏。

**炉甘石** 味甘，性温，无毒。煅红，童便淬七次，研细水飞。散风热而肿消，收湿烂而翳退。本金银之气所结，为眼科之要药。

**钟乳石** 味甘，性温，有毒。蛇床为使。恶牡丹皮。畏紫石英，忌羊血、参、术。入银器中煮三日夜，水减即添，色变黄白，换水再煮，色清不变，毒去尽矣。水飞过，更研三日夜勿歇，如衣鱼粉为度。

---

① 肠澼：指痢疾或便血。"澼"指垢腻粘滑似涕似脓的液体，自肠排出，故称肠澼。

益精壮阳，下焦虚弱宜珍；止嗽解渴，上部耗伤惟宝。其气慓悍，令人阳气暴充，饮食倍进，愚者得此肆淫，则精竭火炎，发为痈疽淋浊，岂钟乳之罪耶？大抵命门火衰者相宜，不尔便有大害。

**海石** 味咸，性平，无毒，入肺经。清金降火，止渴通淋。积块老痰立化，瘿瘤结核旋消。海石一名浮石，乃水沫结成，体质轻飘，肺金之象也，气味咸寒，润下之用也，故治证如此。《席上腐谈》云：肝属木，当浮而反沉，何也？肝实而肺虚也。故石入水则沉，而南海有浮水之石；木入水则浮，而南海有沉木之香，虚实之反如此。

**阳起石** 味咸，性温，无毒，入肾经。桑螵蛸为使。恶泽泻、官桂，畏菟丝子，忌羊血。火煅醋淬七次，研细水飞，以云头雨脚①及鹭鸶毛色白、滋润者尤佳。固精而壮元阳，益气而止崩带。此石出阳起山云母根也，虽大雪遍境，此山独无，其热可知。非命门火衰者，切勿轻用。

**磁石** 味辛咸，性温，无毒，入心肾二经。柴胡为使。杀铁消金，恶牡丹皮。色黑能吸铁者真。火煅醋淬，研细水飞。治肾虚之恐怯，镇心脏之怔忡。镇心益肾，故磁朱丸用之。只可暂用，不宜久服。

**青礞石** 味甘咸，性寒，有毒，入肝经。同硝石煅过，研细水飞。化顽痰癖结，行食积留停。痰见礞石即化为水。气弱脾虚者禁用。

**花蕊石** 味酸，性平，无毒。火煅研细水飞。止吐衄如神，化瘀血为水。花蕊之功，专主血证，能化瘀血为黄水，服之令人大虚，不可轻用。

---

① 云头雨脚：赏石的一种说法，讲究石头上大下小，上飘下逸。

**食盐**　味咸，性温，无毒，入肾经。擦齿止痛，洗目去风。心腹烦疼，服吐即愈；前后闭结，纳道随通。疝气痰癖皆效，宿食霍乱并攻。

**青盐**　出西羌，不假煎炼，方棱明莹，色青者良。功用相同，入肝散风。润下作咸，咸走肾，喘嗽水肿消渴，大忌食盐。或引痰生，或凝血脉，或助水邪，多食损颜色，伤筋力，故西北方人不耐咸，多寿而少病；东南方人好嗜咸，少寿而多病。

**朴硝**　味苦咸，大寒，无毒，入胃大肠二经。破血攻痰，消食解热。法制玄明粉，功缓力稍轻，明目清燥，推陈致新。朴硝在下，最粗而浊；芒硝在上，其质稍清；元明粉再经煎炼，尤为精粹。方士滥夸元明粉却病永年，不根之说也。若施之于胃虚无火之人及阴毒沉寒之证，杀人惨于刀剑矣。

**硼砂**　味苦辛，性寒，无毒，入肺经。退障除昏开噎，消痰止嗽生津。治癥瘕噎嗝，主喉痹骨鲠。性能柔五金，则克削可知。可疗有余，难医不足，虚劳症中，大非所宜。

**硫磺**　味酸辛，大热，有毒，入心肾二经。畏细辛、诸血、苦酒，用莱菔剜空，入硫磺合定，糠火煨熟，紫背浮萍同煮过，以皂角汤淘去黑浆。壮阳坚筋骨，阴气全消；杀虫燥寒湿，疮疥尽扫。老年风秘，君半夏而立通；泻痢虚寒，佐蜡矾而遂止。艾汤调投一匕，阴毒回春；温酒送下三丸，沉寒再造。秉纯阳之精，能补君火，可救颠危，乌须黑发，真可引年，然须制炼得宜，断绝淫欲者，方能有益。一有不当，贻祸非轻。

**白矾**　味酸涩，性寒，无毒，入肺肝二经。甘草为使。畏麻黄，恶牡蛎。生用解毒，煅则生肌。消痰止痢，涤热祛风。收脱肛阴挺，除疥癣湿淫。矾之用有四：吐风热痰涎，取其酸苦涌泄也；诸血脱肛，阴挺疮疡，取其酸涩而收也；治痰饮泄痢，崩带风眼，取其收而燥湿也；治喉痹痈疽，蛇虫伤螫，取其解毒也。但多服之则伤骨损心肺。

**伏龙肝** 味辛，性温，无毒。研细水飞。妇人崩中带下，男子尿血遗精。即灶心多年黄土，专去湿热，一云灶额内火气搏灰，结成如石，外赤中黄，能下死胎，水调三钱，服其土当儿头上戴出。

**百草霜** 味辛，性温，无毒。止血清吐衄，消热除斑狂。即灶突上烟煤，黑奴丸用之以治阳毒发狂，亦从治之义也。

**松烟墨** 味辛，性温，无毒。入汤剂，磨服；入丸散，火煅；止血以苦酒送下，消痈用猪胆调涂。墨乃北方水色，血乃南方火色，止血者，水克火也。飞丝入目，浓墨点之即出。

## 禽兽 计十九种

**乌骨鸡** 味甘，性平，无毒，入肝肾二经。辟恶邪，安五脏，补虚劳，退热蒸。产月亟取，崩带宜求。冠血发痘疮又救自缢，涂口喎更通乳难。肝可起阴，胆治目昏。屎白惟雄鸡屎有白，利小便，消鼓胀。鸡子，开咽喉而止嗽，解烦热以安胎。卵壳主伤寒劳复，治阴蚀恶疮。卵中白皮名凤凰衣，治久咳结气，理心下伏热。肫内黄皮名鸡内金消水谷，除烦热，止泄痢崩漏，禁遗尿泄精。鸡为阳禽，属木应风，在卦为巽位，感动其气而鸣也，故风病人不可食之，其色有丹白黄乌之异，总不如白毛乌骨，翠耳金胸，为最上品。

**鸭** 味甘，微寒，无毒，入肺肾二经。流行水府。滋阴气以除蒸；直达金宫，化虚痰而止嗽。血解金石诸毒。热饮最妙，卵除心腹焦烦，盐腌更佳。类有数种，惟白毛而乌嘴凤头者，为虚劳圣药。白属金，黑属水，故葛可久治劳有白凤膏。

**雀卵** 味酸性温无毒，入肾经。强阴茎以壮热，补精髓而多男。雀屎名白丁香，一头尖者雄雀屎，腊月收取，甘草水浸一宿，焙干。消目中胬肉，决身上痈疖，除癥瘕伏梁，烂痃癖积块。雀属阳而性淫，故强壮阳事。下元有真阳谓之少火，天非此火不能生物，人非此火不能有生，火衰则阴痿精寒，火足则精旺阳强，雀卵之于人，大矣哉。不可同李食，阴虚火盛者忌服。孕妇食之，生子多淫。

**五灵脂** 味甘，性温，无毒，入肝经。恶人参。研末，酒飞去砂石。止血气痛，无异手拈；行冷滞疼，真同仙授。五灵脂乃北地寒号禽之屎也，气味俱厚，独入厥阴，主血。生用行血，炒熟止血，痛证若因血滞者，下咽如神。但性极羶恶，脾胃虚薄者勿用。

**虎骨** 味辛，性温，无毒。胫骨最良。酥炙。壮筋骨而起痿软，搜毒风而除挛痛，肚治反胃，爪能辟邪。虎乃西方之兽，通于精气，风从虎，虎啸而风生，故可以入骨而搜风。

**麝** 味辛，性温，无毒。忌蒜。开窍通关，穿筋透骨，治惊痫而理客忤，杀虫蛊而去风痰。辟邪煞鬼，催生堕胎。蚀溃疮之脓，消瓜果之积。麝为众香之魁，其气穿透骨髓，故于经络无所不入。然辛香之剂，必能耗损真元，用之不当，反引邪入骨，莫可解救。孕妇及虚弱人切勿佩之。

**牛黄** 味苦甘，性平，无毒，入心肝二经。人参为使。恶龙骨、地黄、胆草、常山。此物多伪，以轻虚气香，磨爪甲上，黄透甲者为真。清心主之烦，热狂邪祟俱消；摄肝脏之魂，惊痫健忘皆愈。利痰气而无滞，入筋骨以搜风。牛肉甘温，补脾开胃。牛乳有润肠之美，牛喉为去噎之方。牛食百草，其精华凝结成黄，犹人之有内丹，故能散火消痰，祛风解毒，为世间神物。

**阿胶**　味甘，性平，无毒，入肺肝二经。山药为使。畏大黄。蛤粉拌炒。**止血去瘀，疏风补虚。化痰止嗽，入金腑而除肺痿；养血强筋，走肝经而理风淫。安胎始终须用，治痢新久皆宜。**阿胶乃黑驴皮，阿井水煎成也。黑属水，水能克火，盖以制热则生风之义也。阿井乃济水之眼，其性趋下，故治瘀浊及逆上之痰也，真者光明脆澈，历夏不软，极难得。黄明牛皮胶，其性味相近，亦可代用。

**熊胆**　味苦，性寒，无毒。此物多伪，取粟粒许，投温水中，一道若线不散者为真。**杀虫治五疳，止痢除黄疸，去翳障至效，涂痔瘘如神。**湿热之证，用之咸宜，苟涉虚损，便当严戒。性善辟尘，扑尘水上，投胆少许，则豁然而开。

**象皮**　味咸，性寒，无毒。**合金疮之圣药，长肌肉之神丹。**以钩刺插入皮中，顷刻即合，故主用如此。象胆亦能辟尘，与熊胆同功。

**鹿茸**　味甘，性温，无毒，入肾经。爪如茄子，色如玛瑙者良。酥涂微炙用。**健骨生齿，强志益气。去肢节痠疼，却腰脊软痛，虚劳圣剂，崩漏神丹。**

**鹿肉**　野族上品，补中强五脏，通脉益气力。鹿角胶补肾生精髓，强骨壮腰膝，止崩中吐血，除腹痛胎伤。鹿茸甘温之品，舍肾奚归，功效虽宏，须脉沉细，相火衰弱者，始为相宜；若有火热者，用之何异抱薪救火？其角之胶霜亦然，麋鹿茸更甚。夫麋鹿冬至解角，则属阳，鹿夏至解角，则属于阴，其性热，所以其功捷。大凡含血之物，肉易长，角难长，惟二茸不两月，长大至一二寸，斫其坚如石，生长神奇，莫过于此。且诸兽之角，终身不易，惟此种一年一易，盖其性热，生生不已，旧者未去，新者随之，气化浓密，孰能与京？前哲盛述其功，良有以也。

**羊肉** 味甘，大热，无毒，入肺脾二经。反半夏、菖蒲，忌苦酒。补中益气，安心止惊，宣通风气，起发毒疮。角能明目杀鬼，肝治赤障白翳。肾可助阳，肚止尿数。羊肉之甘，宜其归脾，于卦为兑，实属西方之金，故亦入肺脏。十剂云：补可以去弱，人参羊肉汤之类是也。夫人参补气在中，羊肉补形在表，凡补虚者，当分用之，不得概视也。六月食之伤神，孕妇及水肿骨蒸疟疾，一切火证，咸宜忌之。

**狗肉** 味咸，性温，无毒，入命门。畏杏仁，忌蒜。暖腰膝而壮阳道，厚肠胃而益气瓣。

**狗宝** 结成在狗胆中者专攻反胃，善理疔疽。狗肉乃咸热之品，命门之所由归也，补火最速，有热证者，所宜深戒。炙而食之，令人发渴不止。九月食之伤神。孕妇食之，生子无声。丹溪曰：人之虚，皆阴虚也，阴虚则阳必亢，用狗肉为补，岂不炽其火以甚其病耶？世人信其补虚，以为指阳虚也，不知凡虚属阴，若果阳虚，死亡立至。岂此之能补乎？虽然，丹溪生平主意，只是滋阴，故有此论，而温补之功，诸家具道，当非虚语？惟命门脉弱，素无火邪者，殊为相宜。不然则未获其功，先尝其祸矣。

**犀角** 味苦酸咸，性寒，无毒，入心胃肝三经。升麻为使。忌盐。解烦热而心清，惊悸狂邪都扫；散风毒而肝平，目昏痰壅尽消。吐血崩淋，投之辄止；痈疽发背，用以消除。解毒比乎甘草，祛邪过于牛黄。犀角虽有彻上彻下之功，不过散邪清热，凉血解毒而已。大寒之性，非大热者，不可轻服，孕妇久服，能消胎气。

**羚羊角** 味咸，性寒，无毒，入肝经。清心明目，辟邪定惊。解热毒而除昏冒，散瘀结而益真阴。肠风血痢宜用，瘰疬痈疽莫缺。羊本火畜，而此则属木，故入厥阴。木得其平，则风火诸证，不能乘矣。

**獭肝** 味甘，性温，无毒，入肝肾二经。**鬼疰传尸灭门，水吞立效；役灾蛊毒遍户，未服有灵。** 葛洪云：尸疰鬼疰，使人寒热，沉沉默默，不知病之所苦，而无处不恶，积月累年，殒殚至死。死后传人，乃至灭门。惟用獭肝阴干为末，水服二钱，每日三次，以瘥为度。其爪亦能搜逐痨虫。诸肝有叶数，惟獭肝一月一叶，其间又有退叶，须于獭身取下，不尔多伪。

**腽肭脐** 味咸，性大热，无毒，入肾经。酒洗。**阴痿精寒立起，鬼交狐迷即除。** 此物出东海，似狗而鱼尾，一名海狗肾。两重薄皮，裹其丸核，皮上自有肉，黄毛三茎，共生一穴，温润常如新，置睡犬旁，犬惊跳者真。固精壮阳，是其本功。鬼交狐迷，盖阳虚而阴邪侵之，阳旺则阴邪自辟尔。

**猪脊髓** 味甘，性平，无毒。**补虚劳之脊痛，益骨髓以除蒸。心血和朱砂，补心而定惊痫；肺叶得薏仁，保肺而止咳嗽。肚本益脾，可止泻亦可化癥；肾能强腰，为引导又为补益。** 猪，水畜也，在时属亥，在卦属坎，其肉性寒，能生湿痰，易招风热；四蹄能下乳汁，洗溃疡杖疮；胆治伤寒燥热；头能生风发痰；脑主眩脑鸣，胰可润肠去垢，舌能健脾，肝可明目，肠补下焦虚竭，脾主脾胃虚热，大抵遍身之用，各以类从。惟多食则生痰助热，动风作湿，外感风寒，及病小愈，为大忌尔。

# 鱼虫 计二十六种

**龙骨** 味甘，性平，无毒，入肾经。忌鱼及铁，畏石膏川椒，舐之粘舌者良。酒浸一宿，研细水飞。**涩精而收遗泄，固肠而止崩淋，缩小便而止自汗，生肌肉而收脱肛。龙齿，治大人颠狂，主小儿惊痫。** 经曰：肾主骨，宜龙骨独入之，观其粘舌，大抵涩之用居多，故主精滑等证，涩可去脱，此之谓也。但收敛太过，非久病虚脱者勿用。

**海螵蛸**　味咸，性温，无毒，入肝经。恶附子、白及、白蔹。炙微黄。止吐衄崩淋，涩肠风泻痢，外科燥脓收水，眼科清热去翳。味咸入血，性涩能收，故有软坚止滑之功。

**白蜜**　味甘，性平，无毒，入脾经。忌生葱莴苣，凡蜜一斤，入水四两，瓷器中炼去浮沫，滴水不散为度。和百药而解诸毒，安五脏而补诸虚，润大肠而悦颜色，调脾胃而除心烦。同姜汁行初成之痢，和薤白涂烫火之疮。采百花之英，和雨露之气酿成，其气清和，其味甘美，虚实寒热之证，无不相宜。大肠虚滑者，虽熟蜜也在禁例。

**露蜂房**　味苦咸，性平，有毒。乃树上大黄蜂巢，炙用。拔疔疮附骨之根，止风虫牙齿之痛，起阴痿而止遗尿，洗乳痈而涂瘰疬。取其以毒攻毒耳。若痈疽溃后，禁不可用。

**牡蛎**　味咸，性寒，无毒，入肾经。贝母为使。恶麻黄、辛夷、吴茱萸。煅微红，碾粉。消胸中之烦满，化痰凝之瘰疬。固精涩二便，收汗止崩淋。本海气化成，纯雄无雌，故名牡蛎。气味咸涩，软坚收敛之剂。

**龟板**　味咸甘，性平，无毒，入心肾二经。恶沙参。酥炙。补肾退骨蒸，养心增智慧。固大肠而止泻痢，除崩漏而截痎疟。小儿囟门不合，臁疮朽臭难闻。禀北方之气，故有补阴之功，煎膏更良。时珍曰：龟鹿皆灵而寿，龟首常藏向腹，能通任脉，故取其板，以补心补肾补血，以养阴也。鹿首常返向尾，能通督脉，故取其角，以补命补精补气，以养阳也。

**龟尿**　以镜照之，龟见其影，则淫发尿出，或以猪鬃毛刺以鼻，尿亦出。可染须发，能治哑聋。

**鳖甲**　味咸，性平，无毒，入肝经。忌苋菜、鸡子。醋浸，炙。解骨间蒸热，消心腹癥瘕，妇人漏下五色，小儿胁肋坚疼。鳖色青，故主治皆肝证。龟色黑，故主治皆肾证。同归补阴，实有分别，龟板以自败者为佳，鳖甲以未煮者为良。

**珍珠**　味咸，性寒，无毒，入心肝二经。绢包入豆腐中，煮一炷香，研细。安魂定魄，止渴除蒸，收口生肌，点眼退翳。感太阴之气而结，故中秋无月则蚌无胎，其主用多入阴经也。但体最坚硬，碾之不细，伤人脏腑，功未获奏，害已随之。

**桑螵蛸**　味咸，性平，无毒，入肝肾二经。畏旋覆花。炮黄。益精气而固肾，起阴痿而多男。即螳螂育子房也，必以桑树上者为佳。其房长寸许，有子如蛆，芒种后齐出，故仲夏螳螂生。如用他树者，以桑白皮佐之，桑皮善行水，能引达肾经也。

**瓦楞子**　即蚶壳。味甘咸，性平，无毒。煅红，醋淬三次，研细。消老痰至效，破血痕殊灵。咸走血而软坚，故能消血块，散痰积，治一切癥瘕疢癖。

**石决明**　味咸，性平，无毒，入肝经。如蚌而扁，惟一片无对，七孔九孔者良。盐水煮一伏时①，研细水飞。恶旋覆花。内服而障翳潜消，外点而赤膜尽散。本水族也，宜足以生水而制阳光，故独入肝经，为眼科要药。命曰决明者，以其能而名也。

**螃蟹**　味咸，性寒，有小毒。畏紫苏大蒜，忌柿。和经脉而散恶血，清热结而续筋骨。合小儿之囟，解漆疮之毒。蟹者解也，故其用主散而不主敛，过食令人伤脾吐泻，风痰食之再发，孕妇食之横行，其爪能堕胎，状异者杀人。

**白花蛇**　味甘咸，性温，有大毒。去头尾，酒浸三日，去尽皮

---

① 一伏时：一昼夜。

骨，取肉。主手足瘫痪，肢节软疼，疗口眼歪斜，筋脉挛急，大风暴风皆除，急惊慢惊并治。

**乌梢蛇** 以色黑如漆，尾细能穿百钱者为良。性善无毒，功用相同。白花蛇透骨搜风，截惊定搐，为风家要药。内达脏腑，外彻皮肤，无处不到。服者大忌见风，出蕲州者佳，然不可多得。龙头虎口，黑质白花，胁下有方胜纹二十四个，腹有念珠斑，口有四长牙，尾有佛指甲，长一二分，肠如连珠，眼光如生。产它处者，或两目俱闭，或一开一闭。大毒之物，必真有风毒者方可用之。

**穿山甲** 味咸，性寒，有毒。炙黄。搜风逐痰，破血开气。疗蚁瘘多灵，截疟疾绝妙。肿毒未成即消，已成即溃。痛痹在上则升，在下则降。穴山而居，寓水而食，能走窜经络，无处不到，直达病所以成功。病在某处，即用某处之甲，此要诀也。但其性猛烈，不可过服。

**白僵蚕** 味辛咸，微温，无毒，入肺肝胃三经。恶桑螵蛸、桔梗、茯苓、萆薢。糯米泔浸，待挺浮水上，焙干，拭去丝嘴。治中风失音，去皮肤瘙痒。化风痰，消瘰疬，拔疔毒，灭瘢痕。男子阴痒，女人崩淋。即蚕之病风而死者，用以治风，殆取其气相感欤？

**雄蚕蛾** 味咸，性热，有小毒。去翅足，微炒。止血收遗泄，强阳益精气。气热性淫，主固精强阳，交接不倦，祈嗣者用之，取其敏于生育也。

**斑蝥** 味辛，性寒，有毒。去翅足，拌糯米炒，米黄为度。畏巴豆、丹参，恶甘草、豆花。破血结而堕胎，散癖瘕而利水，拔疔疽之根，下猘犬①之毒。斑蝥奔走下窍，直至精溺之处，蚀

---

① 猘犬：狂犬，疯狗。

下败物，痛不可当，痛时以木通汤导之。中其毒者，惟黄连、黑豆、葱、茶可解。

**蟾酥** 味辛，性温，有大毒，治发背疔疽，理五疳羸弱，立止牙疼，善扶阳事。即蟾蜍眉间白汁，能烂人肌肉，惟疗疽或合他药，服一二厘，取其以毒攻毒也。脑疳，乳和滴鼻中。

**癞蛤蟆** 味甘，性寒，微毒。酒浸一宿，去皮及肠爪，阴干酥炙。发恶疮之毒，理疳积之疴，消猘犬之物，枯肠痔之根。属土之精，应月魄而性灵异，故功用如此。

**水蛭** 味咸，性寒，有毒。此物至难死，虽火炙经年，得水犹活。取小者淅浸一宿，晒干细剉，用石灰盐炒枯，研细。恶血积聚，闭结坚牢，炒末丸吞必效。赤白丹肿，痈毒初发，竹筒含咂有功。误吞生者入腹，生子咂血，肠痛瘦黄，以田泥调水饮数杯，其蛭必下，或以牛羊热血和猪脂饮之亦下。染须药中用此，能引药倒上至根。

**虻虫** 味苦，性寒，有毒。去头足，炒黄。攻血遍行经络，堕胎止在须臾。虻虫专咂牛马之血，仲景用以逐血，因其性而取用者也，然非气壮之人，实有蓄血者，水蛭虻虫，不可轻投。

**䗪虫** 味咸，性寒，有毒。畏皂角、菖蒲。搜剔血积，补接折伤，煎含而木舌旋消，调服而乳汁立至。即土鳖虫也。仲景用大黄䗪虫丸，以其有攻坚下血之功也。今跌打损伤者，往往主此，或不效则加而用之，殊不知有瘀血作痛者，诚为要药，倘无瘀血，而其伤在筋骨脏腑之间，法当和补，愚者不察，久服不已，其流祸可胜数焉。

**蝼蛄** 味咸，性寒，无毒。去足炒。通便而二阴皆利，逐水而十种俱平，可溃痈肿，能化骨哽。俗名土狗，自腰以前甚涩，能止二便；自腰以后甚利，能通二便。治水证甚消，但其性猛，虚人戒用。

**蝉蜕** 味咸甘，性平，无毒。入肺肝脾三经。洗净去翅足，晒干。发痘疹之毒，宣皮肤之风，小儿惊痫夜啼，目疾昏花障翳。感土木之气而化，吸风饮露，其气清虚，故主治皆风热之证，其治声音不响，及小儿夜啼者，取其昼鸣夜息之义也。

**蝎** 味辛，性平，有毒。出青州形紧小者良，洗用。善逐风邪，深透筋骨，瘫痪恒收，惊痫常用。诸风掉眩，皆属肝木。蝎属木色青，独入厥阴，为风家要药，生用者谓之全蝎，但用尾谓之蝎梢，其力尤紧。类中风，慢惊属虚者忌用。

# 人　部　计七种

**发** 味苦，微温，无毒，入心肝肾三经。皂角水洗净，入罐内盐泥固济，煅存性。去瘀血，补真阴。父发与鸡子同煎，免小儿惊悸；己发与川椒共煅，令本体乌头。吐红衄血宜取，肠风崩带当求。发者，血之余也，故于血证多功焉。

**齿** 味咸，性温，有毒，入肾经。火煅研细。痘疮倒靥①，麝加少许酒调服；乳痈难穿，酥拌贴之旋发溃。内托阴疽不起，外敷恶漏多脓。齿者，骨之余也，得阳刚之性，痘家劫剂也。若伏毒在心，昏冒不省，气虚色白，痒塌无脓，及热痈紫泡之证，只宜补虚解毒，苟误用此，则郁闷声哑，反成不救。

**乳** 味甘，性平，无毒，入心肝脾三经。大补真阴，最清烦热。补痨瘵，润噎膈，虚证玉液；去赤膜，止泪流，眼科金浆。乳乃阴血所化，生于脾胃，摄于冲任，未受孕化为月水，

---

① 倒靥：病证名，指痘疮不能结痂。

既受孕则留而养胎，已产则变赤为白，上为乳汁，以食小儿，此乃造化之玄微，却病延年之药。

**津唾**　味甘，性平，无毒。**辟邪魔而消肿毒，明眼目而悦肌肤**。津乃精气所化，五更未语之唾，涂肿辄消，拭目去障，咽入丹田、则固精而制火。修养家咽津，谓之清水灌灵根，人能终日不唾。收视返听，则精气常凝，容颜不槁。若频唾则损精神，成肺病，仙家以干口水成活字，津唾诚不死之方欤。

**童便**　味咸，性寒，无毒，入肺胃膀胱三经。**清天行狂乱，解虚劳蒸烦。行血而不伤于峻，止血而无患其凝。吐衄产后要药，折伤跌扑仙方**。

**人中白**　即蒙馆便桶中尿垽①刮下，瓦上焙干，与尿同功，兼疗口疮。经曰：饮入于胃，游溢精气，上输于脾，脾气散精，上归于肺，通调水道，下输膀胱。夫小便入于胃，任循旧路而出，故降火甚速，然须热饮，真气尚存，其行更速，炼成秋石，真元之气渐失，不逮热童便多矣，胃虚作呕者，不可饮之。

**金汁**　腊月取竹留节，削去青皮，浸粪缸中，至春取出，汁清如泉，全无臭气。**止阳毒发狂，清痘疮血热**。人中黄冬月纳甘草末于竹筒中，塞孔浸厕中，至春取出，洗悬风处阴干，取甘草用。**大清痰火，能消食积，解百毒必效，敷诸肿如神**。伤寒非阳明实热，痘疮非紫黑干枯，金汁人中黄，均宜禁用。

**紫河车**　味甘咸，性温，无毒，入心脾肾三经。长流水洗净，童便搓挼，色白为度，入锡器中封固，重汤煮一日夜，待冷方开。**补心除惊悸，滋肾理虚劳**。紫河车味甘，宜其归脾，父之精也，宜归肾脏，母之血也，宜入心家。本其精血所结，未有男女，先立胚胎，

①　尿垽：尿的沉淀物。

浑然太虚，实乾坤之橐龠，铅汞之根基，九九数足，儿则载而乘之，故名河车。又曰紫者，以红黑色相杂也。合坎离之色，得妙合之精，虽成后天之形，实禀先天之气，补益之功，更无足与俦者。抑又闻小儿产讫，胞衣宜藏天德月德吉方，深埋紧筑，若为虫兽所食，令儿多病，此亦铜山西崩，洛钟东应之理。蒸煮而食，不顾损人，长厚者必不忍为。

南垣医抄卷之二终

# 南垣医抄卷之三

永定胡先焰　文炳　编

## 伤　寒

**脉义**　伤寒热病，脉喜浮洪，沉微涩小，证反必凶。汗后脉静身凉则安，汗后脉躁热甚必难。阳证见阴，命必危殆，阴病得阳，虽困无害。

**一辩**　客有过余而问之曰：甚矣，伤寒之深奥，麻黄桂枝二汤之难用也。服之而愈者止一二，不愈而变重者十尝八九。仲景，立法之大贤也，何其方之难凭也有如此？今人畏而不用，以参苏饮、和解散等平和之剂而代之，然亦未见其妙也。子盍与我言之！曰：吁！难言也。经云：冬气严寒，万类潜藏。君子固密，则不伤于寒；触冒之者，乃名伤寒。其伤于四时之气皆能为病，何伤寒为最毒者？以其有杀厉之气也。中而即病，名为伤寒。不即病者，其寒毒藏于肌肤之中，至春变为温病，至夏变为暑病。暑病者，热重于温也。以此言之，伤寒者乃冬时感寒即病之名，麻黄桂枝二汤专为当时之正伤寒设，与过时之温暑者有何与焉？夫受病之源则同亦可均谓之为伤寒，而所发之时既异，则治之切不可混也。

春温夏热秋凉冬寒者，四时之正气也，以成生长收藏之用。而风亦因四时之气，以成温凉寒热也。若天道和煦，风亦温暖。气候严寒，风亦凛冽；冬时坎水用事，天令闭塞，水冰地冻，风与寒因而成杀厉之气。人触冒之，腠理郁缄，乃有恶风寒之证。其余时月，则无此证。仲景深知伤寒是杀厉之气所成，非比他病可缓，故其言特详于此书，而略于杂病也。倘能因名以求其实，则思过半矣。

不幸此书传世久远，遗失颇多。晋太医令王叔和得散亡之余，诠次成篇，其功大矣。惜乎以己论混经，未免穿凿附会。成无己因之顺文注释，并无存疑正误之言，以致将冬时伤寒之方通解温暑，遗祸至今而未已也。温暑必别有方，今皆失而无征。明学士宋濂尝叹《伤寒论》非全书，得其旨哉。盖寒邪之初中人，必先入表。表者何？即足太阳寒水之经。此经行身之后，自头贯脊，乃有头痛脊强等证，若在他经则无此证也。况此经乃一身之纲维，为诸阳之主气，犹四通八达之衢。治之一差，其变不可胜言矣。故宜此二汤发散表中寒邪。经云：辛甘发散为阳者是也。若以此通治春温夏热之病，则误矣。敢问邪气在表，为太阳经，一经而有二药之分，何耶？曰：在经虽一，荣卫有别。夫荣血属阴，寒亦属阴，阴则从阴，寒则伤荣，阴主闭藏，其证乃发热恶寒无汗，脉则浮紧。浮为在表，紧为伤寒，有寒则见，无寒则不见，故宜麻黄轻扬之剂，以发之。卫气属阳，风亦属阳，阳则从阳，风则伤卫，卫伤则自汗恶风，缘（原抄本作原）太阳受风，不能卫护腠理，疏而汗泄，所以脉见浮缓。脉虽浮缓，受寒则一，故宜桂枝辛温之药以实之，正所谓水流湿而火就燥，云从龙而风从虎，各从其类也。抑有荣卫俱伤者，则二汤又不可用也，故仲景复立大青龙汤。

曰：温暑之方既失，其脉证与伤寒从何分别？曰：温暑虽殊，亦冬时感受寒邪未解即散，在人身中伏藏，历过二三时之久。天道大变，寒化为温，人在气交之中，亦随天地之气而化。观《内经》以即病为伤寒，与不即病称变为温暑之说，岂无异哉？且温病发时，值天时和煦，自内达表，脉反见于右关，不浮紧而微数。伤寒由冬月风寒在表，故有恶风寒之证，既变为温，则无此证矣。《经》云：太阳病，发热而渴，不恶寒者为温病，不恶寒则非因外来，渴则明其热自内达外也，温病如此，则知热病亦如此。

曰：温热之病，亦有头痛恶寒脉紧者，何也？曰：此非冬时所受之寒，乃冒非时暴寒之气耳。或温暑将发，重感风寒，虽有脉浮恶风等证，未若冬时之甚也。故宜辛凉之剂通其内外而解之，断不可用冬时辛温之药。误攻其里，亦无大害，误发其表，变不可言。

敢问伤寒之在三阳，则为热邪，既传三阴，则为阴证，法以热治固其宜也。而三阴篇反以四逆散治厥逆，大承气治少阴，其故何耶？曰：噫，此盖叔和以残缺之经作全书诠次，将传经阴证，与直中阴经之阴证混同立论之弊也。盖风寒之初中人也无常，或入于阴，或入于阳，本无定体，非但始太阳终厥阴也。或有自太阳始，日传一经，六日传至厥阴，邪气衰，不传而愈者。或有不罢而再传者，或有间经而传者，或有传至二三经而止者，或有始终只在一经者，或有越经而传者，或有初入太阳不发热，便入少阴而成阴证者，或有直中阴经而成寒证者，总缘（原）经无明文，后人多妄治之失。若夫，自三阳传至三阴之阴证，先热后厥，则热入深矣，热即入深，表虽厥冷，内真热也。《经》云：厥深热亦深，厥微热亦微。亢则害，承乃制，热极反兼寒化矣。故宜四逆散、大承气，看微甚而下（治）之。如其初病无热，四肢便厥冷恶寒者，此是直中阴经之寒证，急宜四逆汤辈以温之。《经》云：发热恶寒，发于阳也；无热恶寒，发于阴也。尚何疑哉！曰：尝读刘河间书云：伤寒无阴证，人伤于寒则为热病，热病乃汗病。造化汗液，皆阳气也。遍考《内经》、《灵枢》诸篇，疑无寒证阴证，阴证乃杂病也，叔和误人之耳。守真乃高明之士，亦私淑仲景者，而议论之异者何耶？曰：虽守真之明达，亦因《伤寒论》以麻黄桂枝二汤通解温暑之误而有是说。故叮咛云：天道温热之时，用桂枝必加凉药于其中，免致黄生斑出之患。若知此汤自为冬时即病之伤寒设，不兼为不即病之温暑设，则无此论矣。观其晚年悟道，著《病机气宜·保命集》，其中辛凉之药，以治非时伤寒，其妙如神，足可补仲景之遗亡，又何高哉！

夫《内经》言伤寒即为热病而无寒者，语其常也。有寒有热者，言其变也。合当与变而无遗者也。所谓道并行而不相悖，而反相为用者也。此其所以为万世医家之准绳也。

**二辩** 或曰《伤寒》一书，自仲景以来，名贤著述，几于汗牛充栋矣。但师授多门，承传各别，其中有论缺方者，有方失论者，有脉无症者，有症无脉者，噫，后之人其欲闻脉证方法之说，如蝇触牖，孰从而入之。曰：得其纲领者，易于拾芥；若求之多岐，则支离破碎，涉海问津矣，何也？脉证与理而已。曰：先生其欺我哉？脉理渊深，自古迄今，称善诊者，莫过叔和，尚云指下难明，今审脉验证，不愈戛戛乎其难哉。曰：是不难，节庵先我以浮中沉三脉候而治之。凡阴阳表里虚实寒热，如见其肺肝然，无所逃其情矣。夫既云伤寒，则寒邪必自外入内而伤之也，其入则有浅深次第，自表达里，先入皮毛肌肉，次及筋骨肠胃，以此推之，则不难矣。原风寒初入，必先太阳寒水之经，此经本寒标热，便有发热恶寒，头疼脊强之证。寒郁皮毛，是为表证。若在他经，则无此证。脉若浮紧，无汗恶寒，则为伤寒，用麻黄以发之，得汗为解。脉若浮缓，汗出恶风，则为伤风，用桂枝以实之，止汗为解。若无头痛恶寒等证，脉又不浮，此为表证罢而在中。中者何？即半表半里之间也，乃阳明少阳之分也，脉则不浮不沉，在乎肌肉之间，皮肤之下。微洪而长，阳明脉也，外证则目痛鼻干，不眠，用葛根以解肌；弦细而数，少阳脉也，外证则胸胁痛而耳聋，寒热往来而口苦，用柴胡以和解。盖阳明少阳二经，不从标本，从乎中也。过此不已，则传阳明之本，为邪入里而热实，其脉不浮而沉，按至筋骨之间方得。若沉实有力，则外证不恶寒，反恶热，或谵语大渴，或潮热自汗，或扬手掷足，揭去衣被，六七日不大便，明其热邪入里肠胃燥实，轻则大柴胡，重则三承气。曰：邪既入里而作实，无非苦寒之药以下之，何其用方之杂乎？曰：经云传来非一，用之则殊。邪热入里，须看热气浅深用药，三焦俱伤，则痞满燥实坚全见，宜大承气汤，厚朴苦温以去痞，枳实苦寒以泄满，芒硝咸寒以软坚，大黄苦寒以除实，则热去病退矣。邪在中焦，固有燥、实、坚三证，只宜调胃承气汤，以大黄泄实，芒硝润燥，以甘草和中去枳实、厚朴者，恐伤上焦氤氲轻清之元气，调胃之名，因此立矣。邪在上焦，则痞、满、实，宜小承气汤，厚朴除痞、枳实泄满，大黄去实，不用芒硝则不伤下焦真阴，免得伐其根也。若表证未初，里证又急，不可大下。不得不下者，则用大柴胡汤，通其表里而缓治之也。敢问三阴传经热证，曰：腹满咽干属太阴；口干舌燥属少阴，烦满囊缩属厥阴，此三者，俱是阳经传入阴经之热证，脉见沉实有力，急当攻里，如其下后利不止，身体疼痛，脉见沉细无力，又当救里，此乃权变之法也。若是沉迟无力，此为直中阴经真寒证之阴脉，其治法又不在传经热证之例，当看外证如何？轻则理中汤，重则四逆汤以温之。曰：三阴传经热证，与三阴直中寒证，脉虽均沉，夫子言有力无力各别。敢问前言正阳明病，脉亦沉实者何？曰：以本经风盛气实，故脉来亦沉实有力。因邪热传入胃府，内有燥屎，此府病属里而言也，子其秘之，慎勿与俗人言耳。倘能因此达彼，由粗悟精，则仲景之堂庶几从此得其门而入矣。

**三辩** 或曰伤寒一证，顷刻传变，诚大方脉之首务也。自叔和著《脉诀》以来，踵之者百有余家。或涉浮泛，或近隐晦，醇疵并见，朱紫难辨。敢问其间精粗得失，归正奚属。曰：伤寒之脉，以浮大数动滑为阳，沉涩弱弦微为阴。阴病得阳脉者生，阳病得阴脉者死，此仲景之大旨也。后世各逞胸臆，多失经旨，惟滑氏脉义举按寻三字足包括之。轻手循之曰举，重手取之曰按，不轻不重，委屈求之曰寻。初持脉轻手候之，脉见皮肤之上便得曰**浮**，是太阳经脉也。有力者主寒邪在表，表实者宜汗；无力者主风邪在表，表虚者宜实。脉附肌肉之下，重手取之方得曰**沉**，是三阴经脉也。有力者主热邪在里，里实者宜下；无力者主寒邪中里，里虚者宜温。脉在肌肉之间，阴阳相半，不轻不重而取之乃得曰**中**，若见微洪，是阳明经脉也，主邪在表多里少，宜用解肌。若见弦数，是少阳经脉也，主邪在半表半里，宜用和解。故云阴阳虚实，寒热俱在浮中沉三脉有力无力中分，有力者为阳为实为热，无力者为阴为虚为寒。若浮中沉之不见，则委曲求之。若隐若见，乃阴阳伏匿之脉，三部皆然。曰：闻脉中有进退伏匿，歇至躁乱，取脉不取证，取证不取脉，请道其详。曰：脉大者为病进，大则邪气盛而正气弱。脉缓者为病退，缓则胃气和而邪气衰。何谓伏脉？一手无脉曰单伏，两手无脉曰双伏。若病初起，头痛发热恶寒而脉伏者，乃阴邪伏于阳中，不得发越，此有汗而当攻之，使邪退而正复，脉自至而病自除。若六七日以来，别无刑克证候，忽昏冒不知人事，六脉俱静，或至全无者，此欲汗而勿攻之。如久旱将雨，六合阴晦也。何谓歇至？如寒邪直中阴经，温之而脉来断续者，正气脱也。何谓躁乱？如汗后脉静则生，今反盛身热者，邪气盛也，此二者皆大凶之兆也。何谓取脉不取证？如病初起不热怕寒，手足厥冷，腹痛泄泻，蹉卧静默，脉息沉迟，人皆知为阴证。至于发热面赤，烦躁不安，揭去衣被，唇口赤裂，饮冷脉大者，人多不识，认作阳证，误投寒药，死者多矣。殊不知阴证不分热与不热，须凭脉为稳当，不问脉之浮沉大小，但指下无力、重按全无者，便是阴脉，急与五积散，通解表里之寒。设内沉寒之甚，必须用姜附理中以温之，若作热治，岂得生乎！何谓取证不取脉？夫浮脉当汗，沉脉当下，固其宜也。然其脉虽浮，亦有可下者，谓邪热入腑大便难也。其脉虽沉，亦有可汗者，谓少阴病反发热也。设使大便不难，身不发热，岂敢汗下乎？然脉中尚有数端，因子来问，尽举所知以告。如初持来疾去迟，为内虚外实；去疾来迟，为内实外虚，寸脉弱而无力，切忌发吐；尺脉弱而无力，最禁下汗。寸口沉细，为阳中伏阴，尺部沉数为阴中伏阳，寸口数大有力为重阳，尺部沉细无力为重阴，寸口细微如丝为脱阳，尺部微弱无力为脱阴。杂病以弦为阳，伤寒以弦为阴，杂病以缓为弱，伤寒以缓为和。噫，此是余虑夫大道以多歧亡羊，学者以多方丧生，私淑一家，诊伤寒脉之心法也，未其勉乎哉。

**四辩** 或曰：《儒门事亲》书云，伤寒脉证未对，妄投汤药，生死反掌，是**证**也者，关系非轻，岂容置而不论，敢请教焉。曰：**证**之一字，厥有旨哉，有明证、见证、对证之三义存焉。如妇以证奸，脏以证盗，刃以证杀，不得辞而无所逃其情矣。且人之心肝脾肺肾，在人胸中，藏而不见，若夫耳目口鼻舌，则露而共见者也。五脏受病，人焉能知之？盖有诸中必形诸外，肝病则目不能视，心病则舌不能言，脾病则口不知味，肺病则鼻不闻香臭，肾病则耳不听声音，以此察之，则最亲切矣。况风寒之中人也，受之必有经络部分，一或伤之，则本经之证见矣，如发热、恶风寒、头项痛、腰脊强，是太阳经证也；目痛、鼻干、身热不得眠，是阳明经证也；胸胁痛、耳聋、口苦、舌干、往来寒热而呕，是少阳经证也；腹满咽干，手足自温，或自利不渴，或腹满时痛，是太阴经证也；引衣踡卧，恶寒，舌干口燥而渴，是少阴经证也；烦满囊缩，是厥阴经证也；潮热自汗，谵语发渴，不恶寒反怕热，揭去衣被，扬手掷足，或发斑黄狂妄，六七日不大便，是正阳明胃府证也。此六经之见证盖如此，他如口苦者是胆热也，口甜者是肝热也，口燥咽干者是肾热也，舌燥口干者是胃热也。手心热者邪在里也。手背热者邪在表也。手足温者阳证也。手足冷者阴证也。鼻流浊涕者是风热也，鼻流清涕者是肺寒也。唇口俱肿赤者是热极也，唇口俱青黑者是寒极也。开目喜见人者属阳也，闭目不欲见者属阴也。多眠者阳虚阴盛也，不眠者阴虚阳盛也。喜明者属阳，元气实也；喜暗者属阴，元气虚也。睡向壁者属阴，元气虚也；睡向外者属阳，元气实也。舌青紫者，是阴寒也；舌紫赤者，是阳毒也。谵语者邪气盛也，郑声者精气脱也。狂言者，邪热气胜也；独语者，热邪入里也；口难言者，血少也，坐而伏者短气也，下利清谷者内寒也，喜恶如狂者蓄血也，身如虫行者表虚也，叉手冒心者血虚也，目睛黄者小肠热也，身目黄者湿热甚也，背恶寒者阴盛乘阳也，咽生疮者上实下虚也，头摇者里病也，戴阳者下虚也。面有锦纹者，阳毒也，身如被杖者，阴毒也。怕木声者，胃虚不可下也。目直视者，神失不可治也。设若脉证不对，误用麻黄，令人汗多亡阳；误用承气，令人大便不禁，误用姜附，令人失血发狂。正为寒凉耗其胃气，辛温损其汗液，燥热助其邪火。庸医杀人，莫此为甚。或曰：证确者不必切脉乎？曰：证虽详明，尤宜诊脉。且伤寒之邪实无定体，或入阳经气分，则太阳为首，其脉必浮，轻手便得。或入阴经血分，则少阴为先，其脉必沉，重按方得。浮而有力无力，是知表之虚实；沉而有力无力，是知里之寒热；中而有力无力，是知表里之缓急。证脉既已问切，治法宜知标本。何谓标本？夫病之有标本，犹草之有根苗，拔茅须连其茹，治病必去其本，标本不明，处方何据？标者病之梢，本者病之根，先受病为本，次受病为标，标本相传，显而易见。如尺寸俱浮者，太阳受病也。其经标本膀胱小肠也，膀胱为本，其脉循脊上连风府，故头痛脊强。小肠为标，故发热也。尺寸俱长者，阳明受病也。其经标本胃大肠也，胃为本，其脉夹鼻络于目，故目痛鼻干。大肠为标，与肺相表里，故身热也。尺寸俱弦；少阳受病也，其经标本，三焦胆也，三焦为本，相火游行一身，故往来寒热，胆为标，其脉循胁络耳，故耳聋胁痛。然胆无出入之路，有三禁，不可汗吐下也。尺寸俱沉者，太阴受病也，其经标本脾肺也，脾为本，其脉入腹。肺为标，其脉循咽，故腹满咽干也。尺寸俱沉细者，少阴受病也，其经标本心肾也，心为本，舌乃心苗；肾为标，其脉系舌本，故舌燥口干也。尺寸俱微缓者，厥阴受病也，其经标本，肝心包络也。肝为本，其脉环阴器，心包络为标，其脉系舌，故舌卷囊缩也。噫，此司命者之格言，苟能问证以知其外，察脉以知其内，急则治其标，缓则治其本，尚有谓 檃栝之侧多枉木，良医之门多病人，吾不信也。

**五辩** 或曰：闻先生究伤寒已有年矣，余虽不敏，敢问发表攻里之说，其详言之毋隐。曰：四十八难。曰：病之虚实，出者为虚，入者为实，盖表之真阳既虚，故阴邪已盛，出而乘阳，是以脉浮于外，其病在表，法当汗之，当其阴邪出表，脉浮于外之时，不可自惑以为阳脉盛也。里之真阴既虚，故阳邪已盛，入而乘阴，是以脉入于内，其病在里，法当下之。当其阳邪入里，脉实于内之时，不可自惑以为阴脉盛也，是说非古人之立言也，盖使人知如此之为阴盛，则抑阴而助阳；如彼之为阳盛，则抑阳而助阴。阴盛，则邪出于外者，发表之药当性温，以助阳气，如桂枝之类是也。阳盛，则邪入于内者，攻里之药当性寒，以抑阳气，如承气之类是也。或曰：阴出而乘于外，是阳之不足也。阳病，则当有以发表而汗之，何哉？曰，阴邪传于外，不汗之，则邪何由而去？桂枝之性温，温之，乃所以助阳，阳有所助而长，则阴邪所由以消，经所谓辛甘发散为阳者，此也。其在难经曰：阳虚阴盛，汗之则愈，下之则死。其在仲景曰：承气入胃，阴盛乃亡，正恐阴盛出外而误以承气下之，安得不亡。曰，阳入而乘于内，是阴之不足也。阴病则当有以温养而下之何哉？曰，阳邪入于内，不下之，则邪从何而出？承气之性寒，寒之，乃所以抑阳，阳受其抑则微，而真阴所由以长，经所谓酸苦涌泄为阴者，此也。其在难经曰：阳盛阴虚，汗之则死，下之则愈，其在仲景曰：桂枝下咽，阳盛则毙，正恐阳盛入内，而误以桂枝汗之，又安得不死。观古人发表之药多温，攻里之药多寒，则知阴阳虚实之意微，非第于汗下设矣，正所以为用当求寒温设也。此理能明，则逆从求属均可推矣。何谓逆从？如热病用寒药，寒病用热药，此为逆治，逆治者正治也。热病服寒药而热不退，后用热药而热方退。寒病服热药而寒不退，后用寒药而寒方退，此为从治，从治者，反攻也。何谓求属？如表汗用麻黄，无葱白不发；吐痰用瓜蒂，无豆豉不涌。实热用大黄，无枳实不通；温经用附子，无干姜不热。竹沥无姜汁不能行经络；蜜导无皂角不能通秘结。非半夏、干姜，不能止呕吐；非人参、竹叶，不能除虚烦。非小柴胡，不能和解表里；非五苓散，不能清利小便。非葛根、天花粉，不能止渴解肌；非人参、五味子，不能生脉补元。非犀角、地黄，不能止上焦吐衄；非桃仁承气，不能破下焦瘀血。非黄芪、桂枝，不能实表间虚汗。非茯苓、白术，不能去湿助脾。非茵陈，不能除黄胆；非承气，不能制发狂。非枳、桔，不能除痞满；非陷胸，不能开结胸。非桂枝、麻黄，不能除冬月之恶寒，发热。非羌活冲和，不能治四时之感冒身疼；非败毒，不能治春瘟。非四逆，不能救阴厥；非人参白虎，不能化斑。非理中、乌梅，不能安蛔。非姜附汤，不能止阴寒之泄利。非大柴胡，不能去实热之妄言。诸如此类，难以枚举，子其旁通焉。

**六辩** 或曰：伤寒一日，巨阳[1]受之，二日阳明受之，三日少阳受之，四日太阴受之，五日少阴受之，六日厥阴受之。时医谓一二日莫论属虚属实，为宜汗之；三四日莫论在经在府，为宜和之；五六日莫论是表是里，为宜下之。其说是否？曰：噫！此盖《内经》言，传经之大概也，非谓凡患伤寒者，必皆如此。原风寒之中人也无定，病人虚实各别，岂可以日数次第为定准哉。盖伤寒治法，须活泼泼地，如珠走盘，全在活法二

---

① 巨阳：太阳。

字。但见太阳证在，直攻太阳，但见少阴证在，直攻少阴。但见真寒证，直攻真寒。但见一二证俱，便作主张，当何处治，不必要乎悉具，此方是伤寒家空空妙手。若同而异者明之，似是而非者辨之，在表者汗散之，在里者下利之，在上者因而越之，陷下者升而举之，从乎中者和解之，直中阴经者温补。若解表不开，不可攻里，日数虽多，但有表证而脉浮者，尤宜发散，此事不明，攻之为逆。经云：一逆引日，再逆促命。若表证解而里证具者不可发表，日数虽少，但有里热证而脉沉实者，急当下之。此事不明，祸如反掌。经云：邪热未除，复加燥热，抱薪救火矣。如直中阴经真寒证，无热，恶寒不渴，急宜温补，切忌寒凉。此事不明，杀人甚速。经云：非徒无益，而反害之。阴证似阳者，温之。阳证似阴者，下之。阳毒者，分轻重下之。阴毒者，分缓急温之。阳狂者下之。阴厥者温之。湿热发黄者利之下之。血证发黄者，清之下之。发斑者，清之下之。谵语者，下之温之。痞满者，消之泻之。结胸者，解之下之。太阳脉似少阴者温之。少阴证似太阳者汗之。衄血者，解之止之。发喘者，汗之下之。咳嗽者利之解之。正伤寒者，大汗大下之。感冒风寒者，微汗微下之。劳力感寒者温之散之。温热病者，微解之大下之。此是经常之大法也。苟能真知其为表邪而汗之，真知其为里热而下之。真知其为直中而温之。如此而汗，如彼而下，又如彼而温，辛热之剂，投之不差，寒凉之药，发而必当，病奚逃乎！第其间轻重缓急，老少虚实，久病新发，妇人胎产，室女经脉，须当详审。何谓缓急新久？缓者病之轻也。急者病之重也。老者血气虚也。少者血气实也。久病者坏证也。新病者始发也。敢问经水适来，曰：妇人伤寒，经水适来，昼日明了，夜则谵语，如见鬼状，此为热入血室，治毋犯胃气及上二焦，不可汗下，宜小柴胡加生地黄汤。若胸膈实满成血结胸者，刺期门以泻之，其穴在乳旁一寸半，直下又一寸半，肥人针二寸，瘦人针寸半。敢问妊娠伤寒。曰：妊娠伤寒，贤若仲景，尚少治法，大抵以安胎为主，药中有犯胎者，断不可用，宜四物汤随证加减。敢问产后伤寒。曰：产后气血俱虚，内无主持，外失卫护，最宜调养。设受风寒，岂易救治，惟黄龙汤为妙。妇人经脉胎前产后，不过因问而略之耳，至于精详，自有妇人之科在。

**七辩** 或曰：人之手足，乃胃土之末，凡脾胃有热，手足必热，脾胃有寒，手足必冷，理之常也。何伤寒有厥深热亦深，厥微热亦微之论，曰：胃寒则手足冷，胃热则手足热，此病之常也。若夫物极则变，金热化水，水寒成冰，阴阳反覆，病之逆从，未可以常理论之。凡经言厥逆厥冷厥寒手足寒冷等语，皆变文尔，不可以论轻重。若言四肢则有异也。亦未可纯以为寒证。惟厥冷直至臂胫以上，则为真寒，盖其寒上过肘，下过膝，非内有真寒达于四肢而何？然更当以脉兼证参之，方知端的。不可以厥逆便断为寒，如病者无身热头痛，四肢厥冷不渴，恶寒战栗，引衣踡卧，腹痛腹泻泄，小便清白，面如刀刮，口吐涎沫，脉沉迟无力，此为阴经直中寒证，谓之阴厥，宜急温之，少缓难救。若腹痛后重，大便稠粘，小便赤涩，渴而好饮，四肢虽冷，不过肘膝，乍冷乍温，脉沉实有力，此因大便结实失下，气血不通所致，正阳经传里之热证，谓之阳厥，经所谓厥深热深，厥微热微者是也，宜急下之，误投热药，抱薪救火矣。敢问仲景论两感为必死之证，而《活人书》云：宜先救里以四逆汤，后攻表以桂枝汤何耶？曰：伤寒两感者，阴阳双传也，仲景论为必死之证，而复以治有先后发表攻里之说继之者，盖不忍坐视其死而欲救其万一耶。《活人》云：救里四逆，攻表桂枝，殊不知仲景云，太阳与少阴俱病，头痛恶寒，邪盛于表；口干发渴，邪盛于里。阳明与太阴俱病，身热谵语，为阳明邪盛于表；不食腹满，邪盛于里。少阳与厥阴俱病，则耳聋胁痛，邪盛于表，烦满囊缩，邪盛于里。三阳之头痛身热耳聋胁痛，在表者自不可下。其三阴之口渴腹满，囊缩便实，在里者可不下乎？活人引下利身疼虚寒救里之例，而欲施于腹满囊缩便实之症，可乎否乎。盖仲景所谓发表者，葛根、麻黄是也。攻里者，调胃承气是也。活人劫谓攻表则是桂枝，救里则是四逆，以救为攻，岂不相悖？若用四逆，是以火济火，而腹满等症，何由而除，脏腑何由而通，营卫何由而行，六日死者，可立而待。敢问时医谓伤寒传经传足不传手，其说是否？曰：此草窗刘子①之说。以足太阳、少阴属水，水得寒而冰；足阳明、太阴属土，土得寒而坼；足少阳、厥阴属木，木得寒而凋，故寒喜伤之。手之六经则属火与金，火得寒而愈烈，金得寒而愈刚，故寒不能伤。创论新异，昧者奇之。将人身荣卫经络上下截断，下一段受病，上一段无干，失血气周流，瞬息罔间之旨矣。夫荣卫之行，昼夜循环，无所不至，风寒之伤，岂独间断于手经哉？且经云人之伤寒，则为病热，既云病热，则无水冰土坼木凋之说，而有金烁火亢之徵矣。盖伤寒者，乃冬时感寒即病之名也，冬乃坎水用事，足太阳、少阴正司其令，触冒之者，则二经受病。其次则足少阳、厥阴继冬而司春令，而亦受伤者，以风木之令，起于大寒节，正当十二月中，至春份后，方行温令，故风寒亦能伤之。足阳明、太阴中土也，与冬时无涉，而亦受伤者，朱晦庵曰：土无定位，无成名，无专气，寄生于四时，能终始万物，则四时寒热温凉之气，皆能伤之也。况表邪传里，必归胃府而成燥屎，非用承气以除下之，则胃气不和，病必不退。彼手之六经，主于夏秋，故风寒不能伤也，若言伤足不伤手则可，以为为传足不传手则不可。设或不传，则经云两感于寒者，三阴三阳，五脏六腑皆受病，荣卫不行六日而死，皆虚言也。尝见伤寒至五六日间，渐变神昏不语，或睡中独语一二句，面赤唇焦舌干，不饮水，稀粥与之则咽，不与则不

———————————

① 草窗刘子：指足经所指水、土、木。

思，六脉沉数而不洪，心下不痞，腹中不满，大小便如常。或传至十日以后，形如醉人，此非热传手少阴心经乎？敢问从何经而来？曰：太阳伤风，风为阳邪，阳邪伤卫，阴血自燥，热蓄膀胱，壬病逆于内，丙丁兄妹，由是传心，心火自上而逼肺，所以神昏也，栀子黄芩黄连汤。若在丙者导赤散，在丁者泻心汤。若脉浮沉俱有力者，是丙丁中俱有热也，导赤泻心各半服之宜矣。此膀胱传丙，足传手经也，谓之府传脏，下传上，表传里也。壬传丁者，乃坎传离也，名曰经传。气逆而喘者，非肺经乎？如谓不然，何仲景桂枝、麻黄二汤，乃心肺药也，子试思之。

**八辩** 或曰，尝读仲景"太阳篇"云：病发热头痛，脉反沉，身体疼痛，当救其里，宜四逆汤。"少阴篇"云：始得之反发热，脉沉者，麻黄附子细辛汤。掩卷以思，终不得解，敢请教焉。曰：太阳发热当脉浮，今反沉；少阴脉沉当无热，今反热，此正太阳病脉似少阴，少阴病证似太阳，故仲景于此两证各言反者，谓反其常度而治当异也。今深究其旨，均是发热脉沉，以其有头痛，故属太阳，阳证脉当浮而反不能浮者，乃里久虚寒，正气衰微，又身体疼痛，故宜救里，使正气内强，逼邪外出，而干姜生附，亦能出汗而散寒，假令里不虚寒，则见脉浮，而正属太阳麻黄证矣；均是脉沉发热，以其无头痛，故属少阴，阴病当无热今反热，寒邪在表，未全在里，但皮肤郁闭为热，故用麻黄以散太阳之寒，附子以温少阴之经，而以细辛为肾经表药，联属其间，是汗剂之重者。假令寒邪入里，外必无热，当见吐利厥逆等证，而正属少阴四逆汤证矣。由此观之，表邪浮浅，阴病身反热之反尤轻；正气衰微，脉反沉之反为重，此四逆之剂，不为不重于麻黄附子细辛汤也。又可见熟附配麻黄，发中有补，生附配干姜，补中有发，仲景之旨微矣。曰：《明理论》云，往来寒热者，邪正分争也；邪气入，正气不与之争，则但热而无寒，若邪正分争，于是寒热作矣。盖以寒邪为阴，热邪为阳，里分为阴，表分为阳，邪之客于表也，为寒邪与阳争，则为寒矣。邪之入于里也，为热邪与阴争，则为热矣。若邪在半表半里之间，外与阳争而为寒，内与阴争而为热，表里之不拘，内外之无定，由是寒热且往且来，日有至于三五发，甚者十数发。若以阴阳二气相胜，阳不足则先寒后热，阴不足则先热后寒，此则论杂病阴阳二气自相乘胜然也，非可以语伤寒。斯论寒热最为精切，合仲景之意。否曰论杂气阴阳二气自相乘剩最当，非可以语于伤寒。曰：河间言恶寒为寒在表，或身热恶寒，为热在皮肤，寒在骨髓者。而《活人书》以此为表里，言之者为是，曰：亦非也。详仲景论寒热，止分皮肤骨髓，而不曰表里者，盖以皮肉脉筋骨五者，《素问》以为五脏之合，主于外而充于身者也，惟曰脏曰腑，方可言表里，可见皮肤即骨髓之上，外部浮浅之分；骨髓即皮肤之下，内部深沉之分，与经络为表脏腑属里不同。况仲景出此例在太阳篇首，其为表证明矣。是知虚弱素寒之人，感邪发热，又邪浮浅，不胜沉寒，故外怯而欲得近衣，此所谓热在皮肤，寒在骨髓，药用辛温。至于壮盛素热之人，或酒客辈感邪之初，寒未变热，阴邪闭其伏热，阴凝于外，寒蓄于内，故烦而不得近衣，此所谓寒在皮肤，热在骨髓，药用温凉。一发之余，表解里和，此仲景不言之妙。若以皮肤为表，骨髓为里，则麻黄汤证骨节疼痛，其可名为有表复有里证耶？夫仲景之书，一字不同，天涯霄壤。如曰可汗，曰可下，曰可温，曰和解，曰少与，曰急下，与夫先温其里，乃发其表，先解其表，乃攻其里，不惟文法近古，抑且立论甚严，奈后人但知为方家之祖，而未解作秦汉文字观，全不于片言只字中深求其意，故其言往往多失大经大法之旨，悲夫！客起谢曰：医道以为莫己若者，我之谓也，吾非至于子之门则殆矣，吾长见笑于大方之家。

**九辩** 或曰：《伤寒》一书，仲景则辞义深奥，诸家又卷帙浩繁，初学难以入门，余意李子建之十劝，简括雍当，能详观熟味，自然得心应手，百无一失，先生以为然乎？曰：固哉子建，乃轩岐之魔，不料其徒至今尚未灭也，今将十劝之害，为尔数之，尔其端坐以听。夫十劝之中，惟八劝曰：病已在里，不可用发表药；九劝曰：饮水为欲饮，不可令恣饮过度；十劝曰：病初瘥，不可过饱、饮酒食肉、房事。凡此三者，皆为理，然亦人皆知之，无待其劝。此外七劝，则悉禁温补矣。如一劝云：伤寒头痛身热，便是阳证，不可投热药；若此一说，乃悉以阳经之表病，认为内热之阳证，治以寒凉必杀人矣。观仲景治太阳经伤寒，头痛发热无汗者，

· 112 ·

用麻黄汤；头痛发热有汗者，用桂枝汤；发热头痛脉反沉，身体疼痛者，当救其里，用四逆汤；凡此之类，岂非皆用热药以治阳经之头痛发热乎？且寒邪伤人，必先入三阳之表，所以为头痛发热等证，使于此时能用温散，则浅而且易，故岐伯曰：发表不远热，是诚神圣传心之旨。惟仲景知之，故能用温散如此。又二劝曰：伤寒当直攻毒气，不可补益，若据此说，则凡是伤寒，尽皆实证，必无虚证，岐伯曰：邪之所凑，其气必虚。又曰：寒则真气去，去则虚，虚则寒搏皮肤之间。观仲景论伤寒虚证虚脉，及不可汗吐下者，凡百十余条。此外如东垣、节庵辈，所用补中益气，温经益元等汤，则其宜否温补，概可知矣。矧今之人，凡以劳伤七情，酒色过度，及天禀薄弱之流，十居七八。使以此辈一旦因虚感寒，若但知直攻毒气，不顾元阳，则寇未逐而主先伤，鼠未投而器先破，安可直攻无忌乎。又三劝曰：伤寒不思饮食，不可服温脾胃药。据此一说，则凡见伤寒不食者，皆是实热证，仲景曰：阳明病，不能食，攻其热必哕，所以然者，胃中虚冷故也。又曰：病人脉数，数为热，当消谷引饮，而反吐者，以其发汗，令阳气微，膈气虚，脉乃数也，数为客热，不能消谷，以胃中虚冷故也。又曰：食谷欲呕者，属阳明也，吴茱萸汤主之。若此之类，岂非皆寒证之宜温者耶？但伤寒之热证固不能食，而寒证之不食者尤多，以中寒而不温脾，则元阳必脱而死。又四劝曰：伤寒腹痛，亦有热证，不可轻服温暖药。据所云亦有热证，则寒证居多矣，寒证既多，则何不曰不可轻服寒凉药，而必以温暖为禁者何也？独不见仲景之治腹痛，有用真武汤者，通脉四逆汤者，四逆散加附子者。有曰手足厥冷，小腹满，按之痛者，此冷结膀胱关元也。使以此证而亦忌温暖，则寒在阴分，能不毙乎？再如五劝之伤寒自利，不可服温暖药及止泻药，六劝之胁疼腹痛不可妄用艾灸，七劝之手足厥冷，不可例用热药等语，总是禁热之妄谈，余亦不屑与之辨，第取圣贤成法，明哲格言，再明告子，以醒其迷。详考仲景《伤寒论》，凡所列三百九十七法，而脉证之虚寒者，一百有余；一百一十三方，而用人参者二十，用桂附者五十有余。又东垣曰：实火宜泻，虚火宜补。立斋曰：大凡元气虚而发热者，皆内真寒而外假热也。凡若此者，岂子建目中一无所见乎？若无所见，胡可妄言？若有所见，胡敢妄言？乃彼十劝之中，凡禁用温补者，居其八九，而绝无一言戒及寒凉，果何意哉。嗟！嗟！生民元气足者有几，能堪此以阴证作阳证，虚证为实证，止知寒凉一长，尽忘虚寒之大害。潜消暗耗之大盗乎？而尔欲宗之，是真不肖者。倡之于前，愚无知者又和之于后，尔真不足与语于斯道，其速退，勿污我坐。

**十辩** 或曰：余从事伤寒已久，其六经形证略知大义，独合病并病之说，终不明焉，愿夫子明而教我。曰：善哉，子以合病并病为问，今时之伤寒皆合病并病也，何以见之？盖自余临证以来，初未见有单经挨次相传者，亦未见有表证悉罢，止存里证者，若欲依经如式求证，则未见有如式之病，而方治可相符者，所以令人致疑，愈难下手，是不知伤寒多合病并病之义耳。夫合病者，乃二阳三阳同病也。如初起发热恶寒头痛者，此太阳之证，而更兼不眠，即太阳阳明合病也；若兼呕恶，即太阳少阳合病也。若发热不眠，呕恶者，即阳明少阳合病也。若三者俱全，便是三阳合病。三阳合病者，其病必甚。三阳与三阴本无合病，盖三阳为表，三阴为里，若表里同病，即两感也。两感者表腑里脏俱伤，其病必死。故凡有阴阳俱病者，必以渐相传而至，皆并病也，此亦势所必至，非合病、两感之谓。所以三阴无合病之例然。并病与合病不同，合病者，二阳三阳齐病也；并病者，一经先病，然后渐及他经而皆病也。并病与两感异，两感者表里齐病也。并病者阴阳渐传也。如太阳先病，发热头痛，而后见目痛、鼻干不眠等证者，此太阳并于阳明也：或后见耳聋胁痛，呕连而口苦等证者，此太阳并于少阳也；或后见腹满咽干等证者，此太阳并于太阴也；或后见舌干口燥等证者，此太阳并于少阴也；或后见烦满囊缩等证者，此太阳并于厥阴也。若阳明并于三阴者，必鼻干不眠，而兼三阴之证。少阳并于三阴者，必耳聋呕苦，而兼三阴之证。阴证虽见于里，而阳证仍留于表，故谓之并。凡患伤寒，而始终热有不退者，皆表邪之未解耳，但得正汗一透，则表里皆愈，岂非阴阳相并之病乎？今之伤寒率多并病，若明此理，则自有头绪矣。治此之法，凡并病在三阳者，自当解三阳之表。如邪在太阳者，当知为阳中之表，治宜轻清；邪在阳明者，当知为阳中之里，治宜厚重；邪在少阳者，当知为阳中之枢，治宜和解。此解表之大法也。至于病入三阴，本为在里，如太阴为阴中之阳，治宜微温；少阴为阴中之枢，治宜半温；厥阴为阴中之阴，治宜大温，此阴经之治略也。然病虽在阴，而有兼三阳之并病者，或其邪热已甚，则自宜清火；或其表尚未解，则仍当散邪，盖邪自外入，则外为病本，拔去其本，则里病自无不愈者，此所以解表即能和中也。若表邪不甚，而里证为急，又当先救其里，盖表里之气，本自相关，惟表不解，所以里病日增，惟里不和，所以表邪不散，此所以治里亦能解表也。但宜表宜里，或此或彼之间，则自有先后缓急一定不易之道，而非可以疑似出入者，要在乎知病之薮，而独见其必胜之机耳，此又阴阳并病之治略也。惟是病既在阴，必关于脏，脏气为人之根本，而死生系之。故凡诊阴证者，必当细察其虚实，而补泻寒热，弗至倒施，则今时之治要，莫切乎此矣。客欣然曰：余虽白首求经，尚是醯鸡坎蛙，不知瓮外有天，井外有海，今闻大教，茅塞顿开，从此简练揣摩，虽不能升堂入室，谅亦不与庸俗为伍，并请记其说于笺，余因之有感矣，遂收古人之余唾，集以成帙，大雅君子，幸无诮焉。

**太阳经** 见证法。头项痛，腰脊强，发热恶寒，恶风，是足太阳膀胱经受证，假如先起恶寒者，本病。已后发热者，标病。若有一毫头痛，恶寒身热，不拘日数多少，便宜发散，自然热退身凉，有何变证？**辨证法：**

表虚自汗者，为风伤卫气。表实无汗者，为寒伤荣血。**诊脉法**：浮紧有力，为伤寒。浮缓无力，为伤风。**用药法**：冬月正伤寒，用升阳发表汤。（即加减麻黄汤。）伤风，用疏邪实表汤。（即加减桂枝汤。）春秋无汗，用羌活冲和汤；有汗，用加减冲和汤。夏月无汗，用神术汤；有汗，用加减冲和汤。

　　**阳明经**　见证法。目痛，鼻干不眠，微恶寒，是足阳明胃经受证。假如先起目痛，恶寒身热者，阳明经本病。已后潮热自汗，谵语发渴，大便实者，正阳明胃腑标病。本宜解肌，标宜急下，看消息用之。**辨证法**：目痛鼻干，微恶寒，身热，病在经。潮热自汗，发渴，便实，不恶寒，病在腑。**诊脉法**：微洪，为经病。沉数，为腑病。**用药法**：微恶寒，目眶痛，鼻干不眠者，用干葛解肌汤。（即加减葛根解肌汤。）渴而有汗不解者，用如神白虎汤。（即加减白虎汤。）潮热自汗，谵语发渴，揭去衣被，扬手掷足，斑黄狂妄，不恶寒反怕热，大便实者，轻则白虎汤，重则三承气选用。

　　**少阳经**　见证法。耳聋胁痛，寒热，呕而口苦，是足少阳胆经受证。假如先起恶寒身热，耳聋胁痛者，本病。已后呕而口苦舌干者，标病。缘胆无出无入，病在半表半里之间，只宜小柴胡汤，和解表里，再无别方。此经有三禁，不可汗、下、吐。治之得法，有何坏证。**辨证法**：耳聋胁痛，往来寒热，呕而口苦，便属半表半里证，不从标本从乎中治。**诊脉法**：脉见弦数，为本经病。**用药法**：耳聋胁痛，往来寒热，呕而口苦舌干者，用柴胡双解饮。

**太阴经**　见证法。腹满自利，津不到咽，手足温者，是足太阴脾经受证。假如先起腹满咽干者，本病。已后身目黄者，标病。内有寒热所分，不可混治，临病之际，用在得宜。**辨证法：**腹满咽干，发黄者，属腑热。自利不渴，或呕吐者，属脏寒。**诊脉法：**沉而有力，当下。沉而无力，当温。**用药法：**腹满咽干，手足温，腹痛者，用桂枝大黄汤。身目黄者，用茵陈将军汤。自利不渴，或呕吐者，用加味理中汤。重则回阳救急汤。

**少阴经**　见证法。舌干口燥，是足少阴肾经受证。假如先起舌干口燥者，本病。已后谵语，便实者，标病。阴经则难拘定法，或温或下临证详审。直中者，为寒证。传经者，为热证。**辨证法：**口燥舌干，渴而谵语，便实者，为热证。呕吐涎沫，不渴，恶寒腹痛者，为寒证。**诊脉法：**沉实有力，宜下。沉迟无力，宜温。**用药法：**口燥咽干，渴而谵语，便实，或绕脐硬痛，或下利纯清水，心下硬痛者，俱是邪热燥屎使然，急用六一顺气汤。无热恶寒，厥冷踡卧，不渴，或腹痛呕吐，泻利沉重，或阴毒手指甲唇青，呕逆绞痛，身如被杖，面如刀刮，战栗者，俱是寒邪中里使然，急用回阳救急汤。

**厥阴经**　见证法。烦满囊缩，是足厥阴肝经受证。假如先起消渴烦满者，本病。已后舌卷囊缩者，标病。亦有寒热两端，不可概作热治。**辨证法：**烦满囊拳，消渴者，属热。口吐涎沫，不渴，厥冷者，属寒。似疟不呕，清便，必自愈。诊脉法：沉实，宜下。沉迟，宜温。浮缓者，病自愈。用药法：消渴烦满，舌卷囊缩，便实，手足乍冷乍温者，急用大承气汤。口吐涎沫，或四肢厥冷，过乎肘膝，不渴，小腹绞痛，呕逆者，急用茱萸四逆汤。

## 舌色图

心为五脏主，舌乃心之苗，色应南方，本红而泽，凡伤寒邪气在表，舌必无苔，及其传里，则津液干燥，而舌苔生矣。然必自润而燥，自滑而涩，由白而黄，由黄而黑，甚至干焦，或生芒刺。是皆邪热内传，由浅入深之证也。若邪犹未深，其在半表半里之间，或邪气客于胸中者，其苔不黑不涩，用小柴胡以和之。若阳邪传里，胃中有热，则舌苔不滑而涩，宜栀豉汤以清之。若烦躁欲饮水者，宜白虎加人参汤。大都舌上黄苔而焦涩者，胃府有邪热也，或清之利之。经云：舌黄未下者，下之黄自去。然必大渴便实，脉沉有力者，方可下之。若微渴而脉不实，便不坚，苔不干燥芒刺者，不可下也。其有舌上黑苔而生芒刺者，则热更深矣，此火极似水，宜凉膈之类，以泻其阳。若舌苔虽黑，滑而不涩者，便非实邪，亦非火证，非唯不可下，抑且不可清也，此水乘火位，宜理中之属以消阴翳。如是黑色连地，而灰黯无神，此其本原已败，必死无疑矣。此辨舌之概。虽云若此，然犹恐初学之士，物色牝牡，尚弗能知，于是复绘成三十六图，图下即注明证治之法，使因图以知证，缘证以明治，则虚实寒热无有错误。凡从斯道者，须当细心神会，切勿视为寻常而笑之曰按图索骥。

**白虹舌：**凡舌上白苔滑者，乃丹田有热，胸中有寒，邪气初传入里也，正少阳部分，宜小柴胡汤。

**黑沙舌：**凡舌见红色，内有小黑点者，乃热毒乘虚入胃，当热于内，外必发斑也，宜化斑汤。

**黄彗舌：**凡舌见尖白，根黄者，此表未罢也，先解其表，后攻其里，便闭，凉膈加硝黄，溺涩，五苓加木通。

**流霞舌：**凡舌见纯红色者，乃邪热毒气蓄于内也，不问何径，宜解毒汤。瘟疫病多见此舌。

**盗星舌：**凡舌见淡红色，中有大红点者，乃君火燔灼，其不胜者反来侮土也。宜茵陈五苓散。

**栖鸦舌：**凡舌见边白心黑，其脉沉微及初病者，不治。若脉浮滑或沉实尚为可救，宜调胃承气汤。

**墨苔舌：**凡舌见纯红色，内有黑苔形如小舌者，乃邪热蓄结于里也，不问何经，宜凉膈散。

**水纹舌：**凡舌见红色，内有如丝黑纹者乃阴邪寒毒，直中肝经，必小腹绞痛也。宜四逆汤。

**豹斑舌：**凡舌见淡红色，中有黄黑晕，沿边尽黑，乃余毒遗于心包，与邪热郁结二火亢极也，大承气汤。

**飘瓦舌：**凡舌见淡红色，舌尖上色黑者乃水虚火实，肾热极所致也，宜竹叶石膏汤。

**枯砚舌**：经云：热病口干舌黑者死，乃肾水刑克心火也，若形气未脱，用理中以消阴翳，亦有生者。

**雁字舌**：凡舌见淡红色，中有裂纹如人字形者，乃君火亢甚炎上之象也，宜凉膈散。

**蚕蚀舌**：凡舌见红色中有鲜红点，如蚕蚀之状者，乃热毒炽甚，水火交战也，宜小承气汤。

**灰线舌**：凡舌见灰色，中有几条黑纹者，乃热乘肾命，大凶也，急用解毒汤加大黄。迟则难救。

**残菊舌**：凡舌中正黄，沿边本色者，此由白而黄表邪传里，热已入胃，用调胃承气汤下之，迟则变黑。

**渴乌舌**：凡舌见红色，内有干焦，黑如小舌生芒刺者，乃金受火制，不能平木也，宜大承气汤。

**霜叶舌**：凡舌见微黄色者，此由失于汗下所致，如发渴、谵语、便实者，用双解散，瘟疫多见此。

**青珠舌**：凡舌见本色，中有淡黑点二三颗者，乃肾虚有火，无根之火泛炎也，宜滋阴降火汤。

**铁脚舌**：凡舌见尖白二分，根黑一分，危证也。必身痛恶寒，如饮水不甚者，五苓散，自利而渴者，白虎汤。

**寒冰舌**：凡舌中生白苔，沿边微黄色者，此必作泄泻也，宜解毒汤，若恶寒者，五苓散。

**积雪舌**：凡舌见黄色，而尖上白者，乃表少里多也，宜凉膈合六一散，瘟疫多见此舌。

**点漆舌**：凡舌见白苔，中有小小黑点者，证虽猛恶，尚带表邪，先以凉膈散下之，如不退，调胃承气汤。

**乳鸭舌：**凡舌心见淡黄色者，此表证未罢，邪初入里也，宜小柴胡汤合天水散。瘟疫多见此舌。

**飞花舌：**凡舌见全黄而涩，内有如花瓣者，此热已入胃，其毒深矣，宜大承气汤大下之。

**碧波舌：**凡舌沿边微红，中有灰黑色者，大凶也。此由大便已实失下所致，宜大承气汤。

**雀毛舌：**凡舌见黄色，内有小黑点者，乃邪遍六腑，将入五脏也，宜调胃承气汤，瘟疫多见此舌。

**藏针舌：**凡舌见灰色，内有深黑纹者，大凶也，若脉沉实者，用大承气汤大下之，下见黑物则愈。

**怪石舌：**凡舌见黄色，而大黑点乱生者，必发渴谵语，脉实者，用大承气汤下之，下尽黑物则愈。

**梅霜舌：**凡舌沿边纯白色，而中心黄者，必发烦渴呕吐，宜五苓合益元散。瘟疫多见此舌。

**淤泥舌：**凡舌见灰色，而尖上淡黄者，如恶风寒者，宜双解散，不恶风寒者，宜大承气汤。

**红玉舌：**凡舌右边白苔滑者，此邪在半表半里之间，必往来寒热，呕而口苦，宜小柴胡汤。

**穿心舌：**凡舌见黄色，中黑至尖者，其毒已甚，百无一治。若恶寒下利者，用调胃承气汤下之。

**煤烟舌：**凡舌见尖上黄，根微黑，中心淡红者，大凶也。若带有表症者，服双解散，亦有生者。

**素绢舌：**凡舌左边白苔不涩而滑者，此邪热入脏，危证也，若自汗自渴者，宜人参白虎汤。

**火箭舌：** 凡舌沿边淡红，中心黑者，如带有表征，宜双解散。若结胸悉具，发烦躁者，不可治矣。

**吐丝舌：** 凡舌根见灰色，而尖上隐有一道黄纹者，大凶也。若脉沉实者，用大承气汤下之。

**发热** 翕翕而热，表热也。蒸蒸而热，里热也。其属表者，风寒客于皮肤，邪气怫郁于外，表热而里不热也。其属里者，阳气下陷于阴经，故热甚而达表也。其在半表半里者，以表热未罢，邪气传里，里未作实，则表里俱热，而但轻于纯在里也。太阴、厥阴皆不发热。惟少阴有反发热之证，或其脉沉，或下利，手足冷为异耳。虽然，伤寒发热，病之常也。若脉阴阳俱虚，热不止者，汗后复大热，脉燥乱者，下利热不退者，皆不易治。

**头痛** 大凡头痛，属三阳，乃邪气上攻，表证也，太阳居多；阳明少阳亦有之，三阴络上不过颈，惟厥阴循喉咙之后，上连目，系顶巅，故有头痛干呕，吐涎沫之证，而无身热，亦与阳证不同。虽然，风温在少阴，湿温在太阴，其经从足走至气冲而还，而头反痛，过于阴毒，是又不可拘者。若两感于寒，太阳、少阴俱病，则头痛口干，烦满而渴，与夫头痛极甚，牵连于胸，手足俱青，为真头痛者，均不可治矣。

**项强** 项强者，太阳感邪，表证也，发散则解。结胸项强，有下证；寒湿项强，则成痉。例见本条，临病宜审。

**恶风** 恶风者，见风则怯，居密室中，则无所谓。盖风邪伤卫，腠里不密，由是恶风，悉属于阳，非比恶寒有阴阳之别。若无汗而恶寒者，为伤寒，当发其汗；汗出而恶风者，为中风，当解其肌，不可更发汗，若里证俱而恶风未罢者，尤当先解其表。三阳风湿，皆有此证，不可不辩。

**恶寒** 恶寒者，不待见风，而后恶寒，虽身大热，亦不欲去衣被，乃风寒客于荣卫，阴气上入阳中，则洒淅而恶寒也。经曰：发热恶寒者，发于阳也。无热恶寒者，发于阴也。谓如或已发热，或未发热，必先恶寒，而继之以发热，此则发于阳也。若初病恶寒而倦，脉沉细而紧，此则为发于阴也。在阳则发汗，在阴则温里。或下证悉具而微恶寒者，是表尚未解，当先解表，而后攻里。若少阴病，恶寒而倦，手足厥冷，自利烦躁，脉不至者，又为不治之证。

**背恶寒** 背为阳，腹为阴，背恶寒者，阳弱也，阳弱则阴盛。阴气盛者口中和，阳气陷者口干燥，附子白虎宜审。

**寒热** 寒热者，阴阳相胜，邪正分争也。盖阳不足，则阴邪出于表而与之争，故阴胜而为寒。阴不足，则阳邪入于里而与之争，故阳胜而为热。邪居表多，则多寒。邪居里多，而多热。邪在半表半里，则寒热相半，乍往乍来而间作也。小柴胡汤专主寒热，寒多者，加桂枝；热多者，加大黄，是大法也。

**潮热** 潮热属正阳明胃腑，旺于未申，一日一发，日晡而作，如潮水之有信也。邪入胃腑，为可下之证，设或脉浮而紧，发潮热，大便溏，小便自利，胸胁满者，邪未入腑，犹带表证，先当和其解外，若潮于寅卯，则属少阳，潮于己午，则属太阳，是又不可不辨。

**似疟** 似疟一名疟状，作止有时，非若寒热之无定也。太阳似疟，脉浮洪，桂枝汤；不呕，清便，一日二三发，属厥阴，脉浮缓，囊不缩，为自愈；如脉不浮，面反赤色有热者，以其不能得小汗出，身必痒，用桂麻各半汤。阳明似疟，烦热汗出，日晡发热，脉浮，桂枝汤；脉实承气汤。妇人热入血室，其血必结，如疟者，小柴胡汤。

**无汗** 无汗者，寒邪中经，腠理固密，津液内渗也。风、暑、湿皆令有汗，寒邪独不汗出。当汗证服汤三剂，不得汗，死。

**自汗** 自汗者，卫为邪干，不能固密腠理疏而汗出焉，有表里虚实之分。其自汗出恶风寒，汗后恶风寒，汗漏恶风寒，皆为表虚，必用温剂。若自汗，不恶风寒，则为表证罢而里证实，宜急下之。或汗出如油，此为卫绝，不可治也。

**头汗** 头汗者，邪搏诸阳之首，则汗见于头，跻颈而还也。若遍身汗出，谓之热越。今热不得越而阳气上腾，津液上凑，但头汗耳。夫里虚不可下，内涸不可汗，头既有汗，不可再汗也。其或瘀血在里，与夫热入血室，虚烦水结，皆令头汗，此为热郁于内而上达，或吐或下，以祛其邪，设或小便不利，内外关格而头汗，则为阳脱，误下湿家，额上汗出而喘，小便不止，亦为阳脱，皆不可治。

**手足汗**　四肢者诸阳之本，热聚于胃津液旁达也。蕴热，则燥屎谵语；挟寒，则水谷不分，是以承气、理中不同。

**盗汗**　盗汗者，睡中则汗出而醒则便止也。杂病责其阴虚，伤寒邪在半表里使然，此胆有热也，专主小柴胡为当。

**烦热**　烦热者，邪热传里，不经汗、吐、下则为烦热，与发热似同而异也。经曰：病人发热，汗出则解。如未作膈实，但当和解微热而已。若心下满而烦，则有吐下之殊。先烦而悸者，为实；先悸而烦者，为虚。虚烦心中欲呕、欲吐之貌。

**烦躁**　烦为扰乱，躁为愤怒。先烦渐躁，谓之烦躁；先躁后烦，谓之躁烦。伤寒烦躁，有阴阳虚寒之别。心热则烦，阳实阴虚；肾热则躁，阴实阳虚。烦则热轻，躁则热重。有在表者，有在里者，有火劫者，有阳虚者，有阴盛者，诸治不同，如或结胸悉俱而烦躁，吐利四逆而烦躁，下利厥逆而烦躁，恶寒蜷卧，脉不出而烦躁者，皆为不治也。

**懊憹**　懊憹者，郁闷不舒之貌。由表证误下，正气内虚，阳气内陷于心胸之间，重则为结胸也。邪在心胸，则宜吐；热结胃腑，则宜下。是又不可拘者。

**身痛**　身体痛虽曰太阳表证未解，又有发汗温经之不同。如发热恶寒，头疼身体痛，脉浮紧者，表未解也，麻黄汤。或下利脉沉，身痛如被杖者，为阴寒证，四逆汤。若身痛兼身重者，属阳明有风也，葛根汤。

**拘急** 拘急者，手足不能自如，屈伸不便，如蜷卧恶风之状。盖四肢为诸阳之本，因发汗亡阳，阳虚而有此证。

**咳嗽** 咳者，俗呼为嗽，肺为邪干气逆不下也，有肺寒而咳者，有停饮而咳，有邪在半表半里而咳者，治各不同。其水咳三证，不可不辨，小青龙阳之表水也，十枣汤太阳之里水也，真武汤水证之水气也。盖水与表寒相合而咳，则真武汤温之。里证合水动肺而咳，则十枣汤下之，不可混也。

**喘** 伤寒发喘，有邪在表者，有邪在里者，有水气者。在表者，心腹濡而不坚，外证无汗，法当汗之。其水气者，心中怔忡，是以有青龙去麻黄加杏仁之证。设或直视谵语，喘而不休者，死。

**气逆** 气逆者，气自腹中时时逆上冲也。因太阳病下之，表邪乘虚传里，里不受邪，则气逆上行仍在表也，当复汗之，桂枝汤。厥阴客热上冲，此热在里而气上也，大柴胡汤。病后虚羸少气，气逆上冲欲吐者，竹叶石膏汤。

**短气** 短气者，呼吸短促不相接续也。大抵心腹胀满而短气者，邪在里为实。心腹濡满而短气者，邪在表为虚也。

**口干** 口干者，邪热聚胃，消耗津液也，经曰：少阴病，口燥咽干者，急下之。若不口躁咽干而渴脉沉实者，急温之。又有漱水不欲下咽者，若见表证，必衄，为邪热在经。此阳明血气俱多，经中热甚，迫血妄行，犀角地黄汤。若无表证，加之胸腹满而如狂者，又为蓄血之证，桃仁承气汤。

**渴**　渴者，里有热也，津液为热所耗。伤寒传至厥阴为消渴者，谓饮水多而小便少，乃热能消水也。

脉浮而渴，属太阳。有汗而渴，属阳明。自利而渴，属少阴。至于厥阴，则又热之极矣。太阳无汗喜渴，忌白虎，宜小柴胡汤。阳明汗多而渴，戒五苓，宜竹叶石膏汤。先呕后渴，此为欲解，当与之水。若先渴后呕，为水停心下，赤茯苓汤。

**胸胁满**　胸满者，胸膈间气塞满也，非心下满。胁满者，胁肋气填满也，非腹中满。盖表邪传里，必先自胸以至心腹入胃，是以胸满多带表证，宜微汗。胁满多带半表半里证，宜和解。至于邪结胸中痰实者，又须涌之。如胸中结实，燥渴，大便秘者，下之，大陷胸汤可也。

**结胸**　经云：病发于阳，而反下之，热入因作结胸，外证。不按自痛，连脐腹边，手不可近者，为大结胸，按之方痛，心下硬者，小结胸，此为实邪在里，法当下之。结胸，若脉浮大者，不可下，下之则死。其或结胸证具而烦躁者不治。

**痞**　经云：病发于阴而反下之，因作痞，外证心下满而不痛，按之则濡。此因虚邪留滞，故但满而不痛也。惟小柴胡加枳桔为良。若欲攻之，必待表证罢而后可。表未解，而心下妨闷者，曰支结，柴胡桂枝汤。

**腹满** 脾为中央之土，所以腹满者，多属太阴也。腹痛，为里实，须下之。时减为里虚，当温之。若表解内不消，非大满，犹生寒热，未可下，是邪全未入腑。若大满大实，坚有燥屎，虽日数少，亦当下之，谓邪已入腑矣。大抵阳热为邪，则腹满而咽干，阴寒为邪则腹满而吐利，食不下。若曾经汗吐下而满者，治法又不同。

**腹痛** 邪气入里与正气相搏，则为腹痛。如阳邪传里而痛者，其痛不常，当以辛温之剂和之。阴寒在内而痛者，则痛无休时，尝欲作利，宜以辛热之剂温之。有燥屎宿食而痛者，则烦而不大便，腹满硬痛也，则从下之。少阴下利清谷，脉欲绝，腹痛者，通脉四逆汤；兼小便不利者，真武汤。实痛而关脉实者，桂枝大黄汤。经曰诸痛为实，痛随利减。此皆为里证，而所治各不同。

**小腹满** 小腹满者，脐下满是也。若胸满，心下满，腹中满，皆为邪气而非物。今小腹满，则为有物而非气。若小便利者，则为蓄血之证。小便不利者，乃是溺涩之证。渗利之剂，宜分两途。经曰：病人胁下素有痞，连在脐旁，痛引少腹入阴筋者，名脏结，死。病者手足厥冷，言我不结胸，小腹满，按之痛者，此冷结在膀胱关元也，真武汤。

**呕吐** 呕者，声物俱有而旋出。吐者，无声有物而顿出。有声无物，为干呕也。轻重较之，则呕甚于吐矣。盖表邪传里，里气上逆，故呕吐而水谷不下也。有胃热脉弦数，口舌烦渴；有胃寒脉弦迟，逆冷不食，小便不利，有水气先渴后呕，膈间怔忡，有脓血喉中腥，奔逆上冲，不烦治之，呕脓尽自愈，是四者不可不辩。大抵邪在半表半里，则多呕吐，及其里热而呕吐者，亦有之。故经云：呕多，虽有阳明证，不可攻之。以其气逆，敛为实也。设或呕而脉弱，小便复利，身热而见厥逆者难治，以其虚寒甚也。

**干呕** 干犹空也，但空呕而无所出也。大抵热在胃脘，与谷气并，热气上熏，心下痞结，则有此证。太阳汗出干呕，桂枝汤。少阴下利干呕，姜附汤。厥阴吐沫干呕，吴茱萸汤。邪去呕自止矣。又有水气二证：太阳表不解，心下有水气，身热干呕者，小青龙汤；不发热不恶寒，胁痛，干呕者，亦水气也，十枣汤。

**哕** 哕即干呕之甚者，与干呕无异，但其声浊恶而长，然皆有声而无物。盖因胃气本虚，汗下太过，或恣饮冷水，水寒相搏，虚逆而成。又有热气拥郁，上下气不得通而哕者，轻则和解疏利，重则温散。哕而不尿腹满者不治。

**咳逆** 咳逆者发声于咽喉则遽止，兀兀然连续数声，然而短促不长。若便实，脉来有力者，少与承气汤微利之。因当下失下，热气入胸干肺故耳。若便软，脉来无力者，泻心汤。因胃虚气而冲逆脉故耳。脉散偏无伦者不治。

**下利** 伤寒表邪传里，里虚助热，则自下利。又有不应下而便攻之，内虚协热，亦为下利，要当别其阴阳。三阳下利身热，太阴下利手足温，少阴厥阴下利身凉无热，此大概也。自利清谷，不渴，小便色白，微寒，厥冷恶寒，脉沉迟无力，此皆寒证也。渴欲饮水，溺色如常，泄下黄赤，发热后重，此皆热证也。寒者，理中、四逆汤；热者，小柴胡、猪苓汤。寒因直中阴经，热因风邪入胃，水来侮土，故令暴下。或温或攻，或固下焦，或利小便，随证施治，但不宜发汗耳。邪气内攻，复泄其津液，胃气转虚，必成胀满也。若下利谵语，而目直视，下利厥冷，烦躁不眠，下利发热，厥而自汗，下利厥冷，无脉，灸之不温，而脉不出者，下利日数十行，其脉反实者，皆为不治。

**热入血室**　冲脉为血之海，即血室也。男女均有此血气，均有此冲脉。冲脉得热血必妄行，在男子则为下血谵语，在妇人则为寒热似疟，皆为热入血室。逼血下行，则血热而利也。挟血之脉，乍涩乍数，或伏或沉，血热交并，则脉洪盛。大抵男多于左手，女多于右手见之。又有阴寒为病，下利便脓血者，乃下焦虚寒，肠胃坚固，清浊不分而下利脓血也。一为挟血，一为阴寒，临证宜精别焉。

**四逆**　手足不温，谓之四逆。邪在表，则手足热。邪在表里之间，则手足温。至于邪传少阴，则手足有冷逆之证，与厥逆又相远也。然自热而致致厥，乃传经之邪，轻则四逆散，重则承气汤下之。非若初起得病手足便厥而不温者，须理中四逆汤以温之。此为阴经受邪，乃阳不足也。若或恶寒厥逆，蜷卧烦躁，吐利而脉不至者，皆为不治。

**厥** 手足冷谓之厥。阳气伏藏，阴气越出，阴阳不相顺接，所以厥也。若先热而后厥者，乃热邪伏于内也。先厥而后热者，乃阴退而阳复得也。若始得病便厥者，是阳不足而阴盛也。热伏于内，其脉沉数，狂言发渴，露手揭衣，躁不得眠，或大便闭；初便厥者，其脉沉迟而弱，惺惺而静，恶寒引衣，或下利清谷，或恶寒倦卧，烦躁下利，不知人事，皆为恶侯，故曰逆。

**不大便** 不大便谓大便难也，皆因发汗，利小便过多，耗损津液，以致肠胃干燥。而转屎阳明，里证者最多，惟见发渴谵语，脉实，狂妄，潮热自汗，小水赤，或心腹胀满硬痛，急用承气汤下之，大便通而热退矣。倘脉浮，表证尚在，或带呕者，知邪未全入腑，尤在半里间，当用小柴胡和之。候大便硬实，不得不下者，只得以大柴胡下之。若阳明汗多，或已经发汗，利小便而大便不通者，此为津液枯竭，宜蜜煎导之。经曰：其脉浮而数，能食不大便，此为实，名曰阳结，宜大柴胡汤。其脉沉而迟，不能食，身体虚，大便反难，名曰阴结，宜金液丹。

**谵语** 经曰：邪气盛则实，精气夺则虚，故实则谵语，虚则郑声。伤寒胃中热甚，上束于心，心为热冒，则神识昏迷，妄有所见而言也，轻则睡中呢喃，重则不睡亦语。有谵语者，有独语者，有语言不休者，有言乱者，此数者，见其热之轻重也。大抵热入于胃，水涸屎燥，必发谵语。又有被火劫者，有亡阳者，各证不同，但脉短者死，胃和者则愈。

**郑声**　郑声者，重语也。如郑卫不正之音。盖因汗下后，或病久本音失而正气虚，则郑重其语不知高下，乃精气夺之候。其脉微细，大小便自利，小柴胡汤。

**小便不利**　邪气聚于下焦，结而不散，甚则小腹硬满而痛，此小便所以不通也。若引饮水过多，下焦蓄热，或中湿发黄，水饮停滞，皆以利小便为先。惟汗后亡津液，胃汁干，与阳明汗多者，则以利小便为戒。设或小便不利，而见头汗出者，乃为阳脱关格之疾矣。

**小便难**　经曰：虚则小便难，阴虚者，阳必凑之，由膀胱受热，故小便赤涩而不能流利也。又有虽不大便六七日，而小便少者，但初硬后溏不定，或硬攻之，必溏。候小便多，屎定硬，方可攻之。乃胃中水谷不利，虽通而不多也。

**小便自利**　小便自利者，为津液漏渗，大便必硬，宜微下之。太阴当发身黄，其小便自利者，则湿热内泄，不能发黄。惟血证，小腹急而如狂，小便自利者，肾与膀胱虚而不能约制水液，桃仁承气汤。

**舌苔**　舌上白苔者，以丹田有热，胸中有寒，谓其寒邪初传入里也，小柴胡汤。舌乃心之苗，色应南方火，邪在表，则未生苔。邪入里，津液结搏，则舌上生苔而滑。热气渐深，其舌苔燥而涩。热聚于胃，其苔为之黄矣，宜承气汤下之。若舌上黑色苔者，则热已深，病势已笃。经曰：热病，口中干，舌黑者，乃肾水刑于心火也。脉浮，阴阳俱紧，口中气出，舌中干燥，蜷卧足冷，鼻中涕出，舌上滑苔，勿妄治也。到七八日以来，微发热，手足温者，此为欲解也。及或大发热者，难治。设有恶寒者，小柴胡加干姜服之。

**小便数** 肾与膀胱虚而挟热则水道涩而小便不快，故涩淋血数起也。若自汗而小便数者，虽有表证，不可用桂枝。谓其亡走津液也。若误服之得厥者，干姜甘草汤。

**脏结** 脏结者，脏气闭结不复流布也。外证如结胸状，但欲食如故，时时利，为异耳。其脉寸浮关沉而紧，脏结无阳证，不往来寒热，其人反静，舌上苔滑者，不可攻，小柴胡汤。

**咽痛** 咽喉不利或痛，或痒，不纳谷食，皆毒气上冲所致，甘桔苦酒汤。若咽喉不利，吐脓血，手足厥逆者，难治。

**眩** 少阳居表里之间，表邪传里，表中阳虚，故头眩。又有汗吐下后而眩者，亦阳虚所致。若少阴病下利止而头眩，时时自冒者，乃虚极将脱也。而风家亦有眩者，风主运动故也。其或诸逆误汗而言乱目眩者，死。

**鼻衄** 经络热盛，迫血妄行于鼻者，为衄也。是虽热甚，邪犹在经，然亦不可发汗。虽曰以桂枝、麻黄治衄，非治衄也，乃欲散其经中邪气耳。其衄血固为欲解，若衄不止而头汗出，其身无汗，及发汗不至足者，难治。

**吐血** 诸阳受热，其邪在表，当汗不汗，致使热毒入脏，积瘀于内，遂成吐血。凡见眼闭目红，神昏语短，眩冒迷忘，烦躁漱水，惊狂谵语，鼻衄唾红，背冷足寒，四肢厥逆，胸腹急满，大便黑利，小便频数，皆瘀血证也。不必悉具，但见一二，便作血证主张。初得此证，急宜治之。经久而腹痛者，难治。

**悸**　悸者，心下筑筑然动，怔忡，不能自安者是也。有气虚，有停饮。其气虚者，阳气内弱，心中空虚而为悸。又有汗下后正气虚而亦悸，比气虚而悸更甚，皆当先定其气也。其停饮者，由饮水过多，水停心下，心火畏水，不能自安而为悸，虽有余邪，必先治悸与水。免使水气走散，而成他言证也。小便利而悸者，茯苓桂枝白术汤。小便少者，必里急，猪苓汤为要也。

**发黄**　太阴脾土，为湿热所蒸，则色见于外，必发黄。湿气胜，则如熏黄而晦。热气胜，则如橘黄而明。伤寒发黄，热势已极，且与蓄血大抵相类。但小便不利，大便实者，为发黄，轻则五苓散，重则茵陈汤。小便不利，大便黑者，为蓄血，轻则犀角地黄汤，重则桃仁承气汤。设或体如烟熏，摇头直视，环口黧黑，举体发黄者，为脾绝，皆不治之证。

**发斑**　热则伤血，血热不散，里实表虚，热乘虚出于皮肤而为斑，轻则如疹子，重则如锦纹。或本属阳证，误投热药，或当汗不汗，当下不下，或汗下未解，皆能致此。有二两证：一曰温毒，即冬时触寒，至春而发，汗下不解，邪气不散，故发斑也；一曰热病，即冬时温暖，感乖厉气，遇春暄热而发也。慎不可发汗，若汗之，重令开泄，更增斑烂也。然而斑之始萌，与蚊迹相类。发斑多见于胸腹，蚊迹只见于手足。阳脉洪大，病人昏愦，先红后赤者，斑也。脉不洪大，病人自静，先红后黄者，蚊迹也。其或大便自利，或短气，燥屎不通，黑斑如果实黯者，不治。凡汗下不解，足冷耳聋，烦闷咳呕，便是发斑之候。温毒发斑，咳而心闷，下利呕吐，下部并口有疮者，黄连橘皮汤。阳毒，斑如锦纹，面赤咽痛，脉洪大，不知人事者，三黄石膏汤；发斑通用升麻犀角汤。

**发狂** 重阴者颠，重阳者狂，热毒，在胃并入于心，遂使神不宁志不定。始则少卧不饥，谵语妄笑；甚则登高而歌，弃衣而走，逾垣上屋，骂詈不避亲疏，皆独阳亢盛所致，不大下之，何能止也？若因当汗不汗，瘀热在里，下焦蓄血如狂者，小便必自利，大便黑，虽时如狂，未至于狂耳，桃仁承气汤。若狂言直视，便溺自遗，与汗后大热，脉躁狂言，不能食，此为虑也。

**肉瞤惕** 肉瞤惕者，非常常有之。阳气者，精则养神，柔则养筋。发汗过多，津液衰少，阳气偏虚，筋肉失所养，故惕然而跳，瞤然而动，非温经助阳之药，何有愈乎？故设真武汤以救之。因汗、吐、下后见此者难治。

**怫郁** 阳气蒸越，形于头面体肤之间，聚赤而不散也。其证有分别：如大便硬而气短燥渴者，实也，大柴胡汤；汗下后有此证，饮水而哕者，胃虚也，桂枝人参汤加茯苓。初得病，发汗不彻，并于阳明，续自微汗出，面色赤者，阳气怫郁也，解肌汤；或汗不彻，其脉浮紧者，与麻黄汤；或小便不利，时有微热，大便乍难，怫郁不得卧，大承气汤。

**瘥后昏沉**　伤寒瘥后，或半月以来，或十余日终不惺惺，错语少神，或寒热似疟，或潮热颊赤，此因发汗未尽，余热在心包络之间，知母麻黄汤。若胃口有热，虚烦而呕，竹叶石膏汤。

**劳复**　病新瘥后，因劳动再发，为劳复。由其血气未平，余热未尽，一或劳之，热气遂还于经络而复发。

**食复**　经云：病热少愈，食肉则复。新瘥后，肠胃尚弱。若多食则难消化，而复病如初也。损其谷则愈，重则攻下。

**动气**　动气者，脏气不调，筑筑然跳动，随脏所主，而形见于脐之上下左右也。由其人先有痞气，而后感于寒。医者不知有痞积在内，妄施汗、吐、下之法，致动其气，故曰动气。又有真气内虚，水结不散，气与相搏，即发奔豚，以其气走动冲突如豚奔之状，皆不宜汗下，通用理中去术，加桂。白术燥肾闭气，故去之；肉桂能泄奔豚，故加之。然而独不言当脐有动气者。脾为中州，主行津液，妄施汗下，必先动脾气，是以不言而喻也。左右上下，尚不宜汗下，何况中州之气，敢轻动之乎！可见伤寒所以看外证为当。

**痉**　痉者，先太阳中风，重感于寒，无汗为刚痉，中风重于湿，有汗为柔痉。身热足寒，头项强急，恶寒，目睛赤，独头摇口噤背反，手足挛搐，有汗者，加减冲和汤。口噤咬牙者，大承气汤。脉散指外者死。

**瘛疭** 瘛则急而缩，疭则缓而伸，热则生风，风主乎动，故筋脉相引而伸缩。伤寒至此，可谓危矣。能以祛风涤热之剂，减其大势。间有生者，治与痉同。

**霍乱** 霍乱者，上吐下利，挥霍撩乱也。邪在上焦，吐而不利。邪在下焦，利而不吐。邪在中焦，既吐且利。俱用正气散加半夏、姜汁以治之。如吐利不止者，理中汤。如其上下不通，腹痛甚而头疼发热者，桂枝大黄汤。此为干霍乱，死者多因其所伤之物不得出，拥塞正气，阴阳隔绝，胀而死。

**不仁** 不仁者，谓不柔和。诸虚乘寒，则为郁冒不仁。盖其血气虚少，不能周流于身，于是正气为邪气所伏，故肌体顽麻不知痛痒，厥如尸也，桂麻各半汤。设或脉浮而洪身汗如油汗，喘而不休，水浆不入者，此为命绝。

**阴阳易** 阴阳易者，换易之易，以其邪毒之气互交相换易也。男子新瘥，妇人与之交，妇人新瘥，男子与之交，动淫欲而反得病者，其候身重气乏，小便绞痛，头不能举，足不能移，四肢拘急，百节解散，眼中生花，热气冲胸。通宜烧裈散。若手足挛拳，其脉离经者，不治。其不换易而自病复发热者，为之女劳复，逍遥散。

**不眠** 阳盛阴虚，则昼夜不得眠。盖夜以阴为主，阴气盛，则目闭而卧安。若阴为阳所胜，则故终夜烦扰而不得宁。汗出鼻干，不得卧者，邪在表也，葛根解肌汤。若胃有燥屎，大热错语，及大汗，胃中干，不得卧者，邪在里也，大承气汤。胃不和则卧不安，故宜彻热和胃也。若汗吐下后虚烦不得眠心中懊憹者，栀子豉汤。咳而呕渴，心烦不得眠者，水气也，猪苓汤。下后发汗，昼则烦躁不得眠，夜则安静，不呕不渴，干姜附子汤。阳胜阴，则狂言，乱梦，心烦气乏不眠者，酸枣汤。阴胜阳，则惊悸昏沉，大热干呕，错语不眠者，犀角地黄汤。

**多眠** 卫气者，昼行于阳，夜行于阴。行阳则寤，行阴则寐。阳虚，阴盛，则目瞑，多眠，乃邪传于阴而不在阳也。昏昏闭目者，阴司阖也。默默不言者，阴主静也。经曰：太阳病十余日，脉浮细，嗜卧者，外已解也。设胸满胁痛，鼻干，不得汗，嗜卧者，风热内攻，不干乎表，故热气伏于里，则喜睡也，小柴胡汤。脉但浮者，麻黄汤。少阴病，但欲寐，尺寸俱沉细者，四逆汤。三阳合病，欲眠，目合则汗，谵语者，有热也，小柴胡汤。其胃热者，亦嗜卧，犀角解毒汤。

**狐惑** 狐惑者，犹豫不决，进退之义也。凡蚀匿，皆虫证。盖腹中有热，食人无多，肠胃空虚，故三虫求食食人五脏。其候四肢沉重，恶闻食气，默默欲眠，目不能闭，口合舌白齿晦，面眉间赤、白、黑色变易无常。虫食下部为狐，下唇有疮，其咽干。虫食其脏为惑，上唇有疮，其声哑。通用黄连犀角汤加桃仁。厥阴为病消渴，气上冲心，饥不欲食，食即吐蚘。既曰胃寒，复有消渴。盖热在上焦，而中下焦则但寒无热。又有大便难一证，并用理中汤加大黄。

**百合** 百合者，百脉一宗，举身皆病，所谓无复经络传次也。大病虚劳之后，脏腑不平，变成此证。

其状似寒无寒，似热无热，欲食不食，欲卧不卧，欲行不行，口苦便赤，药入即吐利，其脉微数，每尿时头痛者，六十日愈；不头痛者，但淅然恶寒，四十日愈。若尿则快然，但头眩者，二十日愈。俱用百合知母汤。

**蛔厥** 蛔厥者，属厥阴病人素有寒，妄发其汗，以致胃中虚冷，饥不欲食，食即吐蛔，乍静乍烦者，蛔或上或下也。蛔闻食臭必出也，所以食即吐蛔也，先服理中汤，次服乌梅丸。若误下之利不止者，四逆汤。

**伤风见寒 伤寒见风** 热盛而烦，手足自温，脉浮而紧，此伤风见寒也。不烦少热，四肢微厥，脉浮而缓，此伤寒见风也。二者为荣卫俱病，法虽用大青龙汤，此汤峻险，不可轻用，须风寒俱盛，又加烦躁，方可与之，不若羌活冲和汤为神药也。

**中风者** 先太阳中风，重感于寒，无汗为刚；中风，重感于湿，有汗为柔。俱身热足寒，颈项强急，恶寒，头面赤，目脉赤，独头摇，卒口噤，背反张，手足挛搐，皆病也。伤风头痛，常自汗出而呕，若汗之，必发。大发湿家汗，亦作。新瘥血虚，汗出当风，亦成。若脉沉而迟，或紧，或散于指外者，皆死证也。有汗，加减冲和汤；无汗者，羌活冲和汤；口噤切牙者，大承气汤下之。

**风温** 风温，尺寸俱浮，素伤于风，因时伤热，风与热搏，即为风温。其外证四肢不收，身热自汗，头疼喘息，发渴昏睡，或体重不仁。慎不可汗，汗之则谵语躁扰，目乱无睛光，病在少阴、厥阴二经，葳蕤汤、小柴胡选用。未醒者，柴胡桂枝汤。发汗复身灼热，知母葛根汤；渴者，栝蒌根汤。脉浮身重，防己汤。误汗风温，防己黄芪汤也。

**湿温** 湿温，寸濡而弱，尺小而急，素伤于湿，因时中暑，湿与热搏，即为湿温。其状胸腹满，目痛，壮热妄言，自汗，两胫疼，倦怠恶寒。若发其汗，使人不能言，耳聋，不知痛处，其身青，面色变，是医杀人耳。湿温在太阴，苍术白虎汤加桂。湿气胜，一身尽痛，发热身黄，小便不利，大便尽快，五苓散加茵陈。脏虚自利，附子理中汤也。

**风湿中湿** 风湿，脉沉，先伤湿而后伤风也。其证肢体肿痛，不能转侧，额上微汗，恶寒不欲去衣，大便难，小便利，热至日晡而剧，治法但微解肌。若正发汗，则风去湿在，非徒无益，而又害之，羌活冲和汤。咽渴，小便不利者，五苓散。外不热，内不渴，小便利，术附汤。缓弱昏迷，腹满身重，自汗失音，下利不禁，白虎汤加白术，去甘草。身肿痛，微喘恶风，杏仁汤。热而烦渴者，小柴胡加天花粉。若误下之，小便必不利，五苓散。中湿，小便不利，一身尽痛，身黄，大便快，茵陈五苓散。大小便俱利，无黄者，术附汤。身痛鼻塞，小建中汤加黄芩也。

**温毒**　温毒者，冬月感寒毒异气，至春始发也。表证未罢，毒未散，故有发斑之候。心下烦闷，呕吐咳嗽，后必下利，寸脉洪数，尺脉实大，为病则重，以阳气盛故耳，通用玄参升麻汤也。

中暑，脉虚而伏，身热面垢，自汗烦躁，大渴毛耸，背恶寒，昏倦身不痛，与伤寒诸证大不同矣。内外俱热，口燥烦渴，四肢微冷而不痛，用白虎汤。痰逆恶寒，橘皮汤。热闷不恶寒，竹叶石膏汤。头痛，恶心烦躁，五苓散。中暑用小柴胡加香薷最良。脉迟，洒然毛耸，口齿燥，人参白虎汤。霍乱烦躁，大渴腹痛，厥冷转筋，黄连香薷汤治之为要也，须顿冷服之。如热服，反为吐泻矣。

**战栗**　战栗者，阴阳争战，故身为之摇也。邪气外与正气争，则为战，邪气内与正气争，则为慄。战者正气胜也，故得汗而解者。栗则不战而但涑缩，遂成寒逆，此正不胜邪，宜姜附四逆汤加灼艾以御之。

## 治 病 格

一、交霜降至春分前，冬月发者，为正伤寒。表证见者，用辛温之药大发汗；里证见者，用寒凉之药急攻下。此与非时伤寒不同治法。

一、交春分至夏至前，有头疼发热，不恶寒而渴者，为温病，用辛凉之药微解肌，不可大发汗。里证见者，用寒凉之药急攻下。若三月后得此证者，为晚发，治法同表证，不与正伤寒同治法。

一、交夏至后，有头疼发热，不恶寒而渴者，为暑病，以其热深，又名热病，只用辛凉之药微解肌，不宜大发汗。里证见者，用大寒之药急攻下。表证不与正伤寒同治法，若夏月火发热，头疼烦渴，背恶寒，微汗、脉虚，前板齿燥者名中暑，用寒凉之剂清之。

一、交秋至霜降前，有头疼发热，不恶寒，身体痛，小便短者，为湿病，亦用辛凉之药加燥剂以解肌，不宜大发汗。里证见者，用寒凉之药急攻下。表证不与正伤寒同治法。

一、春、夏、秋三时，有患头疼身热，亦有恶寒者，即是感冒非时暴寒之轻，非比冬时正伤寒之重，俱用辛凉之剂小发其汗。若里证见者，用寒凉之药急攻下。表证不与正伤寒同治法。

一、四时有患头疼，发热恶寒，身体倦怠，骨酸疼，自汗出，口微渴，脉浮大而无力，名劳力感寒证，当用温凉之剂温经散寒，切禁大发汗。里证见者，中和之剂加转药微下之，不可急攻下。

一、四时有患头疼，身热恶寒，老幼相传者，名时疫病，用辛凉之药微解表。里证见者，急攻下。从病制宜，不与正伤寒同治法。

一、初起头疼，发热恶寒，已后传里，头疼恶寒皆除，而反怕热，发渴谵语，或潮热自汗，大便不通，或揭去衣被，扬手掷足，或发斑黄，狂乱，此为阳经自表传入阴经之热证，俱当攻里，下之。设或失下，而变出手足乍冷乍温者，因热极发厥，即阳证似阴，名阳厥，急当下之。又有失于汗下，或本阳证，误投热药，使热毒入深，阳气独盛，阴气暴绝，登高而歌，弃衣而走，詈骂叫喊，燥渴欲死，面赤眼红，身发斑黄，或下利赤黄，六脉洪大，此名阳毒发斑证，用酸苦之药，令阴气复而大汗解矣。如大便实者，又当用大寒之药下之。此与如狂不同治。

一、初起无头疼身热，就便怕寒厥冷，或腹痛呕吐，泻利不渴，蜷卧，战栗，脉沉细无力，此为直中阴经真寒证，不从阳经传来，当用热药温之。如手足厥冷，过乎肘膝者，因寒极发厥，名阴厥，急当救里，温之。此与阳厥不同治。又有初病，外感寒邪，内伤生冷，内既伏阴，内外皆寒，或本阴证，误投凉药，使阴气独盛，阳气暴绝，以致手足厥冷，腰背强重，头眼眶痛，呕吐烦闷，下利腹痛，身如被杖，六脉沉细，汤粥不下。已后毒气渐深，入腹攻心，咽喉不利，腹痛转甚，心下胀满，结硬如石，燥渴欲死，冷汗不止，或时郑声，指甲面色青黑，此名阴毒，速灸关元在脐下三寸、气海在脐下一寸半，服大热之剂温之，令阳气复而大汗解矣。

一、若夏月大发热，头疼燥渴，背恶寒，微汗，脉虚无力，口齿燥者，名中暑，用寒凉之剂清之。

一、病人身微热，烦躁，面赤戴阳，欲坐卧于泥水井中，脉来沉细无力，此阴发躁，名阴躁，当用辛热之药温之，不宜用凉剂。误用之，其躁急渴甚，而死。若病人身冷，脉沉细而疾，虽烦躁，不欲倾水入口者，此名阴盛格阳，亦用大热之剂温之。

一、伤寒，失于汗下，使寒邪传里，燥渴谵语，小水自利，大便黑，小腹硬痛，或身黄，是下焦蓄血如狂证。此与阳狂不同治，宜下尽黑物则愈。

一、伤寒，初得病无表热，但狂言烦躁不安，精采不与人相当。此因热结膀胱，其人如狂，太阳经之里证也，自有太阳经之里药治，不与阳狂同治法。

一、伤寒，小水不利，大便实，小腹满，燥渴谵语，怕热，身目黄，此名湿热发黄，轻则疏利，重则大下。与血证发黄不同。

一、伤寒，失于汗下，血热不散，故成发斑，不宜发汗，轻则化之，重则下之。起于胸腹，先红后赤者，曰发斑。起于手足，先红后黄者，曰蚊迹。临病之际，宜详审焉。

一、伤寒少阴证，恶寒发热，无头疼，误大发汗，使血从耳、目、口、鼻中出者、名阴血，多不治。此与鼻衄阳血不同治。

一、伤寒，太阳证，发热恶寒，头痛，或微喘，鼻中出血者，为衄血，名阳血，若衄血而成流者，不须服药，少刻自解。若点滴不成流者，此正夺血者无汗，夺汗者无血。古人血为红汗，必须服药，此与阴血不同治。

一、伤寒，失于汗下，邪热传里，使水涸粪燥，大便不通，躁渴谵语，或心下硬痛，下利纯清水，燥渴，

·145·

口出无伦语。凡此皆实，当寒凉之剂下之。又有汗多亡阳，或下后利不止，身疼痛，或自利清谷，谵语者，凡此皆虚，当辛热之剂温之。此与狂言不相类。

一、伤寒，余热不除，蕴在心包，使精神短少，冒昧昏沉，睡中言语一二句者，名独语，宜凉剂清之。此与谵语不相类。

一、伤寒，因汗下后正气虚而本音失，则郑重语散不知高下，大小便自利，手足冷，名郑声，宜中和之剂治之。此与独语不相类。

一、伤寒，瘥后交接淫欲，无病患反得病者，名阴阳易，宜清凉解毒之剂治之。此与女劳复不相类。

一、伤寒，瘥后交接淫乐，不因易自病后发者，名女劳复。与前阴阳易同治法。

一、伤寒，失于汗下，或因汗下后气虚，令人气逆不相接续者，名短气，分虚实治之。此与喘证不相类。

一、伤寒，失于汗下，或因饮水过多，令人抬肩撷肚，气逆上者，名发喘，分表里水气治之。此与短气不相类。

一、伤寒，麻黄汤证，误下之，心下满闷不痛者，名痞气，分虚实治之。此与结胸不相类。

一、伤寒，桂枝汤证，误下之，心下满硬而痛者，名结胸，分缓急治之。此与痞满不相类。

一、伤寒证，病二阳经，或三阳经同病不传者，名合病，分在经过经治之。此与并病不相类。

一、伤寒证，一阳经先病未尽，又过一经而传者，名并病，分在经在腑治之。此与合病不相类。

一、伤寒，或汗下太过，或恣饮冷水，水寒相搏，虚逆，声浊恶而长，名哕。此与干呕不相类。轻则和解疏利，重则温散。

一、伤寒，热在胃口，与谷气并，热气上熏，无物而呕，名干呕，分实热水气治之。此与哕证不相类。

一、伤寒，有头疼，发热恶寒，脉沉，此名太阳脉似少阴，当辛热之剂散之。与少阴证不相类。

一、伤寒，无头疼，止则发热恶寒，脉沉，此名少阴证似太阳，当辛温之剂散之。与太阳证不相类。

一、伤寒，头疼，恶寒身热者，名表热，以辛散之。

一、伤寒，无头疼，恶寒反怕热，燥渴口苦，舌干谵语，便实者，为里热，以寒下之。此与表热不相类。

一、伤寒，头疼，身热恶寒者，为表恶寒，当以辛甘散之。无头疼身热而恶寒厥冷，蜷卧口渴，或吐泻腹痛，战栗者，为里恶寒，当辛热之剂温之。此与表恶寒不相类。

一、伤寒吐蛔，虽有大热，切忌寒凉，犯之必死。盖胃中有寒，则蛔上膈，大凶之兆，急用理中加炮干姜、乌梅，花椒以安蛔。后却以小柴胡退热。

一、伤寒，或口吐白沫，或睡梦中多流冷涎，俱为积寒在中，切忌寒凉之药，止宜温中，杂病亦然。

一、伤寒，烦渴欲水者，因内水涸竭，欲得外水自救，欲饮一升，止可与一半，常令不足，不可太过。若恣饮过度，则水停心下，为水结等证。射于肺为喘为咳；留于胃为噫为哕；溢于皮肤为肿；蓄于下焦为癃；渗于肠胃间为利，皆饮水过也。经云：若还不饮，非其强饮，须教别病生。

一、伤寒，汗下后，不可使用参芪大补也，宜小柴胡加减以和之。盖大补则邪热愈盛，复变他证。世谓伤寒无补法者本此。若曾经汗下后，果是虚弱之甚，脉见无力，除劫温补，别无良法。设劳力感寒者，均不在禁补之例。

## 劫 病 法

一、伤寒，发狂奔走，人难制伏，先于病人处置火一盆，用醋一碗，倾于火上，其烟冲入鼻内即安，方可察其阳狂阴躁亲切，方用药无差。若初起头疼，发热恶寒方除，已后登高而歌，弃衣而走，逾垣上屋，詈骂叫喊，大渴欲死，脉来有力，乃因热邪传里，阳盛发狂，当用寒药下之，此为阳狂。

凡见舌卷囊缩者，不治。若病起无头疼，身微热，面赤戴阳，烦躁，脉来沉微无力，欲坐卧泥水中，乃因寒极而发躁，即阴证似阳，当用热药温之，此为阴躁。凡见厥冷，下利谵语者，不治。医者不察脉来有力无力，以虚阳上膈而躁，误为实热，反与凉药，使渴盛燥急，则气消死矣。须详脉来有力无力，此为良法。

一、伤寒，腹中痛甚，将凉水一盏，与病人饮之，其痛稍可者，属热痛，当用凉药清之。清之不已，而绕脐硬痛，大便结实，烦渴，属燥屎痛，急用寒药下之。食积痛，同治法。若少腹硬痛，小水自利，大便黑，身目黄者，属蓄血痛，亦用寒剂加行血药，下尽黑物即愈。此三者，皆痛随利减之法也。若饮水愈加作痛，属寒痛，当用温药和之。和之不已，而四肢厥冷，腹疼，呕吐泻利，急用热药救之。须详脉来有力无力，此为良法。

一、伤寒，直中阴经真寒证，甚重而无脉，或吐泻脱元而无脉，将好酒姜汁各半盏，与病人服之，其脉来者，可治。当察其虚实用药，不拘脉浮沉大，但指下出见者，即为生意。如用此法脉不至者，必死。又当问病人有无疼痛处，若有痛证，便知痛甚者，脉必伏，宜随病制宜，不为吉兆。如无痛证，用此法而脉至者，此为吉兆。尤当问病患，若平素原无正取脉，须用覆手取之，脉必见也，此属反关脉，诊法与正取法同。若平素正取有脉，后因得病诊之无脉者，亦当覆手取之。取之而脉出者，阴阳错乱也，宜和合阴阳。如覆取正取俱无脉者，必死。

一、伤寒，舌上生苔，不拘滑白黄黑，俱用井水浸青布片，于舌上洗净后，用生姜片子时时浸水刮之，其苔自退。凡见舌上黑苔芒刺者。此热毒入深，十有九死，是肾水克心火也。若发黄者，用生姜时时周身擦之，其黄自退。若心胸胁下有邪气结实，满闷硬痛，用生姜，捣烂去汁，炒微燥绢包于患处，款款熨之。如姜渣冷，和均前汁，炒干再熨许久，豁然宽快。热结者不必炒。

一、伤寒，鼻衄成流，久不止者，将山栀炒黑，为细末，井水调服。或吹入鼻内，外用湿草搭于鼻上，其衄自止。若点滴不成流者，其邪在经未解，不在此法。

一、伤寒，热邪传里，服转药后，将盐炒麸皮一升，用绢包于病人腹上熨之，使药气得热则行，大便易通矣。

一、伤寒，吐血不止，用韭汁磨京墨呷之，其血即止。如无韭汁，鸡子清亦可。赤属火，黑属水，有相制之理。

一、伤寒，直中阴经真寒证，或阴毒证，身如被杖，腹中绞痛，呕逆沉重，不知人事，四体坚冷如石，手指甲唇青，药不得入口，六脉沉细，或无脉欲绝者，将葱缚一握，切去茎叶，取白三寸许，捣如饼，先用麝香半分，填于脐中，后放葱饼脐上，以火熨之，连换二三饼。稍醒，灌入生姜汁，煎服回阳救急汤。如不醒，再灸关元、气海二三十壮，使热气通其内，逼邪出于外，以复阳气。如用此法手足温和，汗出即醒者为有生也，若用此法，手足不温，汗不出，不省人事者，必死。

一、伤寒，热病，热邪传里，亢极无解，用黄连煎水一盏，放井中顿冷[①]，浸青布搭在胸前，徐徐换之，

———————————

① 注：相当于水浴冷却。

待热势稍退即除，不可久渍，夏天用此法，冬不可用。

一、伤寒，服药转吐出不纳者，随用竹管重搯内关，后将生姜自然汁半盏，热饮，其吐即止。大凡服寒药热饮，热药寒饮，中和之剂温和饮之。如要取汗，虽辛甘之剂，亦宜热服。如要止汗，虽甘温之剂，亦宜温服。

一、中风，痰厥昏迷，卒倒不省人事，欲绝者，先用皂荚末捻纸烧烟，冲入鼻内，有嚏可治。随用皂荚末五分，半夏、生矾各三分，和匀，姜汤调服探吐。后服导痰汤。

一、干霍乱，不得吐者，用滚汤一碗，入皂荚末三分，盐一撮调服探吐，莫与米汤，设若与之，即死，谷气反助邪也。

一、中寒，卒倒昏迷不省者，先用热酒、姜汁各半盏灌入，稍醒后，服加味理中饮为效。如不饮酒人，只用姜汁灌之，根据法调治。此证冬月甚有之，余月几希矣。

一、伤寒阳毒，药虽下通，而心下犹不软，痛楚喘促，或发狂乱者，用大头缩地龙四条，洗净碾烂，入姜汁、薄荷汁各一匙，蜜半匙，片脑①一分，调匀服尽，良久渐快，令稳睡一饭时，即以揉摸痛处，当有汗出而愈。

一、伤寒痞满，不拘寒热虚实，用萝卜子三合，生

---

① 即：冰片。

姜二两，葱白七茎，橘叶一握椒叶亦可，白面半合，捣烂炒温盫（覆盖）痞满处，外用绢帛缚定，候半日许，胸中烦热即解去之自愈。

一、伤寒自汗，大便不通，老弱之人，或病久不能服药，其粪已入直肠者，恐服硝黄，变为坏证，将蜜炼如饴，乘热入皂角末，捻如枣核样，纳谷道中，良久自通。

一、伤寒小便不通，先用麝香半夏末，填在脐中。

后将葱白、田螺捣成饼贴封脐上，用布袋缚住。下用皂角烧烟，熏阴头，其尿即通，女人则用皂荚抖洗不便处。

一、伤寒不得汗出，用生姜葱白各半斤，煎汤一桶，倾入盆中，盆上横放，小板一片，令病人坐其上蒸之，外以席被围住，露其口鼻，其汗自出，但得津津漐漐，手足及周身通达，斯为善矣。若如水杯洗，恐大伤元气，蹈汗多亡阳之弊。或令病人用大指抵住中指中节，十指俱屈，紧捏莫放，合拳夹在两大腿中，坐待良久其汗自出。或用苏叶煎汤，器盛，置于被内两膝下熏之，亦自汗出，或用生姜搞烂，炒燥绢包乘热，周身擦之，冷即易之，复盖片时，其汗亦出。或用滚水一壶，布包放病人脚下，令踏其上，复以温被，其汗自下而上。或将生姜、葱白、淡豆豉，捣成饼，烘热贴脐上。用帛勒紧，其汗自出。或用甜梨一个，生姜一块，同捣取汁，入童便一盏，重汤煮热，服之，汗出。

一、伤寒单潮发热无汗，五七日不大便，死在旦夕。以桃仁承气汤，打下硬粪如石二次，即出大汗而已。后以温胆汤二剂，调理而安。

一、伤寒汗出不止，将病人发披水盆中，足露于外，用炒粉麦麸、糯米、煅龙骨、牡蛎为细末和匀。绢包周身扑之，其汗自止，免致亡阳而死。或用蚊蛤、枯矾末，津唾调匀，填在脐中，布帛缚定，其汗亦止。

## 伤 寒 歌

伤寒病，最难测，教尔庸流莫乱说。仲景立法节庵泄，万古不易伤寒诀。方不同，法更异，四时伤寒各有例。惟有冬月正伤寒，不与春夏秋相类。发表实表两妙方，用在三冬无别义。正伤寒，正伤风，表实表虚各不同。表虚自汗脉浮缓，疏邪实表有奇功。表实无汗脉浮紧，升阳发表病自松。皆恶寒，皆发热，头痛脊强一般说。俱属太阳膀胱经，有汗无汗须分别。无汗表实有汗虚，脉浮缓紧指下切。春夏秋，别有方，通用羌活冲和汤。春温夏热秋湿病，随时加减细揣量。病症与冬皆相似，浅深表里脉中详。脉有沉，脉有浮。半浮半沉表里求。有力无力分虚实，或温或下细推由。更有汗吐下三法，宜用宜禁莫轻投。两感症，为双传。太阳少阴病非浅，脉来沉大肾膀胱，口干头痛邪难剪。二日阳明与太阴，脾胃沉长走卢扁。眼眶痛，鼻孔干，腹满自利不能安。三日少阳厥阴病，脉见浮弦胆连肝。耳聋胁痛囊蜷缩，古人尚少还魂丹。陶节庵，著奇方。不问阴阳两感

伤，通用冲和灵宝饮
病，治分先后要精详。
瘥。表缓里急宜攻里
渴，身疼发热自利屙
的。莫道两感无医方，
轻，双解六一二方觅。
源。柴葛解肌汤一服
里，柴胡双解立安全。
用。太阴发黄头汗流
寒，加味理中急煎送
啜。小水不利导赤汤，
胸，六一顺气分明说。
难。庸医误认为热证
晓，复元汤进自安全。
我。热在三焦少人知
冷，烦闷咳呕定不左。
慢。劳力感寒治不同
寒，莫与伤寒一例判。
确。食积病证类伤寒
疑，加味调中为神药。
说。热邪传里蓄瘀成
方，生地芩连汤亲切。
殃。欲赴井中脉无力
症，加减犀角地黄良。
丹。阳毒发斑狂言语，

一服两解雪浇汤。
里病少，表病多，
调胃承气莫蹉跎。
脉沉细，又无力，
须知先后有消息。
阳明证，不得眠，
犹如渴急饮清泉。
咽内干，腹内痛，
茵陈将军百发中。
时行病，身发热，
下焦蓄血凭斯诀。
头不痛，缠身热，
岂知虚火上炎然。
身如朱，眼似火，
三黄石膏汤最可。
若发汗，增斑斓，
调荣养卫金不换。
身出汗，热烦渴，
身体不痛休认错。
小水利，大便黑，
血热自利休疑惑。
阴格阳，难遍详，
急服回阳返本汤。
真阴证，初怕寒，
六脉洪数口渴干。

更明表里多少
麻黄葛根用必
寒中阴经口不
回阳救急汤最
结胸症候分重
鼻干目痛是根
耳聋胁痛半表
桂枝大黄汤宜
无热自利是脏
六神通解须当
一切下症并结
面赤饮水下咽
名为戴阳多不
发斑狂叫误认
斑欲出时足寒
消斑青黛饮莫
内伤血气外感
如神白虎汤的
气口紧盛莫狐
桃仁承气对尔
鼻衄吐血有妙
阴极发躁面赤
水不下咽瘀血
大便躁气上

逆，三黄巨胜服自安。无热，精采不与人相摄，热结膀胱休下之，桂苓饮子真奇绝。心下硬，痛利纯清，热积利症医莫测。又谵语，又发渴，黄龙汤济正用着。口噤头摇变成痉，如圣饮中加莫错。瘥后昏证及百合，柴胡百合汤可托。亡阳症，过汗多，头痛振振没奈何。筋惕肉瞤虚太甚，温经益元堪调和，男女劳复阴阳易，逍遥汤用病自瘥。脚气症，类伤寒，禁用补剂汤和丸。中寒身冷中暑热，浮风湿弱脉两端。便闭呕逆难伸屈，加减续命保方全。撮空症，仔细认，误作风治伤人命。循衣摸床神未定，叉手搭心不识人。只因肝热乘肺金，升阳散火如响应。睡梦中，独言语，目赤唇焦已如许。汤粥与之则咽吞，形如醉人可包举。君火克肺名越经，泻心导赤汤急取。头不痛，身不凉，口出无伦言反常。小水自利大便黑，误投凉药梦黄粱。内传心脾夹血症，当归活血汤最强。夹痰症，似伤寒，憎寒壮热识认难。口流涎沫为证验，内伤七情始生痰。神出舍空乱语言，加味导痰保平安。天行病，火热煎，头项肿痛恶寒连。一剂芩连消毒饮，痰火喉痹尽安全。此是先贤真秘诀，不遇知音莫浪传。

**升麻发表汤**　治冬月正伤寒，头痛发热，恶寒脊强，脉浮紧无汗，为表证。此足太阳膀胱经受邪，当发汗，此头如斧劈，身如火炽者宜此，即麻黄汤加减：

麻黄三钱　桂枝二钱　杏仁　炙甘草　升麻　羌活防风　白芷　川芎各钱半

上剉一剂，生姜三片，葱白二茎，豆豉一撮，水煎服。厚被覆首，取汗如神，中病即止，不可多服，多则生变。若本经感寒深重，服后不作汗者，宜再服之。至二三剂而汗不出者，必死。

发热恶寒，头痛无汗而喘者，去升麻加干葛。发热恶寒，身体痛者，去杏仁加苍术、芍药。发热恶寒，身痒面赤者，以其不得小汗出故也，去白芷、升麻、杏仁，加柴胡、芍药。头痛发热恶寒，忽然饱闷者，加桔梗、枳壳。本经汗后不解者，宜再服，量证轻重，用麻黄、升麻，分多寡为当。

**方歌**　升麻发表汤，麻黄加防羌。

　　　　川芎升白芷，豆豉葱白姜。

**疏邪实表汤**　治冬月正伤风头痛，发热恶风脊强，脉浮缓，自汗为表证。此足太阳膀胱经受邪，当实表散邪，无汗者不可服。即桂枝汤加减。

桂枝三钱　芍药二钱　炙甘草一钱　白术　川芎　羌活　防风各钱半

上剉一剂，生姜三片，大枣二枚，饴糖一匙，水煎温服。汗出不止加黄芪。喘加柴胡、杏仁。闷加枳实、桔梗。

**方歌**　疏邪实表汤，桂枝加羌防。

　　　　川芎并白术，姜枣和饴糖。

**羌活冲和汤**　治春夏秋非时感冒，暴寒头疼，发热恶寒，脊强无汗，脉浮紧。此足太阳膀胱经受邪，是表证。宜发散，不与冬时正伤寒同治法，此汤非独治三时伤寒，春可治温，夏可治热，秋可治湿，治杂病亦有神效，可代麻黄桂枝青龙各半等汤。诚太阳经之神剂，故名神解散。

羌活二钱　防风钱半　苍术　黄芩　生地　川芎　白芷各一钱　细辛五分（莫多）　甘草一钱

上剉一剂，生姜三片，大枣二枚，葱白三茎，发汗热服。止汗温服。如服后不作汗加紫苏叶。喘而恶寒，身热加杏仁、生地。汗后不解，宜再服。汗下兼行加大黄。胸中饱闷去生地，加枳壳、桔梗。如脉浮缓自汗，宜实表，去苍术加白术，不止加黄芪，即名加减冲和汤。再不止，以小柴胡加桂枝、芍药。夏加石膏、知母，名神术汤。

**方歌**　羌活冲和汤，细辛防风苍。

　　　　　芎芷葱甘草，姜枣芩地黄。

**干葛解肌汤**　治足阳明胃经受邪，目痛鼻干不眠，微恶寒，头疼眼眶痛，脉来微洪。宜解肌，此属阳明经病，其正阳明腑病，别有治法，即葛根汤加减：

柴胡　干葛　甘草　黄芩　芍药　羌活　白芷　桔梗等分

上剉一剂，姜三片，枣二枚，石膏一匙，水煎热服。无汗恶寒甚者去黄芩加麻黄，春宜少，夏秋去之，加紫苏叶。

**方歌**　干葛解肌汤，减去桂麻黄。

　　　　　石膏芩桔梗，姜枣白芷羌。

**柴胡双解饮**　治足少阳胆经受邪，耳聋胁痛，寒热呕而口苦，脉来弦数，在半表半里，宜和解。此经胆无出入，有三禁，不可汗、吐、下，即小柴胡汤加减：

柴胡二钱　黄芩钱半　半夏　甘草　人参　陈皮　芍药各一钱

上㕮一贴，姜三片，枣二枚，艾汁一匙，水煎温服。小水不利加茯苓。呕加竹茹、姜汁。胁痛加青皮。痰多加瓜蒌仁、贝母。寒热往来似疟加桂枝，口渴加天花粉、知母。齿燥无津液加石膏。嗽加五味、金沸草。坏证加鳖甲。胸中饱闷加枳壳、桔梗。心下痞满加枳实、黄连。虚烦加竹叶、炒粳米。内热甚，错语，心烦不得眠，合解毒汤。小水不利，大便泄泻合四苓散。夹热下利加黄连、芍药。妇人热入血室加当归、红花。男子热入血室加生地。老女王伤寒无表证，其热胜者加大黄，甚者加芒硝。若与阳明合病加干葛、芍药。

**方歌**　柴胡双解饮，本小柴胡汤。

再加陈皮芍，艾汁大枣姜。

**桂枝大黄汤**　治足太阴脾经受证，腹满而痛，咽干而渴，手足温，脉来沉而有力，此因热邪从阳经传入阴经也，即桂枝加大黄汤加减。

桂枝三钱　芍药钱半　大黄二钱　甘草炙　柴胡　枳实各一钱

上㕮一贴，姜一片，枣二枚，水煎，临服入槟榔磨水三匙热服。腹满不恶寒而喘者，加大腹皮，去甘草。

**方歌**　桂枝大黄汤，加入枳槟榔

柴胡生姜枣，喘去甘草良。

**加味理中汤**　治足太阴脾经受证，自利不渴，手足温，身无热，脉来沉而无力，此属脏寒，当温里，即理中汤加减。

干姜　白术　人参各二钱　炙甘草　肉桂　陈皮各一钱　茯苓八分

上剉一贴，姜一片，枣二枚，水煎，临服入炒陈壁土一匙调服，取土气以助胃气也。腹濡满者去甘草。呕吐加半夏、姜汁。倦卧沉重，足冷，利不止者少加附子。身体痛者急温之加附子。自利腹痛者入木香磨姜汁。厥阴消渴，气上冲心，饥不欲食，食即吐蚘，腹痛大便实者，加大黄，入蜜少许，微利之。

**方歌**　加味理中汤，原方加桂良。

　　　　姜枣陈壁土，茯苓橘红强。

**茵陈将军汤**　治足太阴脾经，腹满身目发黄，小水不利，大便实发渴，或头额汗至颈而还，脉来沉重者宜此，即茵陈蒿汤加减。

茵陈三钱　大黄二钱　山栀钱半　滑石　甘草梢　黄芩　枳实　厚朴各钱

上剉一贴，灯心一握，水煎热服，以利为度。如大便自调者去大黄，厚朴加大腹皮，利小便，清为效。

**方歌**　茵陈将军汤，枳朴加入强。

　　　　滑石并甘草，灯芯及腐肠。

**导赤汤**　治小水不利，少腹满，或下焦蓄热，或引饮过多，或小水短赤而渴，脉来沉数者，以利小便为先，惟汗后亡津液与阳明汗多者，则以利小便为戒，即五苓散加减。

茯苓　猪苓　泽泻　白术　桂枝　滑石　甘草　山栀等分

上剉一贴，生姜一片，灯芯二十根，水煎，入盐五分调服。中湿身目黄者加茵陈。水结胸证加木通、灯芯。如小水不利，而见头汗出者，乃阳脱也。如得病起无热，但狂言烦躁不安，精彩不与人相当，以此汤治之。

**方歌**　最妙导赤汤，五苓加减良。

　　　　山栀滑石草，灯芯食盐姜。

**六一顺气汤**　治伤寒热邪传里，大便结实，口燥咽干，怕热谵语，揭衣狂妄，扬手掷足，斑黄阳厥，潮热自汗，胸腹满硬，绕脐疼痛等证，可代诸承气、大柴胡、大陷胸等汤。

大黄三钱　芒硝钱半　枳实　厚朴　芍药　甘草　柴胡　黄芩各钱

上剉一贴，先煎水滚，后入药，煎至八分，临服入铁锈水三匙调服。取铁性沉重之义，最能坠热开结。

**方歌**　六一顺气汤，枳朴配硝黄。

　　　　柴芩芍药草，急下依本方。

**如神白虎汤**　治身热，渴而有汗不解，或经汗过渴不解，脉来微洪者宜此。无渴者不可服。即白虎汤加减。

石膏五钱　知母二钱　甘草钱　粳米一合　人参即人参白虎汤，一名化斑汤。口燥咽干，发赤斑者宜之，去人参加苍术，名苍术白虎汤。湿温证，热不退便溏者宜之。　山栀　麦冬各钱　五

味十粒

上剉一剂，姜一片，枣一枚，淡竹叶十皮，水煎热服。心烦加竹茹。大渴心烦，背恶寒者去山栀加天花粉。

**方歌**　如神白虎汤，栀仁竹叶良。
　　　　麦冬参五味，加入解渴强。

**三黄石膏汤**　治阳毒发斑，身目面黄如涂朱，眼珠如火，狂叫欲走，六脉洪大，燥渴欲死，鼻干面赤齿黄，过经不解，已成坏证，表里皆热，欲发其汗，则热不退，又复下之，大便遂频，小水不利，亦有错治温证而成此证者。又八九日已经汗下后，脉洪数，身壮热，拘急沉重，欲治其内，由表未解，欲发其表，则里证又急，趑趄不能措手待毙而已。殊不知热在三焦闭塞经络，津液枯竭，营卫不通，遂成此证。又治汗下后，三焦生热，脉洪数，谵语不休，昼夜喘息，鼻时加衄，身目俱黄，狂叫欲死者通有神效。

黄连　黄芩　黄柏　山栀各二钱　石膏三钱　麻黄钱半

上剉一贴，生姜三片，细茶一撮，香豉半合，水煎热服。

**方歌**　三黄石膏汤，姜茶豉麻黄。
　　　　芩连柏栀子，阳毒发狂方。

**茵陈退黄散**　治伤寒发黄，身面俱如金色，小便如煎浓柏汁，诸药不效者。

茵陈　龙胆草　柴胡　升麻　黄连　黄芩　黄柏

老山栀　木通　滑石　甘草等分

上剉一贴，灯心一握，水煎服。便实加大黄，虚损加人参。

**方歌**　茵陈退黄，芩连正当。

　　　　升柴栀子胆草，六一木通柏良。

**三黄巨胜汤**　治阳毒发斑，狂乱妄言，大渴叫喊，目赤脉数，大便燥实不通，上气喘急，舌卷囊缩难治者，权以此汤劫之，即三黄石膏汤，去麻黄、豆豉加大黄、芒硝、枳实。

上剉一贴，姜一片，枣三枚，水煎，临服入泥浆清水。

**冲和灵宝饮**　治两感伤寒，起于头疼恶寒发热，口燥舌干，以阳先受病，宜先以此汤探之，取微汗为愈，如不愈，表证多而甚急者，方可用麻黄葛根为解表。如里证多而甚急者，先以调胃承气为攻里是也。如以阴经自中病，发热不利身疼痛，脉沉细无力，不渴倦卧昏重者，又当先救里，回阳救急汤是分表里寒热而治之权变也。

羌活　防风　生地黄　黄芩　柴胡　干葛　川芎白芷　石膏各钱　细辛三分　甘草五分

上剉一贴，姜三片，枣二枚，黑豆一撮，水煎温服。

**方歌**　冲和灵宝饮，芎芷辛羌防。

　　　　石膏黑豆草，柴葛芩地黄。

**桃仁承气对子**　治邪热传里，热蓄膀胱，其人如狂，小水自利，大便黑，小腹满痛，身目黄，谵语燥渴，为蓄血证，脉沉有力，宜此汤下尽黑物则愈。未服前而血自下者，为欲愈，不宜服。即桃核承气汤加减。

桃仁十二枚　桂枝一钱　大黄三钱　芒硝钱半　甘草五分　柴胡　青皮　枳实　当归　芍药各钱

上剉一贴，生姜三片，临服入苏木煎汁三匙，血尽为度。

**方歌**　桃仁承气良，青柴枳实强。

苏木归芍药，专治蓄血方。

**消斑青黛饮**　治热邪传里，里实表虚，血热不散，热气乘虚出于皮肤而为斑，轻则如疹子，重则锦纹，甚重则斑烂皮肤。或本属阳证，误投热药，或当下不下，或下后未解，皆能致此。不可发汗，重令开曳，更加斑烂。

柴胡　人参　元参　乌犀角　生地黄　黄连　青黛知母　山栀　甘草梢　石膏等分

上剉，姜枣煎，入醋一匙调服。便实者，去人参加大黄。

**方歌**　消斑青黛饮，犀角连地黄。

石膏元知母，参柴栀草强。

**生地芩连汤**　治鼻衄成流久不止者，或热毒入深吐血不止者，或失血过多，错语失神，撮空闭目，不知人事者。

生地　黄连　黄芩　柴胡　犀角无代升麻　山栀　川芎　芍药　桔梗　甘草各等分

上剉一剂，大枣二枚，水煎，临服入茅根捣汁，磨京墨调饮，如无茅根，或揿藕汁，或捣韭汁亦可。

**方歌**　生地芩连汤　犀角山栀良。

　　　　　芎芍柴甘桔，失血第一方。

**加减犀角地黄汤**　治烦燥漱水不下咽，属上焦有瘀血。

生地　犀角　当归尾　赤芍　牡丹皮红花　黄连黄芩　生甘草　枳壳　桔梗等分

上剉一剂，姜一片，水煎，临服入韭汗三匙，温服。

**方歌**　犀角地黄汤，归芍芩连良。

　　　　　丹皮红花韭，枳桔甘草强。

**回阳救急汤**　治寒邪直中阴经，真寒证，初病起无身热头疼，止则怕寒，四肢厥冷战粟，腹疼吐泻不渴，引衣自盖，倦卧沉重，或手指甲唇青，或口 p 巽白沫，或至无脉，或脉来沉迟而无力者，即四逆汤加减。

附子制　干姜　甘草炙　人参　茯苓即茯苓四逆汤，治汗下后不解。　肉桂　白术　陈皮　半夏　五味子各等分

上剉姜煎，临服入麝香三厘调饮，以手足温和即止，不可多服。呕吐涎沫或有小腹痛加盐炒吴茱萸。泄泻不止加升麻黄芪。呕加姜汁。无脉者加猪胆汁。

**方歌**　回阳救急汤，四逆加桂良。

　　　　　参术苓五味，陈皮半麝香。

**回阳返本汤**　治阴盛格阳，阴极发燥，微渴面赤，欲坐卧于泥水井中，脉来无力，或脉全无欲绝者。

熟附子　干姜　炙甘草　人参　麦门冬五味子　陈皮　腊茶等分

面戴阳者下虚也，加葱七茎，黄连少许，用澄清泥浆水煎之，临服入蜜五匙，顿冷服之，取汗为效。

**方歌**　回阳返本汤，参草附干姜。

麦冬五味子，陈皮腊茶良。

**柴胡百合汤**　治伤寒瘥后昏沉，发热而渴，错语失神及百合劳复坏证。

百合　知母即百合汤专治汗后百证。　生地去知母即百合地黄汤，治不经汗吐下百合证。　柴胡　黄芩　鳖甲醋煮　人参　陈皮　甘草

上㕮咀，姜枣煎服。渴加天花粉。烦燥加山栀。头疼加羌活、川芎。呕加半夏、姜汁。饱闷加枳壳、桔梗。食复加枳实、黄连。甚重便实者加大黄。胸中虚烦加竹茹、竹叶。干呕错语失神，呻吟睡不安者加黄连、犀角。咳喘者加杏仁、麻黄。心中惊惕为血少加当归、茯神远志。虚汗加黄芪。疲倦加白术。腹如雷鸣加煨生姜。劳复时热不除加葶苈、乌梅、生艾汁。

**方歌**　柴胡百合汤，知母芩地黄。

参草陈鳖甲，瘥后昏沉方。

**如圣散**　治刚柔二痉，头摇口噤，身反张，手足挛搐，头面赤，项强急，与痓疭同治法。

羌活　防风　白芷　川芎　白芍药　当归　柴胡　黄芩　半夏　乌药　甘草等分

上㕮咀姜煎，临服入姜汁、竹沥温服。有汗是柔痉加

白术、桂枝。无汗是刚痉加麻黄、苍术。口噤咬牙，如大便实者，加大黄以利之。

**方歌**　如圣是羌防，芎芷归芍良。

　　　　柴芩半乌药，甘草竹沥姜。

**温经益元汤**　治因汗后大虚，头眩振振欲擗地，并筋惕肉瞤，及因发汗太多，卫虚亡阳，汗出不止，或下后利不止，身疼痛者。

人参　白术　茯苓　炙甘草　生地黄　熟地黄　当归　芍药各钱　黄芪　陈皮各八分　肉桂五分　附子五分

上剉一贴，姜三片，枣二枚，糯米一撮，水煎温服。饱闷去地黄加枳壳。瘦人去桂附。利不止去归地加白术、升麻。呕加半夏、姜汁。渴加天花粉、麦冬。汗后恶风寒，为表虚去桂附生地加胶饴。

**方歌**　温经益元汤，四君归王地黄。

　　　　陈皮白芍药，黄芪桂附良。

**逍遥汤**　治伤寒新瘥后，气血未平，劳动助热，复还于经络，因与妇人交接淫欲而复发者，谓之女劳复。因交接淫欲，而无病人反得病者，谓之阴阳易，在男子则阴肿，小腹刺痛。在妇人则里急腰重，引腹内痛，予曾见有舌出数寸而死者，此证最难治。肤肉之间为腠理，妇人阴户曰玉理。

人参　知母　柴胡　犀角　生地　黄连　滑石　甘草　韭根　竹《仪礼》疏:竹青皮也。各等分。如囊缩腹痛甚者倍用。

上剉，姜枣煎，临服入裈衣末一钱半，调服。裤裆别名裈衣，男取女裈，女取男裈，烧存性，名烧裈散。有粘汗出为效，汗不出者再服。以小水利，阴头痛即愈。

**方歌**　易病逍遥汤，柴芩连地黄。

　　　　知因参犀角，竹青六一强。

**升麻散火汤**　治病人叉手抹胸，寻衣摸床，谵语昏沉，不醒人事，俗医不识，误认风证，便用风药，误人多矣，殊不知，肝热乘肺，元气虚衰，不能自主持，名曰撮空证。小便利者可治，小便不利者难治。

人参　白术　茯神　麦冬　甘草　当归芍药　柴胡黄芩　陈皮等分

上剉一贴，姜三片，枣二枚，入金银首饰同煎，热服。有痰加半夏。便实谵语，发渴加大黄。泻加白术、升麻。

**方歌**　升麻散火汤，柴芩归芍良。

　　　　参术陈皮草，茯神麦冬强。

**再造散**　治患头疼，发热，脊强，恶寒无汗，用发汗药二三剂，汗不出者，俗医不识此证，不论时令，遂以麻黄重剂及火劫取汗，误人多矣。殊不知阳虚不能作汗，故有此证，名为无阳证。

人参　黄芪　制附子　桂枝　川芎　白芍药　羌活防风　煨生姜各钱　细辛　甘草各五分

上剉一贴，大枣二枚，水煎温服。夏加黄芩、石膏。

**方歌**　再造治无阳，参芪桂附姜。

　　　　芎药细辛草，大枣防风羌。

**黄龙汤**　治患心下硬痛，下利纯清水，谵语发渴身热。俗医不识此证，但见下利便呼为漏底伤寒，就用热药以止之，如抱薪积火，误人多矣。殊不知此因邪热传里，胃中燥屎结实，此非内寒而利，乃逐日自饮汤药而利也，宜急下之，名曰协热利证，身有热者宜用此汤。

大黄三钱　芒硝二钱　枳实　厚朴各钱半　人参　当归　甘草各一钱

上剉，姜枣煎，再加桔梗煎一沸，热服。老弱者去芒硝。

**方歌**　协热黄龙汤，厚朴枳硝黄。

当归人参草，桔梗大枣姜。

**调荣养卫汤**　治患头疼身热，恶寒微渴，濈然汗出身作痛。脚腿酸疼，无力沉倦，脉空浮而无力，俗医不识，因见头疼，发热恶寒，认为正伤寒，而大发其汗，所以轻变重，而害人多矣。殊不知劳力内伤气血，外感寒邪，名曰劳力感寒证，宜甘温少辛之剂则愈。经云：劳者温之，损者补之，温能除大热，正此谓也。有下证者用大柴胡下之。

人参　黄芪　白术　当归　生地黄　柴胡　羌活　防风　川芎　细辛　炙甘草　陈皮等分

上剉一剂，姜三片，枣二枚，葱白三根，水煎温服。元气不足者，加升麻少许，须知元气不足者在浊阴之下求其升。渴加知母、天花粉。喘嗽加杏仁。汗不止加芍药去细辛。烦热加山栀、竹茹。干呕加半夏、姜汁。饱闷去生地加枳壳、桔梗、黄芪、白术、甘草减半。痰盛加瓜蒌仁、贝母，去防风、细辛。腹痛去芪术加芍药干姜和之。有因血郁内伤，或有痛处，或大便黑，加桃仁、红花，去芪术羌防细辛。痛甚者加大黄，下尽瘀血则愈。

此即补中益气汤去升麻加羌活、防风、川芎、细辛、生地。如内伤夹外感者，以补中益气汤为主，从六见见证加减。太阳头痛脊强，加羌活、桂枝。少阴耳聋胁痛，加柴胡、黄芩、生地。阳明目痛鼻干，加升麻、白芷、葛根。太阴腹满咽干加枳实、厚朴。少阴口燥舌干加细辛、独活。厥阴烦满囊缩加川芎、防风。发斑加葛根、元参。

**泻心导赤汤**　治患伤寒后，心下不硬，腹中不满，大小便如常，身无寒热，渐变神昏不语，或睡中独语，目赤唇焦，舌干，不饮水，稀粥与之则咽，不与则不思，形如醉人，俗医不识，呼为死证，殊不知热传手少阴心经，心火上而逼肺，所以神昏，名曰经证。

黄连　黄芩　山栀　犀角　知母　人参　茯神　麦冬　滑石各钱　甘草五分

上剉一贴，生姜一片，大枣一枚，灯芯一握，龙眼肉十枚，煎沸，入生地黄汁二匙，热服。

**方歌**　泻心导赤渴，犀角　　　肠。

　　　　参麦茯神草，越桃知母良。

**复元汤**　治患伤寒身热头疼全无，不烦便作燥闷，面赤，饮水不得入口，俗医不识，呼为热证，凉剂。误人多矣，殊不知元气虚弱，是无根虚火泛上，名为戴阳证。

附子　干姜　人参各钱　甘草炙二钱　五味二十一粒
麦冬　黄连　知母各七分　熟艾三分

上剉一贴，姜五片，枣二枚，葱三根，入童便三匙，顿冷服。

**方歌**　最妙复元汤，葱艾附干姜。

参麦五味子，黄连蝇母良。

**桂苓饮子**　治初得病无热，即发狂言，烦燥不安，精彩不与人相当。俗医不识，呼为发狂，误用下药，死者多矣。殊不知此因热结膀胱，名为如狂证。

桂枝　猪苓　泽泻　白术　甘草　山栀　黄柏　知母　滑石各等分

上剉一贴，姜三片，竹叶七皮，灯芯二十四茎，水煎温服。

**方歌**　桂苓饮子强，六一知母良。

五苓山栀子，能治病如狂。

**当归活血汤**　治伤寒无头疼，无恶寒，止则身热发渴，小水利，大便黑，口出无伦语，俗医不识，呼为热证，而用凉药，误人多矣。殊不知内传心脾二经，使人昏迷沉重，如见鬼状，名为夹血证。

当归　生地　赤芍药　红花　桃仁泥　枳壳　人参　桂心　炮干姜　柴胡　甘草等分

上剉姜煎，临服入酒三匙，服三剂后，去桃仁、红花、干姜、桂心，加白术、茯苓。

**方歌**　当归活血汤，芍地人参姜。

桃仁红枳壳，柴胡甘草良。

**加味导痰汤** 治患憎寒壮热，头疼昏沉迷闷，上气喘急，口出涎沫，俗医不识，认作伤寒，误人多矣。殊不知此因内伤七情，以致痰迷心窍，神不守舍，神出舍空，空则痰生。有如邪祟，名为夹痰证。

南星　半夏　茯苓　陈皮　枳实　瓜蒌仁　黄连　黄芩　人参　白术　桔梗　甘草等分

上剉姜枣煎，临服入竹沥、姜汁，温服。年力壮盛者先用吐痰法，次服此汤。

**方歌**　加味导痰汤，芩连星半良。

　　　　参术苓甘桔，枳橘瓜蒌强。

**加味调中饮** 治食积类伤寒，头疼发热，恶寒气口脉紧盛，但身不痛，此与为异耳，经云：饮食自倍，肠胃乃伤，轻则消化，重则吐下。

苍术　白术　山楂　枳实　厚朴　草果仁　陈皮　神曲　干姜　黄连　甘草各等分

上剉姜煎，临服入木香磨汁调服。腹中痛加桃仁，痛甚大便实，加大黄，去山楂、草果、神曲、干姜。心中几几欲吐者，与干霍乱同法。

**方歌**　加味调中良，苍白连干姜。

　　　　枳朴楂草果，甘草橘曲强。

**加减续命汤** 治脚气类伤寒，头痛身热恶寒，肢节痛，便秘呕逆，脚软屈弱不能转动，但起于脚膝为异耳，禁用补剂及淋洗。

防风　芍药　白术　川芎　防已　桂枝　甘草　麻黄　苍术　羌活等分

上剉姜枣煎服。暑中三阳，所患必热，脉来数，去麻黄、桂枝，加黄芩黄柏柴胡。冬中三阴，所患必冷，脉来迟，加附子。起于湿者，脚弱加牛膝木瓜。起于风者，脉来浮，加独活。元气虚加人参。大便实加大黄。

**方歌**　加减续命汤，芎芍防风羌。

　　　　白术汉防已，麻桂茅山苍。

**芩连消毒汤**　治天行大头瘟初发，状如伤寒，六七日间便能杀人。其候发于头面颈项，赤肿无头，或结核有根，令人憎寒发热，肢体疼痛，若五日以前，精神皆乱，咽喉闭塞，语声不出，头面肿大，食不知味者必死。

黄连　黄芩　连翘　大力　枳壳　桔梗　柴胡　川芎　白芷　射干　羌活　防风　荆芥　甘草

上剉姜煎，临服入竹沥姜汁温服。便实加大黄。喉痹同法。

**方歌**　芩连消毒汤，芎芷柴荆防。

　　　　连翘射牛子，枳桔甘草羌。

**益气养神汤**　治伤寒新瘥，津液未复，血气尚虚或劳动太早，或思虑太过，则成劳复，盖劳则生热，热气乘虚，还入经络，未免再发，谓之劳复，治宜养其气血，久而不愈，必成劳瘵。

人参　当归　白芍药　麦冬　知母　山栀各钱　陈皮五分　茯神　前胡各七分　升麻　甘草各三分

上剉姜煎温服。凡患伤寒，若先病七日出汗而解，今复发亦必七日而解，先病十四日出汗而解，今复发亦必十四日而解，虽三四次复发，亦必三四次战汗而解。

**方歌**　益气养神汤，参归陈芍良。

　　　　　前胡知麦草，茯神越桃强。

**加味益气汤**　治身体虚弱，兼之劳力感寒，头疼发热，恶寒，渐成坏证者。一老妇患伤寒，初起头疼身痛，发热恶寒，诸医以药发散，旬日不效，饮食减少，昏沉不省，口不言，目不开，喉有微气，似欲绝之状，召余诊之，六脉虚微若无，以人参一两，煎汤徐徐灌之，顿甦。又历十年而卒。夫人参回元气于无何有之乡，果有起死回生之功，信哉，人患伤寒成坏证者，只重煎人参汤服之，必额上鼻尖出微汗而愈。

羌活　防风各钱半　黄芪　人参　柴胡各钱　当归
白术　陈皮各七分　甘草五分　升麻　黄柏各三分

上剉姜枣煎服。冬加细辛。热甚脉滞有力加黄芩。

**方歌**　加味益气汤，酒柏防风羌。

　　　　　细辛冬加用，热甚取腐肠。

**大温中饮**　治患阳虚伤寒，及一切四时劳倦，寒疫阴署之气。身虽炽热，时犹畏寒，即在夏月，亦欲衣被覆盖，或喜热汤，或兼呕恶泄泻，但六脉无力，肩背怯寒，邪气不能外达等证，此元阳大虚，正不胜邪之候，若非竣补托散，则寒邪日深，必致不救。温中即可散寒，服后畏寒悉除，觉有燥热，乃回阳作汗佳兆，不必疑畏。此外如素禀薄弱辈，或感阴邪时疫，发热困倦，虽未见如前阴证，而热邪未甚者，但于初感时即服二三剂无不随药而愈。

熟地　当归各三钱　人参　白术各二钱　麻黄　柴胡

各钱半　　肉桂　干姜　甘草炙各钱

上剉姜枣煎服，覆取微汗。尚见伤寒治法，惟仲景能知温散，如麻黄桂枝等汤是也。亦知补气而散，如小柴胡之属是也。至若阳根于阴，汗化于液，从补血而散，而云腾致雨之妙，则仲景犹有所未及。此方乃邪从荣解，第一义也，所当深察。气虚加黄芪。寒甚阳虚加附子。头痛加川芎、白芷、细辛。阳虚气陷加升麻。腹痛泄泻加防风、细辛，少减柴胡。

**方歌**　　大温中饮，肉桂干姜。
　　　　　　参术柴胡甘草，当归熟地麻黄。

**五积散**　　治外感风寒，内伤生冷，身热而恶寒无汗，头疼身痛，项背拘急，胸满恶食，呕吐腹痛，寒热往来，脚气肿痛，冷秘寒疝寒疟，女王人经水不调。本方能散寒积气积血积痰积食积，故名五积。

当归　白芍　川芎　茯苓　桔梗各八分　枳壳　苍术各七分　厚朴　陈皮　白芷各六分　麻黄　干姜　半夏各四分　桂枝　甘草各三分

上剉，姜葱煎服。有汗去苍术、麻黄。气虚去枳桔加人参、白术。腹痛挟气加吴茱萸。胃寒加煨姜。阴证伤寒，肢冷虚汗加附子。妇人调经加醋艾。本方除桂、芷、陈皮、枳壳，余药慢火炒摊冷，入四味同煎，名熟料五积散。炒者助其温散也。

**方歌**　　五积桂干姜，芎芍归麻黄。
　　　　　　枳桔半平胃，茯苓葱芳香。

**加味附子理中汤**　　治卒中寒气，晕倒口噤，昏不知人事，四肢僵直，宜先用温酒姜汁各半盏灌延，后服此方全愈。仲景著伤寒论一书，惜乎未及中寒，先哲谓治中寒者宜温中，用附子理中汤，其议药则诚得之矣。然曰伤曰中，未有议其异同者。夫伤寒有即病有不即病，必大发热，病邪循经而入，以渐而深，中寒则仓卒感受，其病即发且暴，一身受邪，难分经络，无热可发，温补自解，此气大虚，若不急治，死在朝夕。

　　附子　干姜　人参　白术　炙甘草　肉桂　吴茱萸当归　厚朴　陈皮等分

　　上剉姜枣煎，服后取葱白三升，麦麸、食盐各二升，捣匀炒热，绢包互熨脐下，或用麝香、硫黄、牙皂末各一字，调匀填脐中，上贴生姜片，艾灸二七壮，热气通内，阳自复矣。若中寒燥热烦渴，可煎此汤浸冷服，一服凉药必死。

　　**方歌**　加味理中汤，参附桂干姜。

　　　　　　归术厚朴草，陈皮吴黄良。

　　**小柴胡汤**　治邪在胆经，半表半里，脉来弦急而数，寒热往来，喜呕口苦，耳聋胁痛，或日晡发热，□疟等证。

　　柴胡二钱　黄芩钱半　人参　半夏各钱　甘草五分

　　上剉姜枣煎服。邪在半表半里之间，邪在表则发热，邪在半表半里之间热，故令寒热往来，少阳之脉行于两胁，故令胁痛。少阳属于胆，胆汁上溢，故口苦，胆者肝之府，在五行直之象，故脉弦。柴胡气味辛温，辛者金之味，故血者春之气，故就之以入少阳，黄芩质枯而则能浮，苦则能降，君以柴胡则入少阳矣。然邪常乘其虚，用人参甘草者，欲中气不虚，邪不得入里耳，是以中气不虚之人，有柴胡证者，而人参去也，邪初入里，里气逆而烦呕，故用半夏之辛，以止呕逆。邪半在表，则荣卫争，故用生姜之辛甘以和荣卫也。饱闷加枳壳、桔梗。痞满加枳实、黄连。烦而不呕去半夏、人参加瓜蒌实。渴者去半夏加花粉。若不渴外有微热者，去人参加桂枝，复取微汗。咳嗽去人参、姜枣加五味、干姜。虚烦加竹叶、粳米。齿燥无津，加石膏。痰多加瓜蒌、贝母。腹痛去黄芩加芍药。胁下痞鞕去大枣加牡蛎。胁下痛加青皮、芍药。心下悸小便不利去黄芩加茯苓。呕逆加生姜、陈皮。本方加山栀、牡丹皮名加味小柴胡汤。

**方歌** 小柴胡汤，和解少阳。

黄芩人参半夏，甘草大枣生姜。

**大柴胡汤** 治伤寒发热，汗出不解，热结在里，心下痞鞕，呕而下利，或往来寒热，烦渴谵妄，腹满便秘，表证未除，里证又急，用此汗下兼行，老弱最宜。

柴胡四钱 黄芩 芍药 大黄 枳实各二钱 半夏钱半

上剉姜枣煎服，以利为度。大柴胡加大黄，小柴胡加芒硝，谓之转药，为病轻者而设。

**方歌** 大柴胡汤，枳实大黄。

半夏黄芩芍药，重加大枣生姜。

**大承气汤** 治伤寒里证，大热，大渴，大实，大满，宜急下者。

大黄酒洗四钱 厚朴 枳实各二钱 芒硝一合

上先煎枳朴将熟，乃下大黄，煎二三沸倾入碗内，和芒硝服，得利即止。

**方歌** 大承气汤，芒硝大黄。

厚朴枳实，过经可攻之方。

**小承气汤**　治伤寒里证，小渴，小实，小满，宜缓下者。

大黄三钱　厚朴　枳实各钱半

上剉水煎温服，得利则止。

**方歌**　小承气汤，缓下之方。

　　　　减去芒硝不用，厚朴枳实大黄。

**调胃承气汤**　治伤寒里证，大便硬，小便赤，潮热谵语者。

大黄四钱　芒硝二合　炙甘草一钱

上先煎大黄甘草去滓，内芒硝，更上火微煮，令沸，少少温服。亢则害，承乃制，承气所由名也，不用枳实厚朴而任甘草，是调胃之义。胃调则诸气皆顺，故亦以承气名之。此方专为燥屎而设，故芒硝份量多于大承气。

**方歌**　调胃承气汤，芒硝川大黄。

　　　　更加炙甘草，免致胃气伤。

**三一承气汤**　治伤寒杂病，蓄热内甚，燥实坚胀等证。

甘草三钱　大黄　芒硝　枳实　厚朴各钱

上先煎枳朴太黄甘草去渣，入芒硝，更上火微一沸。

**方歌**　三一承气汤，枳朴草梢黄。

　　　　伤寒及杂病，热深便实方。

**四逆散**　治伤寒少阴病，阳邪入里，四逆不温，或咳或悸，或小便不利或腹中痛，或泄利下重。

柴胡　白芍药　枳实　炙甘草等分

上为末，白饮和服。咳加五味、干姜，并主下利。悸加桂枝。小便不利加茯苓。腹痛加附子。

**方歌**　四逆散最良，柴胡芍药强。

枳实炙甘草，阳邪传里方。

**栀子豉汤**　治汗吐下后，心胸满闷，或头痛微汗，烦燥不得眠，反复颠倒，心中懊侬。

老栀子七枚　豆豉半合

上先煎栀子，后内豉。温进一服，得吐，止后服。少气虚烦加甘草，名栀豉甘草汤。胸满而呕加生姜、橘皮，名栀豉生姜汤。下后胀满而烦，除淡豉加枳实、厚朴名栀子厚朴汤。下后身热而烦，除淡豉加甘草、干姜名栀子干姜汤。食复而烦加大黄、枳实名栀子大黄汤。

烦者气也，躁者血也，烦出于肺，躁出于肾，故用栀子以治肺烦，淡豉以治肾躁也。

**竹叶石膏汤**　治伤寒已经汗下，表里俱虚，津液枯竭，心烦发热，气逆欲吐及诸病烦热者。

石膏四钱　人参二钱　麦冬　半夏各一钱　甘草七分

上剉一贴，青竹叶一握，粳米一合，水煎温服。凡伤寒汗吐下而瘥。必虚羸少气，虚则气热而浮，故逆而欲吐，竹叶、石膏、麦冬之寒，所以清有余。人参、甘草之甘，所以补不足。半夏之辛所以散逆气。用粳米者，恐石膏过寒，以之和中也。热极加知母。呕加姜汁。

**竹茹温胆汤**　治伤寒日数过多，余热不退，心惊彷惚。梦寐不宁，烦燥不得眠。

竹茹　柴胡各二钱　桔梗　枳实　黄连各钱　人参

茯苓　麦门冬　半夏　陈皮　香附各八分　甘草三分

上剉一剂，生姜三片，大枣二枚，水煎温服。

**六神通解散**　治伤寒头疼发热，无汗脉洪者。

麻黄　甘草各二钱　黄芩　苍术　羌活　川芎各钱

细辛七分　滑石　石膏各钱半

上剉一贴，姜三片，葱二根，豆豉十粒，水煎温服。

**大青龙汤**　治太阳中风，脉浮紧，身疼痛，发热恶寒，不汗出而烦燥者。

麻黄三钱　桂枝　杏仁各钱　石膏二钱

上先煮麻黄去沫。

**解毒汤**　治大热不止，烦燥热内甚，及汗吐下后，诸药不能退其热者。

黄连　黄芩　黄柏　山栀等分

上剉水煎，热服。或加柴胡、连翘。

**黄连犀角汤**　专治狐惑证。

黄连二钱　犀角三钱　桃仁七粒　乌梅三枚　木香钱

上剉水煎，临服入雄黄末一钱，调服。

南垣医抄卷之三终

# 南垣医抄卷之十一

永定胡先焰文炳编

## 头 痛

**脉义** 头痛阳弦，浮风紧寒，热必洪数，湿细而坚；气虚头痛，虽弦带数，痰厥则滑，肾厥则实。

**总论** 头为天象，六腑清阳之气，五脏精华之血，皆会于此。故天气六淫之邪，人气五贼之逆，皆能相害，或蔽覆其清明，或瘀塞其经络，因与其气相搏，郁而成热，则脉满而痛。若邪气稽留，脉满而气血乱，则痛乃甚，是皆为实也。寒湿所侵，真气虚弱，虽不相搏成热，然邪客于脉外，则血涩脉寒，卷缩紧急，外引小络而痛，得温则痛止，是痛为虚也。如因风痛者，抽掣恶风；因热痛者，烦心恶热；因湿痛者，头重而天阴转甚；因痰痛者，昏重而欲吐不休；因寒痛者，绌急而恶寒战慄。气虚痛者，恶劳动，其脉大；血虚痛者，善惊惕，其脉芤。头痛自有多因，而古方每用风药，何也？高巅之上，惟风可到，味之薄者，阴中之阳，自地升天者也。在风寒湿者，固为正治，即虚与热者，亦假引经。须知新而暴者，但名头痛；深而久者，名为头风。头风必害眼者，经所谓东风生于春，病在肝，俞在颈项。目者，肝之窍。肝风动则邪害空窍也。察内外之因，分虚实之证，胸中洞然，则手到病安矣。

**节录** 医鉴曰：头者，诸阳之首也，其痛有各经之不同，而治法亦有异；太阳头痛，恶风脉浮紧，宜羌活独活麻黄之类为多；少阳头痛，脉弦缓，往来寒热，宜柴胡黄芩之类；阳明头痛，自汗发热，脉浮缓长实者，宜升麻葛根石膏白芷之类；太阴头痛必有痰，体重或腹痛，为痰癖，其脉沉缓，宜苍术半夏南星之类；少阴头痛，三阴三阳，经不流行，而足寒气逆，为寒厥，其脉沉细，宜麻黄附子细辛之类；厥阴头痛，或痰吐涎沫厥冷，其脉浮缓，宜羌活附子吴茱萸之类。血虚头痛者，鱼尾夜间作苦也，眉尖后近发际，曰鱼尾，宜四物汤加薄荷细辛菊花。气虚头痛者，耳鸣九窍不利也，宜益气汤加芍药川芎细辛，湿热头痛者，头重心烦，宜清空膏之类。风寒头痛者，身重恶寒，以如圣饼之类。偏头痛者，手少阳阳明经受证也，左半边属风属血虚，右半边属痰属气热，在左宜二陈汤和四物汤，加防风，荆芥，薄荷，细辛，蔓荆子，柴胡，酒黄芩。在右宜二陈汤加川芎，白芷，防风，荆芥，薄荷，升麻，石膏。真头痛者，头痛甚，脑尽痛，手足寒至节，朝发夕死，夕发朝死。盖脑为髓海，元神之室，为人之根，受邪则死。

**清上蠲痛汤** 一切头痛，不问左右偏正新久，无不神效。

当归、川芎、白芷、羌活、独活、防风、苍术、麦冬各一钱，酒芩钱半，甘草生  细辛各三分，菊花、蔓荆子各五分。

上剉一贴，生姜三片，水煎服。

左边痛者。加红花七分，柴胡一钱，龙胆草酒洗七分，生地黄一钱。

右边痛者。加黄芪一钱，干葛八分。

正额上眉棱骨痛甚者，食积痰壅，加天麻五分，半夏一钱，山楂一钱，枳实一钱。

当头顶痛者，加藁本一钱，大黄酒洗一钱。

风入脑髓而痛者，加麦门冬一钱，苍耳子一钱，木瓜、荆芥各五分。

气血两虚，自汗而痛者，加黄芪一钱五分，人参、白芍、生地黄各一钱。

**方歌**  清上蠲痛汤  芎归细辛防风羌

　　　　甘草菊花蔓荆子  独活芳香  麦冬酒芩茅山苍

**追风散**  治年深日近，偏正头痛及肝脏久虚，血气衰弱，风毒之气上攻头目，目眩头晕，怔忡烦热，百节痠疼，鼻塞声重，项背拘急，皮肤瘙痒，面上游风，状若虫行；兼治妇人血风攻注，头目昏痛。

川乌炮，防风，川芎，僵蚕炒，荆芥，石膏煅，甘草各五钱，白附子炮，羌活，全蝎去毒，白芷半两，南星姜制，天麻，地龙各二钱半，乳香，草乌炮，没药研，雄黄各钱二分半。

上为末，每服五分，临卧茶清或温酒下。头目清，咽膈利，消风化痰第一。

**方歌**　追风散荆防　天麻青羌　川草二乌芎白芷
　　　　地龙僵蚕全蝎良　南星白附子　石膏雄黄
　　　　甘草乳没香

**川芎茶调散**　治诸风上攻头目昏沉，偏正头痛及伤风壮热，鼻塞声重，肢体酸疼，肌肉瞤动，膈热痰盛，妇人血气攻注太阳穴痛，俱属外感风气者。

川芎、荆芥穗各两，薄荷叶二两，炙甘草、羌活、白芷各五钱，细辛、防风各二钱半。

上为末，每服二钱，茶清调下，或剉取七钱作一贴，入茶少许，姜葱煎服。《回春》加香附二两，蔓荆子五钱。如偏头痛，取末以葱涎调贴两个太阳穴即愈。本方加菊花一两，僵蚕蝉蜕各二钱半，名菊花茶调散。

**方歌**　川芎茶调散　羌活荆芥防
　　　　细辛薄荷叶　甘草并芳香

**加减芎辛汤**　治风寒入脑，头痛目眩呕吐。

川芎、细辛、白芷、藁本、牙皂、羌活、防风、荆芥、薄荷、桔梗、菊花、甘草、蔓荆子等分。

上剉一贴，姜三片，石膏一撮，茶芽少许，水煎服。

**方歌**　加减芎辛汤　藁本芳香　皂角防风及青羌
　　　　荆芥薄荷蔓荆子　菊花桔梗甘草良　石膏茶姜

**黄芪益气汤**　治气虚头痛偏右者，耳鸣九窍不利，两太阳穴痛甚。

黄芪蜜炙，钱，人参、白术、半夏、陈皮各七分，当归、川芎、藁本、甘草各五分，黄柏酒炒、升麻、细辛各三分。

上剉一贴，生姜三片，大枣二枚，水煎服。

**方歌**　黄芪益气有人参、白术半夏及广陈

　　　　芎归藁本炙甘草　黄柏升麻北细辛

**当归补血汤**　治血虚头痛偏左者，自鱼尾上攻而痛，夜间苦甚。

当归、川芎、白芍药酒炒、生地、酒芩各一钱，香附子酒炒、蔓荆子、柴胡、防风各五分，荆芥、藁本各四分。

上剉一贴，水煎服。《医鉴方》：当归、川芎、生地、黄柏、知母、黄连、黄芩、蔓荆子、栀子，俱酒浸炒，各等分，水煎服，治血虚阴火冲上头痛如神。

**方歌**　当归补血有川芎　白芍生地酒芩从

　　　　荆防柴胡香附子藁本蔓荆立奇功

**加味调中气汤**　治气血两虚，头痛左右俱甚者。

黄芪蜜炙，二钱，人参、苍术、甘草各七分，陈皮、当归、川芎各五分，升麻、柴胡、蔓荆子、细辛，木香磨汁各三分。

上剉一贴，水煎，调木香汁服。

**方歌**　加味调中益气汤　参芪归芎升柴苍

　　　　甘草陈皮蔓荆子　更有细辛青木香

**半夏白术天麻汤**　治痰厥头痛，头旋眼黑，恶心烦闷，气短促上喘，无力懒言，心神颠倒，目不敢开，如在风云中，头苦痛如裂，身重如山，四肢厥冷，两颊青黄，几几欲吐，不得安眠，此乃胃气虚损，停痰所

致也。

半夏、陈皮<sub>去白</sub>、麦芽各钱半，神曲、白术各钱，黄芪<sub>蜜炙</sub>人参、茯苓、天麻、苍术、泽泻各五分，黄柏<sub>酒炒</sub>两分，干姜三分。

上剉一贴，生姜五片，水煎热服。

**方歌**　半夏白术天麻汤　参芪陈皮炮干姜
　　　　茯苓泽泻酒黄柏　神曲麦芽茅山苍

**清上泻火汤**　治热厥头痛，虽冬天严寒，尤喜风寒，其痛暂止，略来暖处，或见烟火，则痛复作。

柴胡<sub>一钱</sub>，羌活<sub>八分</sub>，知母<sub>酒炒</sub>、酒芩各七分，黄柏<sub>酒炒</sub>、甘草<sub>炙</sub>、黄芪各五分，生地、黄连<sub>酒炒</sub>、藁本各四分，升麻、防风各三分，蔓荆子、当归、苍术、细辛各三分，川芎、甘草<sub>生</sub>，荆芥各二分，红花<sub>酒浸</sub>一分。

上剉一贴，水煎食后稍热服。

**方歌**　清上泻火　归地辛芎　芩连升柴知柏　苍术
　　　　荆防风　羌活藁本　生炙灵通　红花黄芪蔓
　　　　荆子　热厥头痛即松

**清空膏**　治偏正头痛，年深不愈者，善疗风湿热上壅头目，及脑苦痛不止，惟血虚头痛，从鱼尾相连者非宜。

川芎<sub>五钱</sub>，柴胡<sub>七钱</sub>，黄连<sub>酒炒</sub>、防风、羌活各一两，炙甘草<sub>两半</sub>，黄芩<sub>三两</sub>，半生半酒炒。

上为末，每二钱，茶调如膏，抹在口内，少用白汤送下。

**方歌**　头痛清空膏　芩连酒炒焦

羌防芎柴草　临卧茶清调

**如圣饼**　治风寒之邪，伏留阳经，痰厥气厥，一切头痛。

南星、干姜、川乌炮，川芎、甘菊各一两，防风、羌活、天麻、半夏、白芷、细辛各五钱，甘草三钱。

上为末，姜汁打糊，和丸如芡实大，捏作饼子，每服五饼，细嚼，茶清温酒任下。

**方歌**　如圣饼菊花　芎辛芷天麻

　　　　羌防星半草　川乌干姜茶

**三阳汤**　治三阳合病，前后左右头痛。太阳在后，阳明在前，少阳在侧。

羌活太阳痛为君，防风、柴胡少阳为君，川芎、白芷阳明为君，石膏煅，各一钱，荆芥、升麻、葛根、芍药、细辛各五分。

上剉一贴，连根葱白三茎，水煎服。

**方歌**　三阳合病汤　柴葛芎辛羌

　　　　石膏白芷芍　升麻荆芥防

**定痛汤**　治六经头痛，诸药不效者。

条芩酒炒、栀子炒、连翘各钱，川芎、白芷、薄荷、知母酒炒、黄柏酒炒、生地各八分，柴胡、桔梗各五分，香附、甘草各三分。

上剉一贴，石膏一匙，细茶一撮，水煎，食后稍热服。

**方歌**　六经头痛定痛汤　柴芩知柏生地黄

　　　　桔梗薄荷香附子　川芎芳香、栀子连翘石膏良

**羌活附子汤** 冬月大寒犯脑，内至骨髓，髓以脑为主，令人脑痛齿也痛，名曰脑风连齿痛甚者，属少阴厥证，难治。

麻黄、黑附子、防风、白芷、僵蚕各一钱，黄柏、苍术、羌活各七分，黄芪、升麻、细辛、炙甘草各五分。

上剉水煎食远服，咳嗽加石荷叶即佛耳草（虎耳草），调中益气，除肺中寒，止咳，三分。

**方歌** 羌活附子汤　僵蚕细麻黄

　　　　苍柏防风草　升麻芪芳香

**七生丸** 治男妇八般头风及一切头痛，痰厥肾厥，伤寒伤风头痛。

川芎、川乌去皮、草乌去皮、南星洗去滑、半夏洗去滑、白芷、石膏等分，细辛、全蝎二味减半。

上为末，捣取韭菜自然汁，和丸梧桐子大，每服七丸，嚼生葱，茶清送下。

**选奇汤** 眉棱骨痛者，属风热与痰也。眼眶痛者，亦痰火之征也。

防风、羌活、半夏各二钱，甘草一钱，夏用生，冬用炙，片芩酒洗钱半，冬不用，如能食热痛，酒炒少用。

上剉煎服。或二陈汤加酒芩、羌活、防风、薄荷亦可。

**都梁丸** 治风吹项背，头目昏眩，脑痛，及妇人胎前产后伤风头痛，凡暴寒乍暖，神思不清，头目昏沉，并宜服之。

新白芷不拘多少，剉碎，以莱菔汁浸透，晒干为末，蜜丸弹子大，每一丸，细嚼，以茶清或荆芥汤下。

**赤火金针** 治头风牙痛，眼赤脑泻①耳鸣，偏正头风头痛，鼻塞声重及蜈蚣蛇蝎所伤。

乳香、没药、川芎、白芷、雄黄各二钱，芒硝五钱。

上为末，令病人仰卧，口含凉水，取药少许，蓄入鼻内即愈。又生萝卜汁一蚬壳，仰卧注鼻中，左痛注左，右痛注右，左右痛俱注之。数十年患，皆一二注而愈。又大蒜去皮碾取汁，令病人仰卧，滴鼻中，急令蓄入，泪出瘥。又蓖麻子五钱，去壳，大枣十五枚去核，共捣如泥，铺绵纸上，用箸一双卷之，去箸纳鼻中，良久取下，清涕来。

头痛面起疙瘩，或头中如雷鸣，憎寒发热拘急，状如伤寒，为雷头风，用升麻苍术各四钱，荷叶一个，煎服即愈，名清震汤。震为雷，震仰盂，用青荷叶者，象震之形与色也。或头项强急，筋痛不能回顾者，乃风所干也，宜乌药顺气散，见中风，加羌活、独活、木瓜。若头内如虫响，名天白蚁，用茶子（即油茶种子）为末，吹鼻自愈。

立斋曰：久头痛多主于痰，痛甚者乃风毒上攻，有血虚者，有诸经气滞者，有气虚者，有四气外伤者，有劳役所伤者，有可吐者，有可下者，当分虚实寒热，兼变而治之。若夫偏正头风，久而不愈，乃内挟痰涎，风火郁遏经络，气血壅滞，甚则目昏紧小，二便秘涩，宜砭出其血以开郁解表。余尝治尚宝刘毅斋，但怒则两太

---

① 脑泻：指鼻渊之鼻涕浓臭。

阳作痛，先用小柴胡加茯苓、山栀子，后用六味丸以生肾水而再不发。谭侍郎每头痛必吐清水，不拘冬夏，吃姜便止。余作中气虚寒，用六君子，当归、黄芪，木香，炮姜而瘥。商仪部，劳则头痛，余作阳虚不能上升，以补中益气汤加蔓荆子而痊。杜西泉患头痛如刀劈，不敢动移，惧风，怕言语，耳鸣，目中溜火，六脉紧数有力，余以九蒸大黄为末，茶清调服，三钱而愈。

## 须　发

**总论**　人之须发眉，虽皆毛类，而所主五脏则各异，故有老而须白眉发不白者，或发白而须眉不白者，脏气有所偏故也。大率发属于心，禀火气，故上生；须属肾，禀水气，故下生；眉属肝，故侧生。男子肾气外行，上为须，下为势。故女子、宦人无势，则亦无须，而眉发无异于男子，则知不属肾也，明矣。但人中年以后，精华之气，不能上升，秋冬令行，金削肺枯，以致须发焦枯，色如灰白者，多矣。宜预服补精血**七宝美发丹**　补血生精，泻火益水，强筋骨，黑须发。

何首乌赤、白各半斤，，川牛膝半斤，洗净，先将何首乌用米泔水浸一日，以竹刀刮去粗皮，切成大片。用黑豆，铺甑中一层，却铺何首乌一层，再铺黑豆一层，却铺牛膝一层，又豆一层，重重相间，面上铺豆盖之，蒸以豆熟为度，取起晒干，次日如前，换豆再蒸，如此七次，取豆用之。，白茯苓半斤，用人乳浸透晒干，赤茯苓半斤，用黑羊乳浸透晒干，当归酒洗，焙，半斤，甘枸杞，去枯蒂，半斤破故纸半斤，洗净，用黑芝麻同炒，无声为度，去芝麻。，上为末，蜜为丸，龙眼大。空心嚼三丸，温酒、米饮盐汤、临卧盐汤任下。补益之功甚大。

原方用菟丝子，无赤茯苓。

**乌须酒** 治劳补虚，延年益寿，乌须黑发，美容悦色。

麦门冬半斤，生地、何首乌各四两，熟地、天门冬、甘枸杞、牛膝各二两，人参一两。

上为末，用黄米（即粘黍米，色黄也）三斗，蒸作糜，淮曲十块，和药末入糜内，封缸待酒熟，照常法榨出。每日清晨饮一二杯，忌白酒、萝卜、葱、蒜、牛肉。

**一醉不老丹** 补养精血，乌须黑发。

莲蕊①、生地、五加皮、槐角各二两，没石子②六个。

上入石白内捣碎，以生绢袋盛，用好清酒十斤，入净坛内，春冬浸一月，秋二十日，夏十日，紧封坛口，浸满日数，任意饮之，以醉为度，须连日饮令尽，酒尽则须发白者自黑，若未黑，再制饮之。

**中山还童酒** 歌曰：中山还童酒，人间处处有，善缘得遇者，便是蓬莱叟。

马蔺子一升，埋土中三日取出，马蔺根洗净，切片一升，同黄米二斗，水煮成糜，陈曲二块为末，酒酵子二碗，并前马蔺子共和一处做酒，待熟，另用马蔺子并根一升，用水煮十沸，入酒内三

---

① 莲蕊：即莲子的胚，有清热的作用。

② 没石子：由为中药没食子，为没食子蜂的幼虫，寄生于没食子树幼枝上所产的虫瘿。具有固气、涩精、敛肺、止血的功效。

日。每日搅匀去滓，随量饮醉。其酒饮尽，须发尽黑。其酒之色，如漆之黑。

**乌云酒**　能变白为黑，身轻体健，其功不能尽述。

每年冬十月壬癸日，面东采摘红肥大枸杞子二升，捣破，同无灰好酒①二斗，盛于瓷瓶内，浸三七日，开封添生地汁三升，搅匀，却以纸三层封其口，至立春前三十日，开瓶暖饮一杯。至立春后，髭须都黑。忌三白②。

**第一乌须方**　乌须之药，惟此颇好，用之虽未至简妙，然不坏须伤肉，制用得法者，可黑一月。

五倍子，择川中之大者，打作碎粒，分粗细为二，先将粗者于锅内用文火炒成糊，次入细者同炒，初时大黑烟起，取出不住手炒，将冷，又上火炒，则黄烟起，又取出炒，将冷，再上火炒，则青黄白烟间出，即可住火，先以真青布一大片浸湿，将倍子倾在布上，包成一团，用脚踏成饼，上用湿泥一担，盦一夜，色如乌羽为妙，磁器收贮听用。红铜花，用细红铜丝，炭火煅，醋中淬之，不拘遍数，以铜化尽为度，倾去醋，取铜花晒干听用之。皂矾、明矾，各三分。青盐二分。硼砂，一分。

上每次染时，旋配旋用，以制倍子二钱为则，加铜花四分，余皆一二分，和作一处，研匀，以浓茶或烧酒用磁钟调如稀糊，坐汤中煮之，看钟内绿气生面为佳。先用皂角汤洗须净，拭干，以抿柄涂上，用皮纸搭湿包

---

① 无灰好酒：无灰酒是不放石灰的酒。古人在酒内加石灰，以防酒酸，但能聚痰，所以药用须无灰酒。

② 三白：一指盐、萝卜、饭；一指三白酒。

之，或以青布囊囊之过夜，次早温水洗之。如不润，用胡桃油捻指润之。连染二夜，其黑如漆。

**擦牙乌须方** 先期而擦者，永久不白。

青盐一斤。嫩槐枝叶，五斤，切。黑铅，四两。没石子尖者，七钱。

上将黑铅，青盐入锅内，槐枝搅炒俱成灰炭取起，将没石子研细末和入，用磁罐盛之，每日早晚以药擦牙，漱水吐掌上擦须鬓，久久自然润黑。

头发黄燥不黑润者，百药煎①、诃子皮、石榴皮、核桃青皮、垂杨柳叶、针砂、白矾、等分为末，先用盐醋茶熬水二碗，将药同入瓶内，封十日足，梳头染须通黑，以核桃油润之。又真香油一瓶，核桃三十个去壳，古铜钱二十个，浸油内，埋土二尺深，一周年足，取出擦须发上，即茂黑矣。

头发脱落不再生者，川椒、白芷、川芎各一两，蔓荆子、附子、零陵香各五钱，为粗末，入绢袋，浸香油一斤，过二十一日，取油搽头上，即生新发，且黑润矣。又侧柏叶焙干八两，全当归四两，不犯铁器为末，水丸梧子大，盐汤下五十丸，日再，名二仙丸，能令头发脱落再生。

# 面　病

**总论** 《难经》曰：人面独能耐寒者，何也？盖头

---

① 百药煎：为五倍子同茶叶等经发酵制成的块状物，具有润肺化痰，止血止泻，解热生津的功效。

者，诸阳之会也，诸阴脉皆至颈项中而还，独诸阳脉皆上至头，故令面耐寒也。然六阳之经，虽皆上至于头，而足阳明胃之脉，起于鼻交额中，入上齿，夹口环唇，倚颊车，上耳前过客主人，维络于面上，故面病专属于胃也。其或胃中有热则面热，胃中有寒则面寒，若风热内盛而上攻，令人面目浮肿，或面鼻紫色，或风刺瘾疹，随其证而治之，斯尽善矣。

**升麻附子汤**　面寒者，饮食清减，阳明经标本俱虚，先温其里附子理中汤，次行经络。

升麻、葛根、白芷、附子炮、黄芪各七分，人参、草豆蔻、甘草各五分，益智仁三分。

上剉一贴，连须葱白三根，水煎温服。

**方歌**　面寒升麻附子汤　葛根葱白与芳香
　　　　人参黄芪炙甘草　益智草蔻水煎尝

**升麻黄连汤**　面热者，厚味积热，阳明经标本俱实，先攻其里调胃承气汤，后泄风热。

升麻、葛根各一钱，苍术、白芷各七分，白芍药、甘草各五分，黄连酒炒、酒芩各四分，犀角、川芎、荆芥、薄荷各三分。

上先用水半盏，浸川芎、荆芥、薄荷，其外都作一贴，水二盏，煎至一盏，方入浸三味，再煎至七分，温服，忌酒面。

**方歌**　面热升麻黄连汤　葛根白芷芎芍良
　　　　薄荷荆芥炙甘草　犀角酒芩及茅苍

**清上防风汤**　面生疮疖者，上焦风热也。

防风一钱，连翘、白芷、桔梗各八分，酒芩、川芎各七分，荆芥、山栀、黄连酒炒、枳壳、薄荷各五分，甘草三分。

上剉，水煎，入竹沥一小钟调服。

**方歌**　面疮清上防风汤　　芩连枳桔并芳香

　　　　荆芥薄荷芎甘草　　栀子连翘竹沥良

**冲和养气汤**　面唇紫黑者，阳明经不足也。

葛根钱半，升麻、白芷、防风各钱，黄芪八分，人参七分，甘草四分，白芍、苍术各三分。

上剉一贴，生姜三片，大枣二枚，水煎服，宜在早饭后午饭前，取天气上升，于中使阳达于面也。

**方歌**　冲和养气汤　升麻葛根防

　　　　白芷参芪草　芍药苍术姜

**连翘清肺饮**　面上生谷嘴疮，俗名酒刺，属肺火也。

连翘、栀子仁、桑白皮、苦参、贝母、片芩、黄连、川芎、白芷、荆芥、甘草等分。

上剉一贴，水煎食后服。

**方歌**　连翘清肺饮　栀子芩连桑

　　　　苦参贝母草　荆芥芎芳香

**升麻胃风汤**　治虚风麻木，牙关紧急，目内蠕动，胃中有风，独面肿者。

升麻二钱，白芷钱二分，苍术、葛根、蔓荆子、当归各一钱，甘草炙钱半，麻黄五分，柴胡、藁本、羌活、黄柏、草豆蔻各三分。

上剉一贴，生姜三片，大枣二枚，水煎食后服。

**方歌** 升麻胃风汤　紫葛麻黄　白芷蔓荆藁本羌

　　　　当归甘草酒黄柏　草蔻苍霜　大枣生姜

**白附子散** 治面上热疮似癣，或紫黑斑点。

白附子、密陀僧、白茯苓、白芷梢，官粉等分。

上为末，先用萝卜煎汤洗面，后用羊乳无则用人乳调成膏敷患处，明晨洗去。又杏仁捣烂，以鸡子清调敷，明早洗去，数次即愈。或指爪抓破面皮，生姜自然汁，调轻粉敷破处，全无痕迹。

**硫磺膏** 治面上生疮，或鼻脸赤紫，诸药不效。

硫磺、白芷梢，天花粉、腻粉各五分，全蝎一枚，蝉壳五个，芫青七个，去翅足。

上为细末，用麻油黄蜡，约多寡，如合面，油熬匀，离火，方入末药，和匀，每于临卧时洗面净，以少许涂面，切勿近眼，数日间赤肿自消。如退风刺，一夕见效。

**玉容膏** 治面生黑雀斑、风刺、酒刺之类。

绿豆为粉二两，白芷、白及、白蔹、僵蚕、白附子、花粉各两，甘松、山奈子、茅香各五钱，零陵香、防风、藁本各二钱，肥皂角盈尺者二挺。

上为末，每早晚蘸药洗面，久则面色如玉。又枯矾一两，生硫磺，白附子各二钱，为末，津唾调搽，临卧上药，明早洗去。又雄黄，铅粉各一钱，硫黄五分，为末，人乳调敷，明早洗去，兼治酒糟鼻。又密陀僧为末，乳汁调敷，此早洗去，每夜用之，能令面生光华，亦治鼻脸赤疱。

**西施散** 治黑黯斑点，令面色润泽，美如童颜。

朱砂二钱，官粉三钱，桃花四钱，昭脑五钱，干胭脂一钱，乌梅肉五个，川芎少许。

上为末，临卧以津唾调搽面上，次早温水洗去。

**点痣祛斑秘方** 用石灰水调一碗，如稠糊，拣好糯米粒全者，半置灰中，半露于外，经一宿，灰中米色变如水晶。若或面或手，有黑痣斑点，先用针微微拨破，置少许水晶者于其上，经半日许，魘痣之汁自出，乃可去药，且勿令着水，三日即愈。又巴豆七个，石灰等分为末，以碱水调在盏内，藏糯米于巴豆石灰中，候糯米烂，将痣用针拨动，以米膏点之，三日不洗，自然脱落。


# 耳　证

**脉义** 耳病肾虚，迟濡其脉，浮大为风，洪动火贼；沉涩气凝，数实热塞。久病聋者，专于肾责；暴病浮洪，两尺相同，或两尺数，阴火上冲。

**总论** 经曰：精脱者耳聋，液脱者耳鸣。夫肾为足少阴之经，乃藏精而气通于耳。耳者，宗脉之所聚也。若精气调和，则肾脏强盛，耳闻五音；若劳伤气血，兼受风邪，损于肾脏而精脱者，则耳聋无闻矣。人于中年以后，大病之余，每多耳痒耳鸣，或如风雨，或蝉噪，或如潮声钟鼓者，是皆阴衰肾亏而然。经曰：人年四十而阴气自半。半，即衰之谓也。又以《易》义参之，其象尤切。《易》曰：坎为耳，盖坎之阳居中，耳之聪在内，此其所以相应也。今老人之耳，多见聪不内居，而声闻于外，此正肾元不固，阳气渐涣之徵耳。欲求来复，其势诚难，惟宜补养，培其根本，但得稍缓即万幸矣。

**滋肾通耳汤**　耳鸣皆是肾精不足，阴虚火动，聋之渐也。

当归、川芎、白芍、生地各一钱，黄柏酒炒，知母酒炒，酒芩、柴胡、香附子、白芷各七分。

上剉水煎，空心温服。胸膈不快，加青皮、枳壳少许。

**方歌**　滋肾通耳汤　四物知柏良
　　　　白芷香附子　柴胡及腐肠①

**黄芪丸**　治肾虚耳鸣，夜间睡着如打战鼓声者。

黄芪蜜炙两，蒺藜炒、羌活各五钱，附子一个，炮，羊肾一对焙。

上为末，酒糊和丸，梧子大，空心葱盐汤下三五十丸。又黄柏半斤剉碎，人乳拌匀晒干，再用盐水炒褐色，为末，水丸，梧子大，盐汤下百丸。

**加减龙荟丸**　治痰火上升，两耳蝉鸣，欲成聋者。微鸣而声细者，是阴虚也；暴鸣而声大者，乃痰火也。

龙胆草酒洗，当归酒洗、山栀子炒、黄芩酒炒、青皮各

---

① 腐肠：黄芩的别称。

一两，大黄酒蒸、青黛、柴胡各五钱，胆南星、芦荟各三钱，木香二钱半，麝香五分。

上为末，神曲打糊，和丸绿豆大小，姜汤下二十丸，日二服，七日后以针沙酒以通其气。针沙一两，山甲末一钱，拌针沙养一日夜，拣去山甲，将针沙以酒一碗，浸三四日，含酒口内，外用磁石一块，绵里塞耳，忌怒戒色。

**通明利气汤**　治虚火上升，痰气郁于耳中，或闭或鸣；痰火炽盛，忧郁痞满，咽喉不利，烦躁不宁。

贝母钱半，陈皮一钱，黄柏酒炒、黄连猪胆汁炒、黄芩猪胆汁炒、元参酒洗、栀子各七分，苍术盐炒、白术、香附便炒、生地姜汁浸、槟榔各五分，抚芎四分，木香二分半，甘草二分。

上剉一贴，生姜三片，水煎，入竹沥同服。

**方歌**　痰火上升　通明利气汤如神　芩连黄柏贝母陈　苍白二术香附子　栀子元参　木香槟榔甘草　川芎生地存

**芎芷散**　治耳触风邪，与气相搏，其声嘈嘈，为虚鸣者。

川芎钱半，白芷、苍术、陈皮、细辛、石菖蒲、紫苏叶、厚朴、半夏、辣桂、木通、甘草各七分。

上剉一贴，生姜三片，连须葱白二茎，水煎服。

**方歌**　风邪入耳芎芷散　苍术苏叶陈皮半

厚朴辣桂北细辛　石菖木通　甘草姜葱

一服根即断

**龙胆汤**　左耳聋者，乃忿怒动胆火也。妇人多有此证，以其多忿怒故也。

黄连酒浸猪胆汁炒、黄芩酒炒、栀子炒、胆南星、当归、陈皮各一钱，元参七分，青黛、木香各五分，香附子便炒、龙胆草各八分，干姜炒黑三分。

上剉一贴，生姜三片，水煎至七分，入元明粉三分，痰盛加至五分，食后服。如欲作丸，加芦荟五分，麝香二分，为末，神曲糊丸，梧子大，姜汤下五十丸。

**方歌**　龙胆汤连芩　栀子归胆星　干姜陈香附　木香黛元参

**地黄汤**　右耳聋者，乃色欲动相火也。男子多此证，以其多色欲故也。

熟地钱半，当归、川芎、白芍酒炒，山茱萸、山药各八分，丹皮、茯苓、泽泻、黄柏酒炒、知母酒炒、石菖、远志各六分。

上剉一贴，水煎空心服。如欲作丸，为末，蜜丸梧子大。空心盐汤下百丸，亦治大病后耳聋。

**方歌**　耳聋地黄汤　知柏八味良
　　　　　芎归白芍药　远志与石菖

**清聪化痰丸**　治醇酒厚味，夹怒气以动胆胃之火，致两耳蝉鸣，或闭塞不闻声音，以此清窍。暴聋者易治，久聋者难愈。

橘红盐洗去白、赤茯苓、蔓荆子各两，酒芩、黄连酒炒、柴胡、桔梗、元参、石菖蒲、半夏各七钱，青皮醋炒五钱，全蝎去毒、甘草各三钱。

上为末，酒糊和丸，绿豆大，临卧清茶下百二十丸。本方去元参、桔梗、石菖蒲、全蝎，加人参、芍药、生地，葱汤蒸饼为丸，名聪耳丸，姜汤下。

**元参清热汤** 治耳热出汁作痒，乃痰火也。

元参、贝母、防风、天花粉、白茯苓、黄柏<sub>盐水炒</sub>、白芷、天麻、蔓荆子、半夏<sub>各等分</sub>，甘草<sub>减半</sub>。

上㕮一贴，生姜三片，水煎，食后服。

**方歌** 元参清热汤 贝母半芳香

　　　　蔓荆天麻草 花粉苓柏防

**复聪汤** 治大病后风邪乘虚入耳，耳常重听不真，耳内必痒，头目多不清利。

黄柏<sub>酒炒，钱</sub>，当归<sub>酒洗</sub>、白芍<sub>酒炒</sub>、生地<sub>酒浸</sub>、川芎各七分，知母<sub>酒炒</sub>、陈皮、乌药、防风、羌活<sub>酒洗</sub>、独活<sub>酒洗</sub>、藁本<sub>酒洗</sub>、白芷、甘菊、蔓荆子、薄荷<sub>各五分</sub>，细辛三分。

上㕮一贴，水煎食后服，便低头睡一时。

**方歌** 复聪汤内羌独活 四物知柏橘乌药

　　　　白芷藁本甘菊花 蔓荆细辛防风薄

**安神听聪汤** 经曰：南方赤色，入通于心，开窍于耳，若思虑劳心，则神散精脱于下，真阴不上泥丸，清气不聚，故耳鸣耳痒耳重听之病作矣。

黄芪<sub>蜜炙</sub>、人参、当归、枸杞<sub>各钱半</sub>，黄连<sub>酒炒</sub>、酒芩、黄柏<sub>酒炒</sub>、知母<sub>酒炒</sub>、麦冬、茯神、远志、枣仁<sub>炒</sub>、防风、柴胡<sub>各钱</sub>，升麻、甘草<sub>各五分</sub>，蔓荆子<sub>七分</sub>。

上㕮一贴，圆眼肉三枚，水煎温服。

**方歌** 安神听聪归芪参 麦冬枣仁远茯神

枸杞蔓荆防风草　升柴知柏酒连芩

**补肾丸**　治耳鸣劳聋，气聋，风聋，虚聋，毒聋，久聋。劳聋者，劳火鼓其听户也；气聋者，气滞塞于听户也；风聋者，风热闭其听户也；虚聋者，血气耗散，精神不用也；毒聋者，脓血障碍妨于听户也；久聋者，气道壅塞也。凡耳聋者，耳必先鸣，故总系于耳鸣。

当归、白芍酒炒、熟地、黄芪蜜炙、人参、茯苓、丹皮、山茱萸、巴戟、菟丝子酒煮、肉苁蓉、蛇床子、桂心、制附子、干姜炮、细辛、石斛、泽泻、远志、甘草各二两，石菖蒲两，防风两半，羯羊①肾二对。

上为末，先将羊肾用酒煮烂，仍加酒丸，空心盐汤下。

**鼠粘子汤**　治耳内作痛，红肿如樱桃。耳者属肾，开窍于少阳之部，通会于三阳之间，坎离交则聚气以司聪而善听也。老年虚弱，耳鸣耳痒耳聋者，皆属肾虚，清气不升，治宜补养，最忌疏散；少壮小儿，耳痛耳肿耳聤者，乃是三阳经风热壅遏，治宜疏散，最忌滋补。

连翘、山栀子酒炒、柴胡、黄芩酒炒、大力子炒、元参、桔梗、龙胆草酒洗、板蓝根、天花粉、甘草各等分。

上剉一贴，水煎食后服，随饮酒一杯。

**方歌**　耳内生疮鼠粘汤　栀子连翘柴芩良

花粉蓝根龙胆草　元参桔梗甘草强

**荆芥连翘汤**　两耳肿痛者，由肾经有风热也。耳者宗脉之所聚，肾气之所通，足少阴之经也。若热气乘虚随脉入耳，凝聚不

---

①　羯羊：被瘫割后的公羊。

散，则痛而生脓，谓之脓耳。或风热上壅，肿痛日久，脓汁流出，亦谓脓耳。脓不去则塞耳成聋。

荆芥、连翘、防风、当归、川芎、白芍、柴胡、黄芩、栀子、白芷、枳壳、桔梗<sub>等分</sub>，甘草<sub>减半</sub>。

上剉一贴，水煎食后服。

**方歌**　荆芥连翘有防风　柴胡栀子归芍芎

　　　　　枳壳桔梗生甘草　黄芩白芷治耳脓

**蔓荆子汤**　两耳流脓汁者，亦肾经有风热也。

蔓荆子、甘菊花、升麻、木通、麦冬、生地、桑白皮、赤茯苓、前胡、赤芍、甘草<sub>等分</sub>。

上剉一贴，姜三片，枣二枚，水煎食后服。

**方歌**　蔓荆子汤新升麻　赤芍生地甘菊花

　　　　　木通茯苓生甘草　麦冬桑皮前胡加

**柴胡聪耳汤**　治聤耳。人耳中常有津液，若风热相搏，致津液结硬成核塞耳，亦令暴聋。

连翘<sub>三钱</sub>，柴胡<sub>二钱</sub>，当归、人参、甘草<sub>各一钱</sub>。

上剉一贴，姜三片，水一盏，煎至半，去渣，入虻虫末三分，麝香一分，再一沸，食远服。外用猪胆地龙锅底煤等分，葱汁为丸，枣核大，绵裹入耳，令润挑去。

**吹耳散**　治肾经有风热，耳内常出脓汁，经年不愈者。

干胭脂、海螵蛸、白龙骨<sub>煅</sub>、枯矾、密陀僧<sub>煅</sub>、赤石脂、青黛、胆矾、硼砂、黄连<sub>各一钱</sub>，龙脑<sub>二分</sub>，麝香<sub>一分</sub>。

上为末，先用绵纸条拭干脓水，后吹入药即愈。

**黄龙散** 治肾经有热，上冲于耳，使津液凝滞，为稠脓清汁，亦有因沐浴水入耳中，停滞为脓，但不痛楚，久而不瘥，遂成脓聍。

干胭脂烧灰、海螵蛸、白龙骨煅、枯矾、黄丹水飞，各一钱，麝香少许。

上为末，先用绵纸展尽脓水，乃以纸条蘸药入耳，日日易之即愈。

**明矾散** 龙骨煅、枯矾各二钱，黄丹一钱，胭脂七分，麝香少许，为末，如前。

**红锦散** 海螵蛸、枯矾各一钱，胭脂七分，麝香一分，为末，如前。

**白龙散** 龙骨煅、枯矾、黄丹各五分，麝香一分，为末，如前。

**红玉散** 胭脂三分，蛀竹粉五分，冰片二分，麝香一分，为末，如前。

**龙脑散** 炉甘石飞、枯矾各五分，冰片二分半，胭脂烧灰分。

**塞耳金丹** 治邪气闭塞耳聋。年老聋聩者不治。

全蝎一枚，石菖蒲一寸，巴豆肉一粒

上为末，葱涎和丸，如枣核样，绵裹塞耳即通。又：地龙七分，麝香三分，取葱截寸许，纳药末于内，左聋塞右，右聋塞左，左右俱聋，两耳塞之。又：冰片一分，椒目五分，杏仁三分，为末，葱涎捻如枣核大，绵裹塞耳。又：大蒜一瓣，一头剜一坑子，以巴豆一粒，慢火炮令极热，入蒜坑内，绵裹塞耳。又：甘草生地胭脂包，甘遂草乌白绵包，日夜更换塞耳。又：全蝎一枚，土狗两个，地龙三条，明矾半生半枯，雄黄各五分，麝香二分，为末，葱白蘸末塞耳，闭气面壁坐一时，三日一用。又：活磁石二块，削如枣核大，搽麝于尖上，塞两耳中，口噙生铁一块，候一小时久，两耳气透，飒飒有声。

## 眼　目

**脉义**　眼本火病，心肝洪数，右寸关见，相火冲灼。

**总论**　夫人之有两目，犹天之有日月也，视万物察纤毫，何莫而不至，诚一身之至宝也。有五轮：水轮、风轮、气轮、肉轮、血轮也；有八廓：水廓、风廓、天廓、地廓、火廓、雷廓、泽廓、山廓也；瞳仁在脏属肾曰水轮，在府属膀胱曰水廓，肾与膀胱相表里也；乌睛在脏属肝曰风轮，在府属胆，曰风廓，肝与胆相表里也；白睛在脏属肺曰气轮，在府属大肠，曰天廓，肺与大肠相表里也；上下两胞在脏属脾曰肉轮，在府属胃，曰地廓，脾与胃相表里也；内外两眦在脏属心曰血轮，在府属小肠，曰火廓，心与小肠相表里也；又内眦在脏属命门曰雷廓，附于血轮者，以命门为心君龙雷之相火也；外眦在府属三焦曰泽廓，附于血轮者，以三焦为心君之阳相火也；又外眦在脏属心包络曰山廓，亦附于血轮者，以心包络为心君之阴相火也。具重光重轮而偶晦者，风云雷雨掩之也；具五轮八廓而失明者，六气七情伤之也。六气外感而为外障，七情内伤而为内障，其证七十有二，治须究其所因，外障则消散，内障则滋补，此治疗之大法也。

**节录　龙本禅师曰**：目者，五脏六腑之精也，荣卫魂魄之所常营，神气之所常生也。其五轮应五行，八廓应八卦，所患者或因过食五辛，多啖炙煿，热殢面食，饮酒不已，房室无节，极目远视，数看日月，频挠心火，夜读细字，月下观书，抄写多劳，雕镂细作，博弈不休，久被烟火，泣泪过多，刺头出血太甚，若此者，俱散明之本。复有驰骋田猎，冲冒尘沙，日夜不息者，亦伤目之由。又有少壮之时，不自保惜，逮至中年，以渐昏蒙。故善养目者，终日清心，无事常须冥目，勿使他视，非有要事，不宜辄开，则虽老而视不衰。大抵营卫顺则斯疾无由而生，营卫衰则致病多矣。且伤风冷则泪出，虚烦则昏蒙，劳力则眦赤，白肿则肺家受毒，生疮则风热侵肺，黄乃酒伤于脾，血灌瞳人及赤色，俱是心家有热。羞明见红花为肝邪，黑花则肾虚，青花胆有寒，五色花是肾虚有热，不可一概为治。若虚不补而实不泻，亦难收效。然上虚乃肝虚，下虚乃肾虚，肝虚则头晕耳聋目眩，肾虚则虚壅生花，耳作蝉鸣，大宜补肝益肾。其有热泪交流，两睑赤痛，乃肝之热极；迎风有泪，为肾虚客热，凉肝泻肾，必得其宜。至于五脏，各以类推。虚则生寒，实则生热，补泻之用，须在参详，毫厘之差，千里之谬。余则无非有所触动，或大病之后，所患不一。至于暴赤一证，多因泛热冲上，或眠食失时，饱食近火得之，加以劳役失于调护，过食毒物，变成恶证。医者不源本始，但知暴赤属阳，或以散血之剂，或以凉心之药，纵使退散，遂致脾经受寒，饮食不进，头目虚烦，五脏既虚，因成内障。亦有见其不进饮食，俾更服热药，遂致暴燥，热气上攻，昏涩眵泪。或犯盛怒，辛苦重劳，遂生胬肉。心气不宁，风热交并，变为攀睛。证状不一，是为外障。又如读书博奕，劳苦过度，名曰肝劳，不可但投以治肝之剂，及作他证治之，终于罔效，惟须闭目珍护，不及远视，庶乎疾瘳。

若乎患风疹者，必多眼暗，先攻其风，则暗自去。妇人胎前产后，用药亦须避忌。小儿所患，切宜善治，惟略加淋洗。若披镰针灸，断不可施，犹戒用手频揉，或因兹睛坏，至于莫救。以上诸证，治者宜留意焉。

**杨仁斋曰** 眼者，五脏六腑之精华，如日月丽天而不可掩者也。其首尾赤眥属心，其满眼白睛属肺，其乌睛园大属肝，其上下睑胞属脾，而中间黑瞳一点如漆，肾实主之。是虽五脏各有证应，然论其所主，则瞳子之关系重焉。何以言之，夫目者，肝之外候也，肝属木，肾属水，水能生木，子肝母肾也，焉有子母而能相离者哉？故肝肾之气充，则精彩光明，肝肾之气乏，则昏蒙眩晕。若乌轮赤晕，刺痛浮浆，此肝热也；燥涩清泪，枯黄绕睛，此肝虚也；瞳人开大，淡白偏斜，此肾虚也；瞳人焦小，或带微黄，此肾热也；一虚一实，以此验之。然肝肾之气，相依而行，孰知心者神之舍，又所以为肝肾之副焉，所谓一而二，二而一者也。何则？心主血，肝藏血，凡血热冲发于目者，皆当清心凉肝，又不可固执水生木之说。夫眼以轻膜裹水，照彻四方，溯源反本，非天一生水，又孰为之主宰乎？析而论之，则拘急牵飕，瞳青胞白，痒而清泪，不赤不痛，是谓之风眼。乌轮突起，胞硬红肿，眵①泪湿浆，裹热刺痛，是谓之热眼。眼浑而泪，胞肿而软，上壅朦胧，酸涩微赤，是谓之气眼。其或风与热并，则痒而浮赤。风与气搏，则痒涩昏沉。血热交聚，故生淫肤、粟肉、红缕、偷针之类。气血不至，故有眇②视、胞垂、雀眼、盲障之形。淡紫而隐红者为虚热，鲜红而妒赤者为实热。两呈露生胬肉者，此心热血旺；白睛红膜如伞纸者，此气滞血凝。热证，瞳人内涌，白睛带赤；冷证，瞳子青绿，白睛枯槁。眼热经久，复为风冷所乘则赤烂；眼中不赤，但为痰饮所注则作疼。肝气不顺而挟热，所以羞明；热气蓄聚而伤胞，所以胞合。吁！此外证之大概然也。然五脏不可阙一，脾与肺独无预何也？曰：白睛带赤，或红筋者，其热在肺；上胞下胞，或目唇间如疥点者，其热在脾。脾主味也，五味之秀养诸中，则精华发见于其外。肺主气也，水火升降，营卫流转，非气孰能使之？前所谓五脏各有五证应者，于此又可推矣。虽然，眼之为患，多生于热，其间用药，大抵以清心凉

---

① 眵：眼屎。
② 眇：瞎了一只眼。

肝、调血顺气为先。有如肾家恶燥，设遇虚证，亦不过以当归、地黄辈润养之，则轻用温药不可也。况夫肺能发燥，肝亦好润，古方率用杏仁、柿干、饴糖、沙蜜为佐，果非润益之意乎。至于退翳一节，尤关利害。

凡翳起于肺家受热，轻则朦胧，重则生翳。珍珠翳，状如碎米者易散；梅花翳，状如梅花瓣者难消。虽翳自热生，然治法先退翳而后退热者，去之犹易；若先去赤热，则血为之冰，而翳不能去。其有赤眼，与之凉药过多，又且涤之以水，不反掌而冰凝。眼特一团水耳，水性清澄，尤不可规规于点洗。缘其喜怒失节，嗜欲无度，穷役目力，泣涕过伤，冲风凌雾，当暑冒日，不避烟火，饮啖热多，此皆患生于脏腑者也，专恃点洗可乎哉？惟有静坐澄神，爱护目力，放怀息虑，心逸日休，调和饮食，多服汤丸，则明察秋毫矣。

**张子和曰：**圣人虽言目得血而能视，然血亦有太过不及也，太过则壅闭而发痛，不及则目耗竭而失明，故年少之人多太过，年老之人多不及，但年少之人则无不及，年老之人间犹有太过者，不可不察也。夫目之内眦，太阳经之所起，血多气少。目之锐眦，少阳经也，血少气多。目之上纲，亦太阳经也，血多气少。目之下纲，阳明经也，血气俱多。然阳明经起于目两旁，交额之中，与太阳、少阳俱会于目，惟足厥阴经连于目系而已。故血太过者，太阳、阳明之实也；血不及者，厥阴之虚也。故出血者，宜太阳、阳明，盖此二经血多故也。少阳一经不宜出血，血少故也。刺太阳、阳明出血则愈明，刺少阳出血则愈昏，要知无使太过不及，以血养目而已。凡血之为物，太多则溢，太少则枯。人热则血行疾而多，寒则血行迟而少，此常理也。

目者，肝之外候也。肝主目，在五行属木。木之为物，太茂则蔽密，太衰则枯瘁矣。夫目之五轮，乃五脏六腑之精华，宗脉之所聚，其气轮属肺金，肉轮属脾土，赤轮属心火，黑水神光属肾水，兼属肝木，此世俗皆知之也。及有目疾，则不知病之理，岂知目不因火则不病。何以言之？气轮变赤，火乘肺也；肉轮赤肿，火乘脾也；黑水神光被翳，火乘肝与肾也；赤脉贯目，火自甚也。能治火者，一句可了，故《内经》曰：热胜则肿。凡目暴赤肿起，羞明隐涩，泪出不止，暴寒目瞒，皆大热之所为也。治火之法，在药则咸寒吐之下之，在针则神庭在额前直鼻上入发际五分处，可灸七壮，禁深针，宜浅刺之。上星在神庭后入发际一寸，针入一分，可灸三壮。囟会在上星后一寸，可灸三壮，禁深刺，宜浅刺之。前顶在囟会后一寸五分，针一分，可灸三壮。百会见中风。以血之，或以草茎纳两鼻中出血，翳者可使立退，痛者可使立止，昧者可使立明，肿者可使立消。惟小儿不可刺囟会，为肉分浅薄，恐伤其骨。然小儿水在上，火在下，故目明。老人火在上，水不足，故目昏。《内经》曰：血实者宜决之。又曰：虚者补之，实者泻之。如雀目不能夜视及内障，暴怒大忧之所致也，皆肝主目血少，禁出血，止宜补肝养肾。至于暴赤肿痛，皆宜以锋针刺前五穴以出血而已，次调盐油，以涂发根，虽至再至三可，无往不利，量其病势，以平为期而后已，故曰：眼不针必瞎。

李东垣曰：五脏六腑之精气，皆禀受于脾，上贯于目。脾者诸阴之首也，目者血脉之宗也，故脾虚则五脏之精气皆失所司，不能归明于目矣。心者，君火也，主人之神，宜静而安，相火代行其令。相火者，胞络也，主百脉，皆荣于目。既劳役运动，热乃妄行，又因邪气所，并而损血脉，故诸病生焉。凡医者不理脾胃，及养血安神，治标不治本，是不明正理也。若概用辛凉苦寒之剂，损伤真气，促成内障之证矣。又能远视不能近视者，阳气有余，阴气不足也，乃血虚而气盛也。气盛者，火有余也；火者元气之贼也，能近视不能远视者，阳气不足，阴气有余也，乃气虚血盛也。血虚气盛者，阴火有余，元气不足也。气虚者，元气衰弱也，此老人桑榆之象也。

王节斋曰：眼赤肿痛，古方用药，内外不同。在内汤散，则用苦寒辛凉之药以泻其火；在外点洗，则用辛热辛凉之药以散其邪。故点药莫要于冰片，而冰片太辛热，以其性辛甚，故借以拔出火邪而散其热气。古方用烧酒洗眼，或用干姜末、生姜汁点眼者，皆此意也。盖赤眼是火邪内炎，上攻于目，故内治用苦寒之药，是治其本，如锅底之去薪也。然火邪既客于目，从内出外，若外用寒凉以阻遏之，则火郁内攻不得散矣。故点药用辛热，而洗眼用热汤，是火郁则发，因而散之，从治法也。世人不知冰片为劫药，而误认为寒，常用点眼。又不知外治忌寒凉，而妄将冷水、冷物、冷药挹洗，遂致积热郁于目而昏暗障翳，丧明莫睹矣。

**羌活明目散**　治远年近日，内外障翳，风热昏暗，烂弦赤眼，倒睫卷毛，一切目疾，无不神效。

羌活脑热头风，石膏坠翳膜，黄芩洗心退热，藁本偏头痛，密蒙花羞明，荆芥目中生疮，白芷清头目，川芎治头顶痛，木贼除翳障，莱菔子倒睫，菊花降火除风，细辛疏风邪，苍术开郁明目，麻仁起卷毛，生甘草解毒。

上各等分为末，每服二钱，临卧蜜水调下，或茶清米泔亦可。

**方歌**　羌活明目散最良　芎辛菊花强　藁本蒙花荆芥穗　石膏芳香　木贼莱菔苍　麻仁甘草腐肠

**大复光明散**　治一切目疾，内外障翳，羞明怕日，倒睫卷毛，风热烂弦，迎风出泪，两睑赤肿，红筋瘀血等证。

生地、归尾、黄连酒炒、酒芩、柴胡、羚羊角屑、羌活、防风、黄柏酒炒、荆芥、菊花、白蒺藜炒、木贼、蝉蜕、青葙子炒、蒙花、枳壳、石决明煅、石膏、甘草、赤茯苓、车前等分。

上为末，每服二钱，食后米饮调下。

**方歌**　大复光明散最良　芩连归地黄　菊花木贼柴荆防　蒺藜蝉青葙　石决羚羊　枳壳蒙车羌　黄柏石膏芩草强

**加减拨云散**　治诸般眼疾，翳膜遮睛，视物昏花，赤涩疼痛，眵多眦烂等证。

羌活二两二钱，甘菊一两八钱，白蒺藜、木贼各两二钱，防风、柴胡、苍术、枳壳、川芎、甘草各一两，荆芥、薄荷各八钱，蝉蜕六钱，石决明煅、蒙花各四钱。

上为末，每服二钱，食后薄荷汤调下。

**方歌**　加减拨云羌活风　荆芥薄荷蝉蜕芎
　　　　　菊花木贼柴苍术　枳壳灵通　蒺藜石决蒙

**洗肝明目汤**　治一切风热眼赤疼痛，昏涩翳膜，眵多泪如胶，凝结飕痒等证。

归尾、赤芍、生地、川芎、黄连酒炒、酒芩、栀子、连翘、防风、羌活、草决明、蔓荆子、荆芥、薄荷、桔梗、甘草、白蒺藜、菊花等分。

上剉一剂，石膏一撮，水煎食后服。乌珠胀痛，加天麻，川乌生用三片。生翳障加蒺藜，木贼，去芍药。肝经火盛，加柴胡、龙胆草，去薄荷。肿甚便实，加硝黄去桔梗。

**方歌**　洗肝明目汤　蔓荆青羌　四物芩连藏　栀子
　　　　　连翘桔梗草　蒺藜荆芥防　薄荷菊花决明良

**神仙救苦散**　暴发赤肿，眼胞如桃，眵涩难开，痛不可忍。

苍术钱半，生地、黄芩、黄柏、知母各五分，当归、甘草各一钱，川芎六分，桔梗三分，连翘四分，龙胆草钱半，黄连、羌活酒洗、防风、柴胡、升麻、藁本各三分，细辛二分。

上剉一剂，水煎，调红茶末二分服。

**方歌**　神仙救苦散　苍术升麻　芩连栀柏归地加

羌防芎辛藁本　连翘柴胡胆草　甘桔红花

**清肝蝉花散**　肝经蕴热，毒气上攻，眼目赤肿，多泪生翳。

龙胆草、甘菊、蒙花、蔓荆子、川芎、蝉壳、青葙子、草决明、荆芥、白蒺藜、木贼、防风、栀子、甘草等分。

上为末，每服二钱，茶清或荆芥汤下。

**方歌**　清肝蝉花荆防风　龙胆山栀菊密蒙

　　　　蔓荆蒺藜决明子　木贼青葙甘草芎

**明目流气饮**　风热上攻，视物昏暗，常见黑花，隐涩流泪。

苍术两，草决明七钱半，川芎、菊花、细辛、牛子、元参、蔓荆子、防风、荆芥、木贼、黄芩、栀子、白蒺藜炒、大黄、甘草各五钱。

上为末，每服二钱，临卧冷酒或蜜水调下。

**方歌**　明目流气饮荆防　元参栀子芩牛蒡

　　　　蒺藜蔓荆木贼草　决明大黄　菊花川芎细辛苍

**柴胡清肝汤**　治肝经火盛，目赤肿痛，泪涩难开。初患一目疼痛，渐传两目齐病，并治胁下痛，有气从左边起者。

柴胡、龙胆草、黄芩、羚羊角、山栀子、连翘、木通、赤芍药、青皮、川芎、当归各等分，甘草减半。

上剉一剂，水煎，食后服。

**方歌**　柴胡清肝汤　归芍芎羚羊

栀子连胆草　青皮通草[1]良

**速效散**　治胬肉血丝，红白翳膜及白睛上有死血红筋，或上睑胞赤肿如桃，日夜疼痛，昏暗多流热泪眵涩者。

黄连、黄芩、黄柏、栀子、连翘、薄荷、荆芥、柴胡、归尾、生地、花粉、地骨皮、菊花、蔓荆子、蒺藜、牛子、枳壳、草决明、石决明煅、甘草等分。

上剉一剂，水煎食后服。

**方歌**　速效散中柏连芩　蒺藜蔓荆　归地翘栀仁
　　　　荆芥薄荷二决明　牛子地骨天花粉　柴胡枳
　　　　壳菊花甘草存

**决明散**　治肝脏积热，眼赤肿痛，忽生翳膜，或脾受风热，睑内生物，如鸡冠蚬肉，或蟹睛疼痛，或旋螺尖起。

石决明煅、草决明各一两，羌活、木贼、青葙子、山栀、赤芍药各五钱，荆芥、大黄各二钱。

上为末，每服三钱，麦门冬汤下。

**得效决明散**　石决明、草决明、黄芩、甘草、菊花、木贼、石膏、赤芍、川芎、羌活、蔓荆子各等分，生姜煎服。

**清肺散**　治肺热上攻，白睛肿胀，日夜疼痛，或生翳膜。

桑白皮、片芩、甘菊、枳壳、防风、白蒺藜、甜葶

---

① 通草：当为木通。

苈、赤芍、归尾、元参、苦参、荆芥穗、旋覆花、木
贼、柴胡、升麻、甘草等分。

上剉一剂，水煎食后服。

**方歌**　清肺散治白睛疼　荆防归芍桑皮芩
　　　　升柴甘菊木贼草　大室①枳壳　蒺藜苦元参

**无比蝉花散**　治风攻热眼，昏涩肿痛，渐生翳膜失
明者。

蝉壳、甘菊、川芎、苍术便浸晒、谷精草、蒺藜、防
风、羌活、荆芥、蔓荆子、木贼便浸晒，蒙花、栀子炒、
黄芩、甘草炙、草决明等分。

上为末，每服二钱，食后茶清调下。

**方歌**　无比蝉花甘菊蒙　木贼蔓荆蒺藜芎
　　　　栀子草决芩苍术　谷精灵通　荆芥羌防风

**地黄散**　治心肝壅热，目赤肿痛，隐涩难开，生赤
翳膜，或白膜遮睛，四边散漫者易退，暴遮黑睛，多致
失明；兼治小儿痘疮余毒入眼生翳。

当归、熟地各五钱，生地、木通、甘草各三钱，黄连、
大黄、犀角屑、防风、羌活、蝉蜕、谷精草、木贼、蒺
藜、元参各二钱。

上为末，每服二钱，食后羊肝汤下。

**方歌**　地黄散最良　归地大黄　木贼蒺藜谷精草
　　　　元参木通羌活防　蝉蜕黄连犀角强

_____

①　大室：亭苈子的别称。

**退云散**  治眼生翳膜，蒙覆瞳仁，昏涩多泪，赤肿碜①痛。

归尾、生地、菊花、木贼、谷精草、羌活、石决明煅、大黄酒炒、黄柏、蔓荆子、白芷、龙胆草、连翘、蝉蜕等分。

上剉一剂，水煎食远服。

**方歌**  退云散用菊木贼  谷精蔓荆蝉花决

归地羌活白芷梢  陵游②连翘大黄柏

**天门冬饮**  治目赤肿痛，眼睛藏在上下睑内，不能归中，名曰辘轳转关。

天门冬、茺蔚子、知母各一钱，人参、赤茯苓、羌活各七分，防风、五味子各五分。

上剉一剂，水煎食后服。此证难治宜兼服泻肝散：大黄、甘草各二钱半，郁李仁、荆芥各一钱二分半，空心水煎服。

**犀角散**  治坠睛失明。风寒入贯瞳仁，攻于眼带，则瞳仁牵曳向下，名曰坠眼，亦辘轳之类。如日久则拽破瞳仁，两眼俱陷，不能见物矣。

车前子、枸杞各一两，五味、青葙子、牛蒡子、茺蔚子、胡连各七钱半，犀角六钱，羚羊角五钱，白兔肝具。

上为末，每服二钱，食后以槐子汤调下。

---

① 碜：东西里夹杂着沙子。
② 陵游：即龙胆草。

**方歌** 犀角散中有苺苢①　五味青葙甘枸杞

　　　　羚羊兔肝胡黄连　槐实牛蒡益母子

**光明丸**　治一切肿痛，风热眼疾，大有殊效。

生地、归尾、川芎、黄连、黄芩、黄柏、大黄、连翘、桔梗、薄荷、荆芥、羌活、独活、防风、白芷、菊花、木贼、甘草、草决明各等分。

上为末，蜜丸绿豆大，每服五十丸，早晚白汤送下。

**退云散**　治一切眼痛，翳膜障昏无睛者。黄膜从下生而上冲黑睛者，可治；赤膜从上生而下覆黑睛者，垂帘膜，难治。

当归两半，川芎、木贼便浸、荆芥、蒙花、蒺藜、骨皮、甘菊、羌活各两，川椒七钱，枳实、花粉、蔓荆、草决明、炙甘草、薄荷各五钱，蝉蜕、黄连各三钱，蛇蜕皂角水洗三钱。

上为末，蜜丸，弹子大，每一丸，茶清化下。或去草决明，用石燕煅。

**滋肾明目汤**　治血少神劳，肾虚眼病，视物昏暗，常见黑花，渐成内障者。

当归、川芎、白芍、生地、熟地各一钱，人参、桔梗、山栀、黄连、蔓荆子、甘菊、白芷、甘草各五分。

上剉一剂，茶叶一撮，灯心一团，水煎食后服。

**方歌**　滋肾明目　参连四物

　　　　蔓荆白芷菊花　甘桔山栀生茶

———————————

① 苺苢：车前。

**冲和养胃汤**　治内障眼得之脾胃虚弱，心火与三焦俱盛，故上为此疾。

黄芪、羌活各一钱，人参、白术各八分，升麻、葛根、甘草炙、当归各七分，白芍、柴胡各五分，五味二分，干姜一分，茯苓、防风各三分，黄连、黄芩各四分。

上剉一剂，水煎至半，入芩连再煎数沸，食远温服。

**方歌**　冲和养胃　归芍芪参　术草柴葛升

羌防五味子　干姜白茯苓　黄连酒芩

**补肝散**　治肝肾俱虚，黑珠上生一点园翳，日中看之差小，阴处见之即大，视物不明，转见黑花。

柴胡钱半，白芍一钱，熟地、茯苓、甘菊、细辛各七分，防风、柏子、甘草各五分。

上剉一贴，水煎空心服。

**方歌**　黑珠生白翳　补肝散芍地

辛菊黄柏仁　苓草柴胡利

**保肝散**　治看一成二，欲成内障者。目之系上属于脑，后出项中。邪中则精散，精散则视歧，视歧者，看一成二成三也。

当归、川芎、枸杞、苍术、白术、蒙花、羌活、天麻、薄荷、藁本、柴胡、石膏、连翘、木贼、细辛、荆芥、防风、桔梗、甘草、栀子、白芷。

上为末，每服二钱，食后茶清调下。

**益气聪明汤**　治目中内障初起，视觉昏花，神水淡绿色，或淡白色，久则不睹，渐变纯白，或视物成二，并治耳鸣。

人参、黄芪各五钱，升麻、葛根、甘草炙各三钱，芍药、黄柏各二钱，甘菊、蔓荆子各钱半。

上为粗末，每五钱，水二钟，煎至半，临卧温服，五更再服。

**方歌**　益气聪明汤　参芪升葛良

　　　　黄柏芍药草　菊花蔓荆强

**抑青明目汤**　治怒气伤肝，眼目昏暗，如在云雾之中。

当归、白芍、生地、白术、陈皮、半夏、白豆蔻、柴胡、龙胆草、黄连、栀子、牡丹皮、茯苓、甘草等分。

上剉一贴，姜三片，枣二枚，水煎服。

**方歌**　抑青明目芍地归　白蔻术草及陈皮

　　　　柴胡牡丹观音草　黄连山栀　半夏茯苓姜枣宜

**明目壮水丸**　治肝肾不足，眼目昏暗，常见黑花，多下冷泪。此壮水之主，以镇阳光，补肾养肝，生血明目。

熟地、生地、天冬、麦冬、山茱萸、甘菊各二钱，人参、当归、五味、菟丝子、茯神、山药、柏子仁、牡丹皮、泽泻各两，枸杞两六钱，牛膝两三钱，黄柏乳拌炒、知母各二两半，白豆蔻三钱。

上为末，蜜丸梧子大，每服百丸，空心盐汤下。

**方歌**　明目壮水有大功　知柏八味加二冬

　　　　参归五味菟丝子　枸杞牛膝

　　　　菊花豆蔻　生地柏子从

**滋阴地黄丸**　治血虚气弱，不能养心，心火旺盛，肝木自实，瞳子散大，视物不的，或昏花紧涩，作痛羞明，兼眵多燥热赤烂者。

熟地一两，当归、黄芩各五钱，黄连、五味子、地骨皮、天冬各三钱，柴胡八钱，生地七钱半，人参、炙甘草、枳壳各二钱。

上为末，蜜丸梧子大，食前清茶下百丸。

**方歌**　滋阴地黄丸　参归芩连　五味天冬柴枳草骨皮加添

**明目地黄丸**　生精养血，补肾益肝，退翳膜遮睛，除隐涩多泪，并治暴赤热眼。

生地、熟地各四两，黄柏酒炒、知母盐炒、菟丝子、枸杞、独活各二两，牛膝、沙蒺藜各三两。

上为末，蜜丸梧子大，空心盐汤下七八十丸。

**方歌**　明目地黄奇　知柏沙蒺藜　独活怀牛膝　枸杞菟丝宜

**明目羊肝丸**　肝虚风热，冷泪赤涩，内障青盲，视物不明。

黄连三两，菊花、龙胆草、石决明煅、人参、当归、熟地、枸杞、麦门冬、牛膝、青盐、黄柏、柴胡、防风、羌活各八钱，肉桂四钱，羊肝一具烙干。

上为末，蜜丸梧子大，每服三四十丸，温汤送下。

**方歌**　明目羊肝丸　归地参连　麦冬枸杞青盐　牛膝黄柏肉桂　柴胡羌防菊花添　胆草石决立安全

**家传养肝丸**　补养肝血，滋益肾气，退翳开障，清热祛风。

生地、熟地、枸杞、甘菊、蒺藜炒、肉苁蓉、当归、草决明、防风、羌活各一两，羚羊角、车前子酒炒、楮实各五钱，羊子肝小肝一叶，新瓦焙干。

上为末，蜜丸梧子大，空心盐汤下五十丸。

**观音梦授丸** 治内障青盲，因病赤眼，或食咸物而得者，乃热流肺经，轻则朦胧，重则生翳膜遮睛。

夜明砂①、当归、蝉蜕、木贼各三两。

上为末，用白羖羊肝四两，煮烂，捣膏，和丸梧子大，空心熟水下五十丸，百日如故。忌荤腥面食等物。

**定心丸** 治阳气不足，目能近视不能远视者，及胬肉攀睛，惊悸恐劫等证。

人参、麦门冬各一两，远志、石菖蒲、白茯苓、茯神各二两，枸杞子、甘菊各五钱。

上为末，蜜丸梧子大，朱砂为衣，熟水下三十丸。

**石斛夜光丸** 治远年近日，一切目疾，内外翳障，胬肉攀睛，烂弦风眼，及老年虚弱，目眵多糊，迎风冷泪，神水散大，昏如雾露，眼前黑花，睹物成两，光不收敛，瞳仁绿，色淡白等证。

天冬酒浸另捣、麦冬、生地、熟地各三两，人参、茯苓、山药、枸杞各两半，牛膝、石斛酒洗、杏仁、菊花、草决明、菟丝子、枳壳各一两，羚羊角、犀角、青葙子、防风各八钱，炙甘草、川芎、黄连、蒺藜、五味各七钱。

---

① 夜明砂：为蝙蝠科动物蝙蝠等多种蝙蝠的干燥粪便。其功用为清热明目，散血消积。

上为末，蜜丸梧子大，空心盐汤下五七十丸。本方加知母二两，黄柏、当归各两，杜仲、肉苁蓉各半两，名固本还睛丸。

**拨云退翳还睛丸** 治一切眼疾，内外翳障。常服则终身眼不昏花。

蒙花、木贼、蒺藜、蝉蜕、青盐各一两，薄荷、白芷、防风、川芎、荆芥、枸杞、知母、白芍、甘草各五钱，当归三钱，黑芝麻五两，小金钱菊花八钱。

上为末，蜜丸弹子大，每食后细嚼一丸，清茶送下。

**万明膏** 专治翳膜攀睛，烂弦赤障胬肉，血贯瞳仁，迎风冷泪，怕日羞明，视物昏花，疼痛不止，不动刀针，用此点眼，三日见效，十日痊愈。

当归活血明目，黄连泻心火，木贼治卷毛倒睫，蒺藜治隐涩难开，青葙子除障，赤芍破瘀止痛，白芍养肝血，天麻羞明怕日，蒙花退翳膜，夏枯草止痛，防风祛风收泪，羌活散攀睛，荆芥血贯瞳仁，胆草泻肝火，草决明磨翳，知母滋阴明目，贝母理肺气，麦冬凉心肺热，菖蒲开心窍，桑白皮泻肺，大黄泻脾胃火，连翘泻诸火，槐花消肿清热，五味生津液，车前子利水，复花治膀胱水，牛蒡子解热毒，枸杞补精明目，艾叶除风毒，苦葶苈消肿，蝉蜕祛风退翳，白芷清头目，楮实补肾去障，茯苓养心血，夜明砂明目，蕤仁清理赤热，各一两。黄芩泻肺火，黄柏滋阴降火，胡黄连清热，栀子泻三焦火，生地凉血明目，天冬清肺金，熟地补肾生血，石决明泻肝，柴胡发散目疾，元参退热明目，黄芪益元气，远志明目安神，茺蔚子益精，薄荷疏风消毒，藁本目中生疮，川芎止头痛，细辛祛风清目，白附子收泪，蔓荆烂眩赤肿，香附开郁行气，苍术平胃气，桔梗下气理肺，谷精草除障，独活眼生黑花，青盐补肾明目，杏仁润肺金，石膏清胃泻火，百部根清金，枳壳理气明目，槟榔杀虫祛翳，苦参除风热，红花破瘀生新，马牙硝降火，木通泻小肠火，各三钱。菊花内外翳障，甘草调和诸药，各二两。

上七十二味，切为细片，煎取浓汁一桶。先将炉甘石碾末一斤，水飞七次，入药汁内浸之，盖住勿动，三日夜足，去盖逼出清汁，将炉甘石用童便和丸鸡子大，绵纸包定，外将新紫泥罐打碎，同真黄土，用童便拌湿，杵至稠粘，摊做数饼，将炉甘石每丸包裹，阴处微干，放桑柴火内煅红，淬尿桶中三次，取出炉甘石，磁瓶收贮，勿令泄气。每用时加冰片少许，碾匀，点眼，其效如神。

**大明膏** 能治七十二种眼疾，一二十年青盲，惟瞳仁反背，及惊散神水者不治。

炉甘石童便浸七日，取出入阳城罐子内，炭火煅红，淬入童便中，再浸三日，共十日，碾细一两，硼砂研细，二钱，乳香、没药二味拣明者，各入沙锅内，微火炒出烟尽，研细，二钱，黄丹滚水飞三次，晒干二钱，海螵蛸刮去皮甲，微火炒，令色黄为妙，研细二钱，青盐研细五分，麝香研细五分，冰片研细一钱。

上七味各细末称准，和合一处，入乳钵内，研至极细无声，后入脑麝，再研极匀，将白蜜用绢滤过，熬至滴水成珠，夏老冬嫩，春秋酌老嫩之间，用蜜调药，令稀稠得所，磁器封固，不可泄气。点眼神效，古今第一。

**金露丹** 通治眼目肿痛，翳障诸疾。

天竺黄<small>辛香者</small>、海螵蛸<small>不必洗</small>、白硼砂<small>各一两</small>、朱砂<small>研水飞</small>、炉甘石<small>煅，淬童便中七次，飞净，各八钱</small>。

上为极细末，磁瓶收贮，用时旋取数分，入冰片少许，研匀点眼即愈。内外翳障，每一钱加珍珠八厘，胆矾三厘。烂弦风眼，每一钱加铜绿，飞丹各八厘。赤眼肿痛，每一钱加乳香、没药各半分。

**二百味花草膏** 治火眼及烂弦风，痒痛流泪，昼不能视，夜恶灯火。

羯羊胆一枚，以蜜灌满，入朱砂末少许，用纸笼套住，挂屋檐下阴干。每取一粒，和水点之即愈。以羊食百草，蜂采百花，取为名也。又炉甘石不拘多少，先用童便煅淬七次，次以黄连汤煅淬七次，后以雀舌茶清煅淬七次，三汁合置一处，再煅三次，放冷碾细，入脑麝各少许，点眼神效。又烂弦风虫痒，取覆盆子软叶，入初生男儿乳汁，研匀为丸，置眦头上，其虫自出。又倒睫卷毛，木鳖子二个，去壳捣烂，绵裹塞鼻中，左目塞右，右目塞左，一二夜其睫自正。又雀目夜不见物，豮猪肝[①]竹刀劈开，纳夜明砂扎缚，煮米泔中七分熟，取肝细嚼。

**汤泡散** 治风毒肿痛，花翳多泪等证。

黄连、赤芍药、当归尾、防风、杏仁<small>各五钱</small>、薄荷叶

---

① 豮猪肝：去势雄猪肝。

三钱，铜绿二钱。

上剉取三钱，雪水煎沸，乘热先熏后洗。<small>凡洗眼之方，无出此右。</small>

又赤目肿痛，黄柏一两，黄丹、黄连、黄芩、大黄各五钱为末，每一钱蜜调成膏，摊绯绢上，随左右贴太阳穴，即愈。又焰硝五钱，雄黄、乳香、没药、白芷、薄荷各一钱，为末，令病者口含冷水，左吹左鼻，右吹右鼻，即愈。

**万全膏**　治赤眼及烂弦风，其效如神。凡富家所不可少，无目疾则以施人，价廉功倍，济人甚大。

文蛤、黄连、荆芥、防风各五钱，苦参四钱，铜绿钱。

上为末，用薄荷汁和丸弹子大，以热水化开，洗眼立愈。

**明目第一方**　此方始于上阳子，以授鲁东门，左丘明，卜子夏，左太冲，凡此诸贤，皆有目疾，得此皆愈。一省看书，二减思虑，三专内视，四简外视，五晨兴迟，六夜眠早。凡此六事，熬以神火，下以气筛，蕴于胸中，纳诸方寸，修之一时，长服不已，非但明目，亦可延年。


## 鼻　病

**脉义**　右寸洪数，鼻衄赤齇；左寸浮缓，鼻涕风邪。

**总论**　鼻为肺窍，命曰天牝，乃宗气之道，而实心肺之门户。故经曰：心肺有病而鼻为之不利也。然其经络所至，专属阳明，自山根以上，则连太阳、督脉，以通于脑，故此数经之病，皆能及之。若其为病，易窒塞者谓之齆；时流浊涕而或多臭气者、谓之鼻渊，又曰脑漏；或生瘜肉而阻塞气道者谓之鼻齆；及有喷嚏、鼻衄、酒齄，赤鼻之类，各当辨而治之。然总之鼻病无他也，非风寒外感，则内火上炎耳。外感者，治宜辛散；内热者，治宜清凉。知斯二者，则治鼻大纲，尽乎是矣。

**通窍汤**　治外感风寒，鼻塞声重，流涕不闻香臭。

防风、羌活、藁本、升麻、葛根、苍术、川芎各一钱，白芷五分，麻黄、川椒、细辛、甘草各三分。

上剉一贴，姜三片，葱白二根，水煎热服，肺火加黄芩钱。

**方歌**　通窍用麻黄　芎辛椒羌防

　　　　藁本苍术草　葛根升芳香

**丽泽通气汤**　治鼻塞不闻香臭，乃肺经有风热也。

黄芪一钱，苍术、羌活、独活、防风、升麻、葛根各七分，炙甘草五分，麻黄冬倍用、川椒、白芷各三分。

上剉一贴，姜三片，枣二枚，葱白三根，水煎食远服，忌生冷风凉处坐卧。《医鉴》方：薄荷三钱，细辛、白芷、防风、羌活、当归、川芎、半夏、桔梗、陈皮、赤茯苓各一钱，姜葱煎服。外以菖蒲、牙皂、细辛等分为末，绵裹塞鼻，仰卧即通。

**方歌**　丽泽通气汤　黄芪独活羌

升葛防苍椒　芷草麻黄

**辛夷散**　治肺虚为四气所干，鼻内壅塞，流涕不已，或气息不通，不闻香臭。

辛夷仁、川芎、细辛、藁本、苍耳子炒、白芷、升麻、防风、羌活、木通、炙甘草等分。

上为末，每服三钱，食后茶清下。

**方歌**　辛夷芎芷收　羌防道人头

　　　　升麻辛藁本　木通甘草投

**苍耳散**　苍耳子二钱半，辛夷仁、薄荷各五钱，白芷一两，为末，食后葱茶汤下三钱。

**荆芥连翘汤**　胆移热于脑，则为鼻渊。脑液下渗，浊涕不止，久而不已，必成衄衊①。

荆芥、柴胡、川芎、当归、生地、赤芍、白芷、防风、栀子、连翘、黄芩、薄荷、桔梗各五分，甘草三分。

上剉一贴，水煎食后温服。

**方歌**　荆芥连翘汤　柴胡四物藏

　　　　甘菊薄荷芷　栀子防腐肠

**加味防风汤**　治鼻流浊涕久不已，乃成脑漏，必因亏损元阳，以致外寒内热，甚则有滴下腥臭之恶者。此多因酒醴肥甘，或久用热物，或火由寒郁，以致湿热上薰，津汁溶溢而下，离经腐败，故有腥臭不堪闻者。一见此证，即宜节戒早治，久则难愈。盖太阳督脉，上通于脑，渗漏即多，必伤髓海。

防风二钱，酒芩、麦冬、人参、黄芪、当归、川芎、

_____

① 衄衊：因热盛而迫血妄行，在鼻为衄，在汗孔为衊。

生地、白芍、白及、黄连酒炒、黄柏酒炒、知母各一钱，甘草五分。

上剉一贴，水煎食远服。

**方歌**　加味防风好　芩连知柏草

　　　　四物麦门冬　参芪白及宝

**参芪辛夷汤**　治脑漏时流腥臭脓水。

人参钱半，黄芪、辛夷花、当归、白芍、川芎、白芷、酒芩各一钱，细辛七分，甘草五分。

上剉一剂，灯心三十根，水煎食远服。

**方歌**　参芪辛夷花　归芍芎芷加

　　　　酒芩细辛草　脑漏及时差

**清血四物汤**　治酒齇鼻及肺风疮。鼻齇者，鼻之准头红也，甚则紫黑，酒客多有之，因血热入肺，郁热久则见于外，名酒齇鼻。亦有不饮酒而红者，名肺风疮，总是热血入肺。

当归、川芎、赤芍、生地、酒芩、红花酒洗、赤茯苓、陈皮各一钱，甘草五分。

上剉姜煎，调五灵脂末一钱服，气弱加黄芪酒炒一钱，兼服栀子仁丸。老山栀子仁为末，黄蜡等分溶化，和丸弹子大，茶清嚼下。忌热物。

**方歌**　清热四物佳　灵脂芩红花

　　　　陈皮茯苓草　专治患酒齇

**清肺饮子**　治鼻准红，肺风疮。

薄荷一两，酒芩、山栀子、白葛花、山茶花、胡麻仁、甘草、苦参各七钱，连翘、赤芍药、防风、荆芥各三钱。

上为末，每服二钱，茶清调下。外用搽药：白矾、水银、京墨各一钱，杏仁、大风子、五味子各四十九粒，轻粉七分，核桃去壳七个，白杨叶十皮，共为末，鸡子清调搽，其红即退。又：硫磺、轻粉各一钱，杏仁五分，为末，临卧酒调涂，早即洗去。又：大黄、朴硝等分，为末，津唾调涂。

**当归活血汤**　治面鼻紫黑。面为阳中之阳，鼻居面之中，一身之血，运到面鼻，皆为至清至精之血。酒性喜升，大热有毒，熏蒸面鼻，血得酒为极热，热血得冷，为阴气所搏，污浊凝滞而不行，宜其先为紫而后为黑色也，须融化滞血，使得流通，滋生新血，病乃可愈。

当归、川芎、芍药、红花、牡丹皮、栀子、连翘、黄芩、荆芥、薄荷、白芷、防风、桔梗、甘草等分。

上剉一贴，姜一片，茶一撮，水煎食后温服。又：苦参四两，当归二两，为末，酒丸，茶清下，名参归丸，治酒齇神效。

**方歌**　当归活血汤　芎芍芩荆防
　　　　甘桔红荷芷　牡丹栀翘良

**黄芩汤**　治肺经火盛，鼻孔干燥，或生疮肿痛。

酒芩、桑白皮、赤芍、桔梗、栀子连皮酒炒、麦冬、连翘、荆芥、薄荷等分，甘草减半。

上剉一贴，水煎食后服。

**方歌**　鼻干黄芩汤　麦冬栀翘桑
　　　　薄荷荆芥穗　甘桔赤芍强

**辛夷膏**　治鼻中息肉，窒塞疼痛。湿热盛蒸于肺，则生息肉，如湿地得热生菌也。

辛夷二两，细辛、木通、木香、白芷、杏仁各五钱。

上为末，以羊髓、猪脂各二两，和药于磁器内慢火熬成膏，取赤黄色，放冷入脑麝各一钱，为丸，绵裹塞鼻，数日脱落。又：瓜蒂四钱，甘遂一钱，蝉蜕、草乌、枯矾各五分，为末，麻油调和，丸如鼻孔大，每日一次，以药纳鼻内，令达痔上，其痔化为水而愈。鼻中生息肉，俗谓鼻生痔。又：瓜蒂、细辛等分，为末，绵裹塞鼻中，即化黄水点滴至尽，三四日遂愈。又：枯矾为末，加卤砂少许，吹在息肉上，顷之化水而消。鼻中时常流臭黄水，甚者脑亦时痛，俗名控脑砂，有虫蚀脑，取丝瓜藤近根三五尺许，烧存性，为末，酒调服。鼻中常流清涕不止者，名为鼻鼽，取独头蒜四五个，捣烂贴脚底心，其涕自止。

## 口　舌

**脉义**　口舌生疮，脉洪疾速，若见虚脉，中气不足。

**总论**　口为脾之官，舌乃心之苗，主尝五味，以布五脏焉。经云：肝热则口酸，心热则口苦，脾热则口甘，肺热则口辛，肾热则口咸。又云：心热则舌裂，肝热则舌木，脾热则舌胎，肺热则舌强，肾热则舌卷，此口舌之为病，多由于热，治宜清火为主，若久用寒凉，终不见效，乃是上焦虚热，中焦虚寒，下焦阴火，各经传变所致，当分别而治之。如发热恶寒，口干喜汤，四肢困倦，食少懒言，而口舌生疮者，此上焦虚热也，治宜补中益气汤加麦冬五味子；若手足逆冷，肚作腹痛，大便不实，饮食不思而口舌生疮者，此中焦虚寒也，治宜理中汤加附子；如日晡发热，作渴唾痰，小水频数而口舌生疮者，此下焦阴火也，治宜六味地黄丸为主；如面黄肢冷，食少便滑，形容憔悴，而口舌生疮者，此火衰土虚也，治宜加减八味丸为主；如热来复去，昼现夜伏，夜见昼伏，不时而动，或无定处，或从脚下起，而口舌生疮者，此乃无根之火也，亦宜八味丸及十全大补汤加麦冬五味，更以附子末唾津调搽涌泉穴。若概用寒凉，损伤生气，为害匪轻。

**加减凉膈散** 治三焦火盛，口舌生疮，肿痛糜烂者。

连翘钱二分，山栀子、黄芩、黄连、桔梗、薄荷、当归、赤芍、生地、枳壳、甘草各七分。

上剉一贴，水煎频频噙咽，不可顿服，恐上热未除，中寒后生，变证莫测。

**方歌** 加减凉膈　芩连越桃[①]
　　　　薄荷甘桔枳壳　归芍生地连翘

**清胃泻火汤** 治上焦实热，心胃二经火盛，口舌生疮，并咽喉、牙床、面目肿痛。

连翘、山栀子、黄芩、黄连、元参、生地黄、干葛、升麻、桔梗、薄荷叶各等分，甘草减半。

---

① 越桃：栀子的别称。

上剉水煎，频频温服。凡舌肿胀甚者，宜先刺舌尖，或舌上或边旁，出血泄毒，以救其急。惟舌下廉泉穴，此为肾经，虽宜出血，宜当禁针，慎之慎之。

**方歌**　清胃泻火汤　芩连甘桔良

　　　　升葛翘栀子　薄荷元地黄

**清金导赤散**　心肺蕴热，口舌生疮，咽肿膈闷，小便淋浊。

生地、麦门冬、知母、元参、桔梗、甘草、黄连、黄芩、栀子、木通、泽泻各等分。

上剉一贴，灯心一子[①]，水煎频服。

**方歌**　清金导赤　芩连麦冬

　　　　甘桔知母元生　山栀泽泻木通

**黄连汤**　治心火炎盛，舌上生疮，或舌肿燥裂，或舌尖出血，或舌硬不软。

黄连、栀子、生地、麦冬、赤芍、当归各一钱，犀角、薄荷、甘草各五分。

上剉一剂，水煎食后频服。

**方歌**　舌疮黄连汤　归芍生地黄

　　　　麦冬乌犀角　山栀薄草良

**芍药汤**　治脾火炽盛，口舌生疮，或多食易饥，烦渴唇裂。

白芍药、山栀子、连翘、黄连、薄荷、石膏各一钱，甘草五分。

---

①　一子：张家界当地方言，量词，一小扎，后同。

上剉一贴，水煎频服。

**方歌** 　芍药汤石膏　　黄连老越桃

　　　　甘草薄荷叶　　更有北连翘

**如圣散** 　治舌下肿如核大，刺破出黄痰，已瘥复发。

连翘钱半，牛子、黄连各一钱，花粉、栀子仁各七分，柴胡、枳壳、荆芥、薄荷各五分，甘草三分。

上剉一贴，灯心十根，水煎食后稍冷服。忌鱼腥厚味。

**方歌** 　如圣散连翘　　牛子连越桃

　　　　花粉柴枳草　　薄荷荆芥高

**清火化痰汤** 　治舌下肿结如核，或木舌、重舌，及满口生疮。木舌者，舌肿满口，硬而不和软也，不急治则塞闷杀人。重舌者，附根下肿出如舌而小，谓之子舌，皆心脾热壅也。其着颊里及上腭如此者，名曰重腭；其着齿龈上下如此者，名曰重，皆急宜用铍针刺之，以祛恶血。

黄连、黄芩、元参、升麻、赤芍、犀角、生地、当归、陈皮、半夏、茯苓、桔梗各等分，甘草梢减半。

上剉一贴，青竹茹一团，水煎服。

**方歌** 　清火化痰汤　　犀角地黄　　芩连元参赤芍良

　　　　升麻陈皮苓半夏　　当归甘桔竹茹强

**三黄汤** 　口甘者，脾热也；淡者，胃热也，宜此主之。

黄连、黄芩、栀子、石膏、芍药、桔梗、陈皮、茯苓各八分，白术、甘草各三分。

上剉一贴，乌梅一个，水煎服。

**方歌**　三黄汤最高　芩连芍越桃

　　　　甘桔陈苓术　乌梅软石膏

**加减泻白散**　口辣喉腥者，肺热也，宜此主之。

桑白皮二钱，桔梗钱半，地骨皮、炙甘草各一钱，黄芩、麦门冬各五分，五味子十五粒，知母七分。

上剉一贴，水煎服，忌酒面辛热之物。

**方歌**　加减泻白　甘桔桑皮

　　　　麦冬五味知母　黄芩地骨最宜

**泻黄饮子**　治风热蕴于脾经，口唇干燥，皱烈如茧。唇属脾，风则眮动，寒则掀缩，热则干裂，血虚则无色，气郁则疮肿。若唇肿起白皮，皱裂如蚕茧，名曰茧唇。口唇紧小，不能开合，饮食不得，不急治则死。若妄用药线结去，反为翻花败证。

升麻、白芷、枳壳、黄芩、防风、半夏、石斛各一钱，甘草五分。

上剉，姜煎服。外用橄榄烧灰，猪脂调敷。

**方歌**　泻黄饮子　升麻白芷

　　　　枳壳石斛黄芩　防风夏草为使

**上清丸**　治口舌生疮，咽喉肿痛，止嗽清音，宽膈退热。

百药煎八钱，硼砂二钱，片脑三分，元明粉、甘草、诃子肉、桔梗、砂仁各一钱，薄荷两六钱。

上为末，蜜丸芡实大，临卧嚼化一丸。

**方歌**　最妙上清丸　冰硼百药煎

　　　　甘桔薄元粉　诃勒砂仁传

**赴宴散** 治三焦实热，口舌生疮糜烂，痛不可忍。

黄连、黄芩、黄柏、山栀、细辛、干姜等分。

上为细末，先用米泔水嗽口，后搽药患处，或吐，或咽不拘。

**绿袍散** 黄柏蜜炙两，青黛三钱，冰片二分，为末，掺患处，吐出涎即愈。

**矾柏散** 黄柏、枯矾、孩儿茶各等分，为末掺之。

**阴阳散** 黄连、干姜、青黛、孩儿茶各等分，为末敷之。

**黄连散** 黄连、朴硝、枯矾各五钱，薄荷一两，为末，装入腊月牛胆内，风前挂干，遇口舌糜烂，取药研敷，吐去热涎而愈。

**桠华散** 黄柏、蒲黄、青黛、人中白各等分，为末，敷之。

**雪碧** 蒲黄、青黛、月石、朴硝、甘草等分，为末掺之。

**绛雪** 硼砂钱，朱砂五分，马牙硝、寒水石各二钱，冰片半字，为末，掺舌上，喉痛者，吹入喉中。

**千金散** 文蛤钱，黄柏蜜炙、滑石各五分，为末，敷之。

**百草霜** 百草霜、枯矾等分，为末，井水调涂，木舌即消；无矾，海盐亦可。

**蒲黄散** 蒲黄、百草霜、焰硝、滑石等分，为末，酒调涂，重舌即消。

**金花散** 黄连、黄柏、栀子等分，为末，刷舌上，能止舌上出血如簪孔样。

**应手散** 梅花冰片为末，敷舌，能治舌出寸余不收。

**兼金散** 黄柏、细辛<sub>等分</sub>，为末，掺之，吐涎而愈。凡口舌生疮，久用寒凉不愈者，必是无根虚火炎上，宜内服理中汤之类，以反治之，外用甘草，干姜为末，掺敷，或用官桂蜜丸，噙化，方能见效。

口臭如厕者，乃脏腑燥腐之气，蕴积于胸膈之间，夹热而冲发于口也。治此惟藿香甚捷，丁香不及焉，取一把煮汁或饮或漱俱妙。

大人小儿，偶含刀在口，割断舌头，已垂落而未断者，用鸡子白软皮，袋住舌头，以破血丹即天花粉<sub>三两</sub>，赤芍药<sub>二两</sub>，白芷、姜黄各<sub>一两</sub>，为末，每用少许，干掺之，蜜调涂舌根止血。却用蜜调黄蜡，稀稠得所，敷在鸡子皮上。盖性软能透药气故也。常勤添敷，三日舌接住，方去鸡子皮，只用蜜蜡勤敷，七日全安。

大人小儿，或疾行跌扑，将唇舌缺落，用此接补。取活蟹炙干为末，每二钱，加乳香、没药各二分半，涂之即生肉。若肉长多要去些，用川乌、草乌为末，摊纸一条，以凉水调合贴之，即不觉痛。可用刀割取，如流血以陈石灰涂之即止，愈后舌硬，用鸡冠血点之即软。舌忽肿出口外，名蜈蚣毒，冠血点妙。

# 牙 齿

**脉义** 齿痛肾虚，尺濡而大，火炎尺洪，动摇疏坏，右寸关数，或红而弦，此属肠胃，风热多涩。

**总论**　牙齿为病，其因有三，一曰火，二曰虫，三曰肾虚，辩得其真，则自无难治之齿矣。因火痛者，其病必在牙床肌肉间，或为肿痛，或为糜烂，或为臭秽脱落，或牙缝出血不止，是皆病在经络。而上牙所属，足阳明也，止而不动。下牙所属，手阳明也，嚼物则动而不休。此之为病，必美酒厚味，膏粱甘腻过多，以致湿热蓄于肠胃，而上壅于经，乃有此证。治宜戒厚味，清火邪为主。因虫痛者，其病不在经而在牙，亦由肥甘湿热，化生牙虫，以致蚀损蛀空，牙败而痛。治宜杀虫为主，兼清胃火。因肾虚而牙病者，其病不在经而在脏。盖齿为骨之所终，而骨则主于肾也。故曰：肾衰则齿豁，精固则齿坚。至其为病，则凡齿脆不坚，或易于摇动，或疏豁，或突而不实。凡不由虫、不由火而齿为病者，必肾气之不足。此则或由先天之禀弱，或由后天之斲丧，皆能致之，是当专以补肾气为主。外此或因击损，或以跌扑，或勉强咬嚼坚硬等物，久之无不损齿，此岂药之可疗，知者自当慎也。

**清胃散**　凡一切牙齿肿痛，皆属胃经火盛，由多食辛热厚味，及温服暖药过多，以致上下牙齿，痛不可忍也，牵引头脑，满面发热，或齿龈溃烂，喜冷恶热者。

升麻二钱，牡丹皮钱半，黄连夏倍之、生地、当归各一钱。

上剉水煎，候冷细细呷服。痛甚者加石膏、黄芩、大黄各钱，细辛五分。本方加犀角、连翘、甘草，名加味清胃散。

**方歌**　清胃散最佳　牡丹新升麻
　　　　　黄连归生地　能治病齿牙

**泻胃汤**　治胃热齿痛，喜冷恶热者。足阳明胃络脉入齿上缝，其病喜冷水而恶热汤；手阳明大肠络脉入齿下缝，其病喜热汤而恶冷水。怕冷水者，用牙硝、姜黄、荆芥煎水漱之；怕热汤者，用干姜、细辛、荜拨煎水漱之；不怕冷热者，乃风牙痛，用牙皂、草乌、蜂房煎水漱之。

当归、川芎、赤芍、生地、黄连、牡丹皮、栀子、防风、荆芥、薄荷、甘草等分。

上剉一贴，水煎食远频服。

**方歌**　泻胃汤如仙　四物加黄连
　　　　　丹皮栀子草　荆防薄荷煎

**清胃汤**　治牙床肿痛血出，动摇黑烂脱落，皆属于手足阳明二经火盛。

山栀子炒　连翘、牡丹皮、条芩各一钱，黄连炒、生地各八分，白芍煨、升麻、桔梗各七分，藿香五分，甘草三分。

上剉一贴，石膏二匙，水煎，食后缓缓含服。本方去连翘、桔梗，加当归、苍术、青皮、细辛、荆芥，名清胃饮。

**方歌**　清胃汤最良　芩连芍地黄
　　　　　丹皮翘栀子　甘桔升藿香

**当归连翘汤**　牙根肿而痛者，胃热也；开口呷风则痛甚者，胃中有风邪也；口臭秽不可近者，肠胃中有积热也。

当归、生地、川芎、连翘、枳壳、防风、荆芥、白芷、羌活、黄芩、栀子、甘草各七分，细辛三分。

上判水煎，不拘时服。

**方歌**　当归连翘汤　芎辛芩地黄

栀子枳壳草　白芷荆防羌

**甘露饮子**　治男妇小儿胃中客热，口舌生疮，咽喉肿痛，牙龈溃烂，时出脓血，及脾胃受湿，瘀热在内，或醉饱多劳，湿热相搏，致生胆病，身面皆黄。

生地、熟地、天冬、麦冬、枇杷叶拭去毛、黄芩、山豆根、犀角、石斛、茵陈、枳壳各一钱，炙甘草五分。

上判一贴，水煎食后温服。

**方歌**　甘露饮子　天冬麦冬芩　生熟地黄枇杷叶

犀角石斛茵陈　枳壳甘草山豆根

**定痛散**　治虫牙痛甚。凡人饮食不能洁齿，腐臭之气，淹积日久，齿龈有孔，虫蚀其间，蚀一齿尽，又度其余，至如甘蠚，皆其种类，宜杀去之。

当归、生地、细辛、干姜、白芷、连翘、苦参、黄连、川椒、桔梗、乌梅、甘草各等分。

上判水煎，先噙漱，后咽下。

**方歌**　虫牙定痛高　辛芷干姜椒

苦参连甘桔　乌梅归地翘

**蜂窝散**　治牙痛或肿，风牙虫牙，长痛不可忍。

露蜂房、白蒺藜、荆芥穗、花椒、细辛、白芷、艾叶各等分。

上剉一贴，葱白三根，水醋同煎，乘热噙漱，良久再漱。又：蜂房一个，每一孔内，纳胡椒花椒各一粒，用碗盛之，入水令满，加黄柏如指大三片于内，以碟盖住，用纸封固，重汤煮一炷香尽，取出候温噙漱，良久吐出即愈。

**玉池散** 治风虫牙痛，动摇溃烂，或变成骨槽风，出脓血骨露者。

防风、白芷、细辛、升麻、地骨皮、川芎、藁本、当归、槐花、甘草等分。

上剉一贴，姜三片，黑豆百粒，水煎热漱。开笑散：白芷、细辛、高良姜、川椒、荜拨、香附、蜂房各等分，水煎含漱或为末擦牙，治风冷齿痛如神。

**三辛散** 治阳明胃火，牙根口舌肿痛不可忍及口气臭秽，先用此漱之，后敷三香散，仍服清胃等药，以治其本。

北细辛三钱，生石膏一两。

上水煎，乘热频漱之。三香散：川椒无则以荜拨代之，丁香各等分，冰片少许，为末，敷牙根上。

**一笑散** 治虫牙蚀孔空虚，疼痛难忍。

巴豆去壳三粒，川椒去目七粒

上先将川椒略炒为末，次以巴豆同碾，饭丸黍米大，绵裹塞蛀孔中，即愈。救苦丹：蟾酥三分；雄黄、细辛各二分；冰片一分；将蟾酥乳汁溶化，调和细末，纳在蛀孔内，或痛牙龈缝中，虫即随涎流出。如神散：雄黄二分；麝香少许；为末，纳蛀孔内，虫死痛止。止痛散：黄蜂蛮窠一个，以花椒填满其窍，用白盐一钱，封口，烧存性，入白芷、羊胫骨各钱；同碾。先以茶清漱口，后用药擦龈上，如有蛀孔，以少许塞之。

**冰玉散** 治口舌糜烂，走马牙疳危证。走马牙疳，一时满口走遍，牙床腐烂，齿落唇穿，谓之走马者，言其急也，此盖热毒蕴蓄而然，凡病此者，大为凶候，初见此证，速宜内泻阳明之火，外敷此方，若山根发红点者，则不可治。

冰片二分，铜绿、杏仁各一钱，溺桶中白垢焙干二钱。

上为末，先用韭根陈茶，煎取浓汁，以鸡羽蘸热汁，刷去腐肉，洗见鲜血，然后敷药，日三五次。如烂至喉者，以竹管吹入，忌辛热厚味。

**冰白散** 石膏生用五钱，月石三钱，冰片二分，僵蚕五分，为末，敷之。

**夺命散** 人中白五钱，枯矾、霜梅各二钱，为末，敷患处。

**黄金散** 黄柏蜜炙 人中白各二钱，冰片少许，为末，掺敷。

**三仙散** 人中白钱，铜绿三分，麝香分，为末敷之。

**麝矾散** 铜绿五钱，胆矾钱，白矾五分，麝香少许，为末掺敷。

**芦荟散** 黄柏五钱，芦荟钱，人言五分，用北枣去核每个纳入人言一分，烧存性，为末，以些许敷之（注：人言即信石，为砒霜类，有大毒，此方应用宜慎！）。

**蟾蜍散**　干蚵蚾①二分用黄泥包裹炮焦　枯矾、青黛、胡黄连、芦荟、胡桐泪各一钱，麝香少许；为末糁敷即愈。

**神功散**　治肉食者口臭不可近，牙齿疳蚀，牙断肉脱血出。并治血崩血痢，肠风下血，及逆气上行等证。

升麻二钱，香兰叶如无，藿香代之、当归、木香各一钱，黄连、缩砂仁各五钱，生地、生甘草各三钱。

上为末，汤浸蒸饼，为丸绿豆大，每服百丸，食远白汤下。

**滋阴清胃丸**　治阳明经血热，上下牙床，肿痛红烂肉缩，齿龈宣露者。

当归酒洗、生地酒洗、山栀子盐水炒、牡丹皮各一两，黄连酒炒、知母、干葛、防风各七钱，升麻、白芷各五钱，石膏煅醋淬二两，甘草节四钱。

上为末，蒸饼和丸，绿豆大，每服百丸，晚时米汤下。

**固齿散**　治肾水不足，牙齿浮动脱落，或齿缝中痛出血。

雄鼠骨一副，捉活鼠一个，打死，用稻草紧紧扎住，火内煨熟至烂，取骨去肉，俱要完全，尾骨亦不可少，将全骨放新瓦上，焙黄色为度，研细末。花椒炒、乳香各二两，香附子炒、青盐各两，白蒺藜炒两半。

上为末，每日擦牙，咽吐任意，不惟牢固牙齿，且

---

①　蟾蜍。

能乌黑须发。

**固齿丹** 生地、故纸、白蒺藜各二两，香附子四两，没食子四枚，青盐两半，为末，每晨擦牙，津液咽下，久用自然齿牢须黑。

**坚牙散** 石膏、青盐各一两，白芷五钱，细辛二钱，为末，擦牙。

**牢牙丹** 青盐、杜仲各一两，大黄炒五钱，为末，擦牙漱口。胃火盛者咽之。永固牙齿，再无牙蛀牙疼之患。

**一、塞耳，止牙疼痛如神：**好砒霜不拘多少，量加黄丹少许，以黄蜡烙成一块，旋用旋丸如黄豆大，用白绵包裹，留尾，如右牙疼痛塞右耳，左牙疼痛塞左耳，两边皆疼，则塞两耳必深入耳孔，一夜其虫尽死，永不复痛①。

**一、吹鼻，止牙疼痛如神：**雄黄、乳香、胡椒、麝香、荜拨、细辛、高良姜等分，为末，每用少许，吹男左女右鼻中。如牙痛脸肿，用纸卷药末在内，作条，蘸香油点着燎牙痛处，即愈。凡牙痛百药不效，灸耳当三壮，其痛立止。

**一、取虫牙奇方：**韭子、全蝎各一两，乳香、雄黄各二钱半，为末，溶蜡和丸弹子大，磁瓶内烧丸，以纸盖口，用笔管引烟熏蛀孔，将药瓶安于水中，其虫尽扑水面。又法：小瓦片上，置油拌韭子，烧烟，搁在水碗上，用漏升覆之，以蛀牙受漏升口中烟，其牙内虫如针

---

① 本方毒性甚大，宜慎。

者，皆落水碗中。如下牙蛀者，用韭子煎汤含漱，其虫自出。如无韭子，则用天仙子即莨菪子亦可除虫。

**一、去痛齿秘方**：草乌、荜拨各钱半，川椒、细辛各三钱，为末，用少许，点在痛牙内外，一时牙自落。又：红花一两，胆矾、卤砂各五分，为末，揩齿痛处，自落。

**一、落齿重生奇方**：取未开眼嫩老鼠三四个，外用白芷、白及、当归、青盐、细辛各五钱，熟地两，先将白芷等研末，入地黄捣如泥，作一饼，包老鼠在内，外用湿纸包裹，文武火煅至烟绝，取出碾末，擦上百日，其齿重生。

**一、跌扑打伤，牙动欲脱，血出不止者**，点椒五钱，天灵盖①、红内消②、白芷各二钱，为末，动齿糁上即安；或已落有血丝者未断者，也可糁药于齿龈间，斗上即稳。蒺藜根烧灰，搽亦安。

**一、牙齿黄黑不莹洁者**，石膏二两，白芷、升麻、川芎、零陵香、青盐各二钱半，细辛钱，麝香五分，为末，每晨先以温水漱口，次擦之。又：升麻钱，羊胫骨灰二钱，石膏三钱，白芷七分，麝香少许，为末，温水漱口，擦牙吐出。凡人睡中上下齿相磨作声，谓之断齿，胃热也，取患者卧下尘一捻，纳口中，勿令知之。

---

① 天灵盖：即人的头盖骨。
② 红内消：何首乌的别称。

# 咽　喉

**脉义**　咽喉之脉，两寸洪溢，上盛下虚，脉忌微细。

**总论**　咽嗌居喉咙之后，入饮食之路也，胃之系也。其病也，言则不痛饮食痛，宜泻胃火。喉咙居咽嗌之前，通声息之路也，肺之系也。其病也，饮食不痛言则痛，宜清肺火。稽古方书，虽有十八种之辨，而其治法，悉指为火。盖火者痰之本，痰者火之标，故言火则痰在其中矣。大抵治此，宜察火之微甚，病之缓急；微而缓者，先吐去痰，后复下之，上下分消而愈。甚而急者，惟宜砭刺出血，最为上策，若人畏惧，而委曲旁求，瞬息丧命。盖治喉痹之火与救火同，不容稍待。《内经》云：火郁发之。发谓发汗，吐中有发散之义；出血者，亦发汗之一端也。治斯疾者，慎毋执缓方、小方而药之，曰吾药乃王道，不动脏腑，若幸遇疾之轻者而获效，疾之重者循死矣，岂非误杀也耶。

**开关散**　治一切喉风，有起死回生之功。经曰：一阴一阳结，谓之喉痹，"痹"与"闭"同。一阴者，手少阴君火也；一阳者，手少阳相火也；二脉并络咽喉，君火势缓，则热结而为痛为肿，相火势速，则肿甚不仁而为痹，痹甚不通而痰塞以死矣。

蜈蚣二钱焙，胆矾、全蝎焙存性、僵蚕、蝉蜕、川乌各一钱，穿山甲、蟾酥各三钱，乳香五分。

上为末，每服一钱半或三钱，小儿每服一分或七厘。用葱头捣烂，和酒送下，出汗为度。如口不能开，灌服。忌猪、羊、鸡、鱼、油、面诸般热毒等物一七日。

**方歌** 开关散治诸喉风　山甲蟾酥大蜈蚣
　　　　川乌僵蚕秋蝉壳　乳香胆矾青全虫

**神应散** 治一切急慢喉痹，咽喉肿塞不通。热气上行，结于喉间，肿痛生疖，其形似蛾，故谓乳蛾，一为单，二为双。单蛾风者，其形圆突如小箸头大，生于咽喉关上，或左或右，在关下难治；双蛾风者，有两枚，生在喉关两边，亦圆亦突如小箸头大，关下难治。其比乳蛾之差小者，名曰喉痹，亦是突起，俱宜刺出其血自愈。其肿选于外，且麻且痒，肿而大者，名曰缠喉风，不必出血，但使火降，其肿自消矣。

盆硝四钱，僵蚕微炒、甘草生、青黛各八分，蒲黄五分，麝香一分，冰片二分，马勃三分，一名马尤菌，其性平，味甘，无毒，虚软如紫絮，大如斗，小如升，弹之有紫灰出，状如狗肺，生湿地及朽木上，取灰用之，主治咽喉肿痛，乳蛾喉痹恶疮毒。

上各为末，称准，同碾极匀，瓷瓶收贮。如遇前证，每用药一钱，以新汲水少半盏，调膏细细呷咽。若是喉痹，即破吐出血而愈；若不是喉痹，自然消散。若是诸般舌胀，用药半钱，以指头蘸药，擦在舌根上，即愈。如小儿患此证候，每一钱，作四五次服，不拘时候。

**方歌** 乳蛾神应良　僵蚕冰麝香
　　　　盆硝青黛草　马勃与蒲黄

**吹喉散** 治一切咽喉肿痛并悬雍垂下肿痛者。悬雍垂谓之帝钟，生于上腭，声音之关。若脏腑伏热，上冲咽喉，则悬雍垂肿而下垂，有长寸余者，名曰帝钟风，不可针破，针则杀人。

胆矾、白矾、焰硝、冰片、辰砂、山豆根各等分。

上将鸡内金焙燥，同前药碾为细末，用鹅毛管吹药入喉即愈。又：烧盐、枯矾等分为末；以箸头蘸点即消。

**元参散**　治悬雍垂肿痛垂长，咽喉不利。

元参一两，升麻、大黄酒炒、射干各五钱，甘草二钱。

上剉取五钱，水煎，微温时时含咽。本方去元参加杏仁五钱，木鳖仁二钱半，为末，蜜丸弹子大，名射干丸。

**方歌**　元参散最佳　大黄新升麻

　　　　　甘草秋蝴蝶　悬雍肿自瘥。

**一字散**　治急喉痹，缠喉风，咽喉堵塞，水谷不下，牙关紧急者。缠喉风证，先两日胸膈气紧，出气短促，忽然咽喉肿痛，手足厥冷，气闭不通，顷刻不治。

牙皂七挺，炮，雄黄二钱，白矾生研、藜芦各一钱，蝎稍七枚。

上为末，每用一字①，吹入鼻内，吐痰即愈。又细辛，巴豆肉各等分，以纸卷药在中，两头撚紧，从中剪断，塞入两鼻中，少时头顶冰凉，即差。又巴豆肉，以纸压取油，用纸作捻子，点灯吹灭，以烟熏鼻中，即时口鼻流涎，牙关自开矣。

**七宝散**　治乳蛾喉痹缠喉等证。喉痹急证，原属痰火，

---

①　【中医药剂量】用唐代"开元通宝"钱币（币上有"开元通宝"四字分列四周）抄取药末，填去一字之量。即一钱匕的四分之一量。后同。

其在关上血泡最宜针破，并豁吐痰涎为要，如有针疮者，熟水调生姜汁，时时呷之，则疮口易合；其在关下不见者，急令病人含水一口，用芦管尖刺两鼻孔中，三棱针刺两大指甲外侧，放出毒血，好醋噙漱，引吐其痰，漱后以七宝散吹之，内服汤药，自无不愈，若稍迟缓，则不能救矣。

猪牙皂一挺，僵蚕直者十条，全蝎十个头尾全者，硼砂一钱，雄黄一钱，明矾、胆矾各五分。

上为末，每用一字，吹入喉中即愈。

**代匙散**　硼砂、寒水石各一钱，胆矾、僵蚕、牙皂、薄荷各五分，甘草三分，牛黄二分，冰片一分，为末，以竹管频吹喉中。

**夺命散**　枯矾、月石、僵蚕、牙皂等分，为末；吹少许入喉中，痰出即瘥。

**玉钥匙**　焰硝七钱半，月石二钱半，僵蚕钱半，冰片一字，为末，以竹管频吹入喉中。

**金钥匙**　朱砂三分二厘，枯矾、胆矾各一分六厘，月石一分二厘，熊胆、焰硝、冰片、麝香各一分，为末，吹入半钱入喉中，即愈。

**肶胵散**　月石、胆矾、枯矾、鸡肶皮各一钱，百草霜三钱，为末，频吹入喉中。

**雄黄散**　巴豆七粒；三生四熟，生者去壳生研，熟者去壳灯上烧存性，郁金一钱，雄黄五分，为末，吹半钱入喉中。

**三神散**　牙皂、白矾、黄连各等分，瓦上焙为末，吹入喉中。

**二神散**　白矾三钱，巴豆三粒；去壳分作六片，铫器同炒，矾枯去巴豆；为末，水调灌下。

**壁钱散**　壁钱窝一个，将病人脑后发拔一根，缠定钱窝，灯上以银簪挑而烧之存性；入发灰、枯矾末，研匀；吹入喉中。

**粉香散**　白矾三钱，巴豆三粒，去壳，轻粉、麝香各少许，于铁器内熬矾令沸，入巴豆在矾内，候枯，去巴豆，碾末，入粉麝，吹喉中，乳蛾即破。

**清咽利膈散**　治上焦实热，咽喉肿痛，乳蛾缠喉风等证。

连翘、桔梗各一钱，大黄酒炒、芒硝、牛子、荆芥各七分，薄荷、栀子酒炒、片芩酒炒、黄连酒炒、防风、银花、元参、甘草各五分。

上剉水煎，频频热服。若生过杨梅疮者，加土茯苓一两。

**方歌**　清咽利膈散最高　芩连甘桔比连翘
　　　　薄荷荆芥大力子　大黄芒硝　元参银花防越桃

**清凉散**　治一切上焦实火，咽喉肿痛等证。

桔梗钱半，山栀子、连翘、黄芩、防风、枳壳、黄连、当归、生地、甘草各一钱，薄荷五分。

上剉一贴，灯心一团，茶叶一撮，水煎，磨山豆根调服。咽喉干燥加人参、麦冬、天花粉；咽喉生疮加牛子、元参；痰火壅盛加瓜蒌、射干、竹沥；热极便实加大黄，去桔梗；虚火泛上，加黄柏、知母。

**方歌**　清凉散子强　芩连归地黄
　　　　甘桔翘栀子　薄荷枳壳防

**水梅丸**　治十八般喉痹，无不神妙。

南星、半夏各三十五个，牙皂、白盐、明矾、防风、朴硝各四两，桔梗二两，甘草一两。

拣七分熟梅子一百个，先将硝盐水浸一周时，然后将各药碾碎，入水拌匀，再将梅子置水中，其水须淹过梅子三指，浸七日足，取出晒干，又入水中浸透晒干，俟药水干为度。将梅子收入磁器密封之，如霜衣白愈佳。如要用时，以白棉裹噙口内，令津液徐徐咽下，痰出立愈。一梅可治三人。

**清咽丸**　治一切热毒，咽喉肿痛，喉痹乳蛾等证。

熊胆分，雄黄、青盐各五分，月石钱，胆矾二分，薄荷五钱。

上为末，白砂糖和丸，芡实大，舌压一丸，自化入喉而愈。

**龙脑丸**　通利七窍，爽气清神，除热消痰，祛风化滞。

苏薄荷五两，桔梗二两半，川芎、防风、甘草各一两，白豆蔻五钱，缩砂仁二钱，片脑三钱。

上为末，蜜丸弹子大，每细嚼一丸，茶清送下。

**方歌**　咽喉肿痛　龙脑可用　甘桔薄荷川芎
　　　　　砂仁豆蔻防风

**通嗌丸**　治咽喉肿痛，生疮声哑，及虚劳声嘶喉痛者。

月石二钱，孩儿茶、青盐、滑石、寒水石各一钱，马牙硝、蒲黄、枯矾各六分，黄连、黄柏各五分，龙脑二分。

上为末，炼化白砂糖和丸芡实大，卧时舌压一丸，自化入喉而愈，或取末以苇筒吹入喉中亦妙。

**清火补阴汤** 治虚火炎上，满喉生疮，红赤而痛，名曰喉癣，阴虚劳损人多有之。内服此药，外吹益金散自愈。

元参二钱，熟地、白芍各一钱，黄柏童便炒、知母生、当归、川芎、桔梗、天花粉、甘草各七分。

上剉水煎，入竹沥二匙温服。

**益金散** 黄柏蜜炙钱半，月石、僵蚕各一钱，牛黄三分，冰片半分，为末，以竹管吹喉，或蜜和丸。

**方歌** 清火补阴汤　知柏四物良

　　　　甘桔元花粉　喉癣或小康

**通关散** 治喉痹疼痛，不能言语，或腹不喜冷，或下体逆冷，六脉微弱，全无滑大。此由火不归源，无根之火客于咽喉，名为格阳喉痹。但进此药，兼噙蜜附饼，自无不愈。

甘草钱半炙，桔梗二钱，人参、白术、茯苓各一钱，防风七分，荆芥、薄荷、干姜各五分。

上剉水煎，频服。蜜附饼，大附子一枚，去皮脐，切作大片，用蜜涂炙令黄，捣成饼，含口中咽津。此乃从治之法也。

**方歌** 格阳喉痹　通关散的

　　　　四君桔梗干姜　防风薄荷芥穗

**驱风消毒散** 治痄腮神效。腮肿名为痄腮，多是风热也。

防风、荆芥、羌活、连翘、大力子、甘草等分。

上剉水煎，食后服，外用赤小豆末，鸡子清调敷肿处，或用矿石灰<sub>不拘多少</sub>，炒七次<sub>地上窨七次</sub>，酽醋调敷，即愈。<sub>毒气入喉难治。</sub>

**加味四七汤**　治梅核气神效。<sub>梅核气者，始因七情气郁，结成痰涎，随气聚积，状如梅核，藏在胸腹，每触发时，堵塞咽喉，吐之不出，咽之不下，妨碍饮食，妇人女子，患此最多。若有此恙，触事勿怒，饮食勿冷。服此汤剂，化痰开郁，自可痊愈。</sub>

紫苏梗、半夏、厚朴、橘红、茯苓、枳实、南星、砂仁、神曲<sub>各一钱</sub>，青皮<sub>七分</sub>，槟榔<sub>磨汁</sub>、益智<sub>各四分</sub>，白豆蔻<sub>六分</sub>。

上剉一剂，生姜三片，水煎服。

**方歌**　加味四七半南星　厚朴青陈　枳实槟榔紫苏梗　神曲益智仁　缩砂豆蔻白茯苓

咽痛用诸药不效者，此非咽痛，乃是鼻中生一条红线如发，悬一黑泡，大如樱珠，垂挂到咽门而止，饮食不得，用牛膝根直而独条者洗净入好醋三五滴，同研细，滴二三点鼻孔中，则丝断珠破，其病立安。

喉痹危急，以鸭跖草汁灌之，立愈。鸭跖草俗名竹叶青①，花色绿，形似蝴蝶。

# 声　音

**总论**　声音出于脏气，凡脏实则声弘，脏虚则声怯，故凡五脏之病皆能为瘖。如以忧思积虑，久而至瘖

---

①　鸭跖水草，不是竹叶青。

者，心之病也。惊恐愤郁，瘁然致瘖者，肝之病也。或以风寒袭于皮毛，火燥刑于金脏，为咳为嗽而致瘖者，肺之病也。或以饥饱，或以疲劳，致败中气而喘促为瘖者，脾之病也。至于酒色过伤，欲火燔烁，以致阴亏而盗气于阳，精竭而移稿于肺，肺燥而嗽，嗽久而瘖者，此肾水枯涸之病也。是五脏皆能为瘖者，其概如此。然舌为心之苗，心病则舌不能转，此心为声音之主也。声由气而发，肺病则气夺，此气为声音之户也。肾藏精，精化气，阴虚则无气，此肾为声音之根也。经曰：言而微，终日乃复言者，此气之夺也，而况于无声者乎？是知声音之病，虽由五脏，而实惟心之神，肺之气，肾之精，三者为之主耳。然人以肾为根蒂，元气之所由生也，故由精化气，由气化神，使肾气一亏，则元阳寝弱，所以声音之标在心肺，而声音之本则在肾。

　　**节录　杨仁斋曰**：心为声音之主，肺为声音之户，肾为声音之根。凡风寒暑湿，气血痰热，邪气有干于心肺者，病在上脘，随证解之，邪气散则天籁鸣矣。若夫肾虚为病，不能纳诸气以归元，故气逆而上升，咳嗽痰壅，或喘或胀，胸腹百骸，俱为之牵制，其嗽愈重，其气愈乏，其声愈干矣。按仲阳钱氏所著《小儿方》云：一儿病吐泻，他医利其小便过多，以致脾虚不食，用益黄散而瘥。数日以后，忽尔不语，知其脾气已复，肾气尚虚，投以地黄丸益肾，相继数剂，又复能言。观此益信声音之根出于肾也，不诬矣。

　　**滋肾汤**　治肾虚声音不出者。

当归、川芎、白芍、熟地、人参、茯苓、陈皮、半夏、菟丝子酒煮、五味子、杜仲、巴戟天各六分，牛膝、白术、葫芦巴、故纸、益智、甘草各三分，石菖蒲二分。

上剉一剂，生姜三片，大枣二枚，水煎，于五更初肾气开时，不许咳唾言语，默默服之。

**方歌**　滋肾发声音　四物六君　五味菖蒲益智仁
　　　　巴戟牛膝菟丝子　杜仲故纸胡芦巴存

**竹衣麦门冬汤**　治一切劳瘵痰嗽，声哑不出数剂即开者易治。

麦冬二钱，茯苓、桔梗各一钱，杏仁七粒，橘红、甘草各五分，竹衣取嫩金竹内衣膜钱半，金竹茹丸，金竹沥匙

上剉一剂，金竹叶十四匹，水煎，入竹沥调服。

**方歌**　竹衣麦冬汤　竹茹竹沥良
　　　　竹叶甘桔杏　茯苓橘红藏

**清音散**　治咳嗽声音不清，其效如神。

诃子三钱，半生半炒，桔梗五钱，半生半炒，甘草三钱，半生半炒，木通四钱，半生半炒。

上剉水煎，入生地黄汁一小盏，调服。

**方歌**　声音不清　清音散灵　诃子木通甘桔　生地调服发声

**蛤蚧丸**　治肺间积血，作痛失音，及久嗽声嘶者。

蛤蚧一对醋炙，诃子肉、阿胶、生地黄、细辛、麦门冬、甘草各五钱。

上为末，炼蜜为丸如枣子大，每一丸嚼化。

**方歌**　久嗽声嘶蛤蚧丸　诃子阿胶生地添

细辛麦冬炙甘草　噙化一粒即复元

**铁笛丸**　治男妇声音不清，或瘖哑者。

当归、生地、熟地、黄柏蜜炙、茯苓各一两，诃子肉、天冬盐洗、麦冬盐洗、知母、阿胶各五钱，人参三钱，乌梅十五个，梨汁、人乳、牛奶各一碗。

上为末，三汁加蜜和匀，丸如黄豆大，每服七八十丸，诃子汤送下，萝卜汤亦可。

**方歌**　声音嘶哑　铁笛丸子佳　生熟知柏　天麦参
　　　　归阿胶瘆　茯苓乌梅诃子肉　人乳牛奶梨去
　　　　渣

**响声破笛丸**　治因叫号歌唱动火，及热极暴饮凉水，失音不语者。

薄荷四两，百药煎二两，桔梗、连翘、甘草各二两半，川芎两半，诃子肉炒、砂仁、大黄各一两酒炒。

上为末，鸡子清和丸弹子大，卧时噙化一丸，蜜丸亦可。

**方歌**　响声破笛丸　诃子百药煎　桔梗甘草连翘添
　　　　砂仁川芎薄荷叶　大黄清语言

**嘹亮丸**　治久嗽失音声哑者。

香椿芽汁四两，如无则用淡香椿芽，为末，四两，以代之，梨汁四两，取香甜者，人乳、白蜜各四两。

上和匀，重汤煮热，不拘时服，白滚水送下。

**方歌**　久嗽声音哑　嘹亮丸最佳
　　　　人乳加白蜜　梨汁香椿芽

**发声散**　治声音不出，神效。

百药煎二两，紫苏子一两，杏仁三十粒去皮尖，诃子三个，一生二熟。

上为细末，每服三钱，姜汤下。又：甘草、桔梗、乌梅、乌药各等分，水煎频频温服，声音即出。又：猪牙皂角一挺，去皮、弦、子，同萝卜煎汤，不过三服，声音即开。

**绕梁丸**　能令声音清幽，讴歌者不可无此药。

杏仁一升，去皮尖碾末，入酥一两，蜜少许，为丸梧桐子大，空心米饮下十五丸。

凡人卒然瘖哑，取杏仁三钱，去皮尖，煎成膏，入桂末一钱，为丸噙化，其声即开。

凡患风毒，或病喉痈，病既愈而声瘖者，此其悬雍已损，虽瘖无害；盖会厌者，声音之户也，口唇者，声音之扇也；舌者，声音之机也；悬雍垂者，声音之关者，今关已破，欲求其音复，其势难矣。故曰：无害不必治之。

南垣医抄卷之十一终

# 南垣医抄之十二

## 遗 精

**脉义** 梦遗精滑，当验于尺，结芤动紧，遗证确的。微涩精伤，洪数火逼，亦有心虚，左寸短小。脉迟可生，急数必夭。

**总论** 梦遗精滑，总皆失精之病。虽其证有不同，而所致之本则一。盖遗精之始，无不病由乎心，正以心为君火，肾为相火，心有所动，肾必应之。故凡以少年多欲之人，或心有妄思，或外有妄遇，以致君火摇于上，相火炽于下，则水不能藏，而精随以泄。初泄者不以为意，至再至三，渐至不已，及其久而精道滑，则随触皆遗，欲遏不能。斯时也，精竭则<u>阴虚</u>，<u>阴虚</u>则无气，以致为劳为损，去死不远，可无畏乎？盖精之藏制虽在肾，而精之主宰则在心，故精之蓄泄，无非听命于心。凡少年初省人事，精道未实者，苟知惜命，先须惜精。苟欲惜精，先宜净心。但见伶俐乖巧之人，多有此病。而田野愚鲁之夫，多无此病。其故何也？亦总由心之动静而已，此少年未病之前，所当慎也。及其既病而求治，则尤当以持心为先，然后随证调理，自无不愈。

使不知求本之道，全恃药饵，而欲望成功者，难矣。

**节录** 臞仙[1]曰：精者身之本，气者神之主，形者神之宅也。故神太用则歇，精太用则竭，气太劳则绝，是以人之生者神也，形之托者气也，若气耗则形衰，而欲长生者未之闻也。夫有者因无而生焉，形者须神而立焉，有者无之馆，形者神之宅也。倘不全宅以安生、修身以养神，则不免于气散归空，游魂为变。方之于烛，烛尽则火不居；譬之于堤，堤坏则水不存矣。夫魂者阳也，魄者阴也，神能服气，形能食味，气清则神爽，形劳则气浊。服气者千百不死，故身飞于天；食谷者千百皆死，故形归于地。人之死也，魂飞于天，魄落于泉，水火分散，各归本源，生则同体，死则相悬，飞沉各异禀之自然。譬如一根之木，以火焚之，烟则上升，灰则下沉，亦自然之理也。夫神明者生化之本，精气，者万物之体，全其形则生，养其精气，则性命长存矣。

《仙经颂》曰：道以精为宝，宝持宜密秘，施人即生人，留己则生己，生己永度世，名籍存仙位，人生则陷身，身退功成遂，结婴尚未可，何况空废弃，弃捐不觉多，衰老而命坠。

盖人可宝者命，可惜者身，可重者精。肝精不充，目眩无光；肺精不足，肌肉消瘦；肾精不固，神气减少；脾精不坚，齿发浮落。若耗散真精，疾病随至，死

---

① 臞仙：明初藩王朱权（1378－1448），字臞仙。

亡随至。故曰：阴阳之道，精液为空，谨而守之，后天不老。

**杨士瀛曰**：邪客于阴，神不守舍，故心有所感，梦而后泄也。其候有三：年少气盛，鳏旷矜持，强制情欲，不自知觉，此泄如瓶之满而溢者，人或有之，是为无病，勿药可也。心家气虚，不能主宰，或心受热邪，阳气不收，此泄如瓶之侧而出者，人多有之，其病犹轻，合用和平之剂治之。脏腑积弱，真元久亏，心不摄念，肾不摄精，此泄如瓶之罅而出者，人少有之，其病最重，须当大作补汤，不可少缓，此即世俗梦遗，尤甚于房劳者。外此又有一辈神气萎靡，意念猖狂，风邪乘其虚，鬼气干于正，往往与山精鬼魅交通者，此又是厄运之不可晓者也，符咒相助，庶可保全。

### 色欲箴

唯人之生，与天地参，坤道成女，乾道成男，配为夫妇，生育攸寄。血气方刚，唯其时矣，成之以礼，接之以时，父子之亲，其要在兹。睊彼昧者，狗情纵欲，唯恐不及，济以燥毒。气阳血阴，人身之神，阴平阳秘，我体长春。血气几何？而不自惜！我之所生，翻为我贼。女之耽兮，其欲实多，闺房之肃，门庭之和；士之耽兮，其家自废，既丧厥德，此身亦瘁。远彼帷薄，放心乃收，饮食甘美，身安病瘳。

### 黄连清心汤

凡心有所慕而夜梦遗精者，此君火既动而相火随之，谓之梦遗，此方主之。

黄连、生地、当归、石莲、远志，茯神、枣仁炒、人参、甘草各等分。　上锉一剂。水煎温服。加麦门冬尤妙。

**方歌**　黄连清心白茯神　石莲远志酸枣仁

　　　　当归生地人参草　梦遗服此即固精

**辰砂养心汤**　凡心肾内虚，不能固守，不因梦与人交而精自出者，谓之滑精，此方主之。

辰砂碾水飞、远志、酸枣仁炒、芡实、石莲肉、白龙骨、莲花蕊①、天门冬、桔梗、车前子、麦门冬各等分，甘草减半。

上锉一剂。加灯心二十寸，水煎，调辰砂服。

**方歌**　辰砂养心远枣仁　天麦门冬甘桔寻

　　　　石莲芡实白龙骨　莲蕊车前及灯心

**保精汤**　治阴虚火动，夜梦遗精，或虚劳发热者。

当归、川芎、白芍酒炒、生地姜洗、麦冬、沙参、枣皮、黄柏酒炒、知母蜜炒、黄连姜炒、栀子便炒、干姜炮黑、牡蛎各等分。

上锉一剂，水煎空心温服。

**方歌**　保精汤内四物存　知柏麦冬及沙参

　　　　石枣干姜煅牡蛎　姜炒黄连便栀仁

**归元饮**　凡梦遗日久，元气下陷，宜升提肾气以归其元。

人参、白术、茯苓、远志、枣仁炒、麦冬、黄柏便

---

①　莲须。后同。

炒、知母便炒、芡实、莲蕊、枸杞、陈皮、川芎各五分，升麻、甘草各二分半。

上锉一剂，石莲肉三粒，大枣一枚，水煎，空心温服。

**方歌**　归元饮内四君存　麦冬知柏远枣仁
　　　　芡实莲蕊羊乳子　石莲升麻川芎陈

**菟丝子汤**　治心脾气虚，凡思虑劳倦，即苦遗精者。

人参二钱，白术、茯苓、山药、当归、枣仁各一钱，远志、甘草各八分，菟丝子酒煮四钱。

上锉，水煎，入鹿角霜末一匙，调服。

**方歌**　菟丝子汤鹿霜参　冬术山药白茯苓
　　　　当归远志枣仁草　气虚遗精效如神

**大固精汤**　治夜遗精或精滑，虚损已极，久不能止者。

人参、白术、茯苓、当归、川芎、白芍、熟地、枸杞、杜仲、牛膝、天冬、麦冬、远志、莲蕊、牡蛎煅、龙骨煅、金樱子、炙甘草、故纸等分。

上锉一剂，水煎，空心温服或为末，山药打糊为丸，梧子大，每服百丸，空心酒下。

**方歌**　大固精汤用八珍　天麦门冬加金樱
　　　　杜仲牛膝　牡蛎龙骨莲花心　故纸枸杞远志存

**安神固精丸**　治心神不安，肾虚有火，梦遗精滑等证。

黄柏酒炒、知母酒炒、牡蛎煅、龙骨煅、芡实、茯苓、枣皮、莲蕊、远志各三钱。

上为末，山药糊和丸，梧子大，朱砂为衣，米饮下五十丸。

**方歌**　安神固精　龙骨牡蛎芡仁

　　　　　知柏莲花心　远志枣皮苓

**柏子养心丸**　治心劳太过，神不守舍，合眼则梦遗，泄精。

柏子仁、茯神、枣仁炒、生地、当归各二两，五味子、辰砂研飞、犀角屑、甘草各五钱

上为末，蜜丸芡实大，金箔为衣，午后临卧，各津送一丸。

**方歌**　柏子养心能安神　茯神朱砂酸枣仁

　　　　　犀角金箔炙甘草　五味生地当归身

**苓术菟丝丸**　治脾肾虚损，不能收摄，以致梦遗滑，困倦腰疼等证。

茯苓、白术、莲米各四两，杜仲酒炒、五味各三两，山药、人参各二两，甘草炙五钱，菟丝酒炒十两。　上为末，酒糊和丸梧子大，空心温酒或白汤下百丸。

**方歌**　脾肾不摄精　苓术菟丝寻

　　　　　杜仲莲五味　山药参草存

**九龙丸**　治肾虚精滑，其效如神。

金樱子、枸杞子、枣皮、石莲子、莲蕊、当归、熟地、芡实、茯苓等分。

上为末，酒糊和丸，梧子大，空心温酒或盐汤下五

十丸。

如精滑便浊者服数日，尿清如水，饮食倍常，行步清健。

**方歌**　九龙治滑精　枸杞莲金樱
　　　　　归地鸡头肉　石莲枣皮苓

**秘真丹**　治肾虚遗精，梦遗泄白浊等证。

菟丝子酒制、韭子炒、故纸、杜仲姜炒、干姜各一两，赤石脂、龙骨煅、牡蛎煅、枣皮各五钱，远志、巴戟、覆盆子、枸杞子、山药各七钱半，柏仁一两，黄柏盐炒六钱，金樱子、鹿角霜两半。

上为末，蜜丸梧子大，每服百丸，空心姜盐汤任意下。外灸精宫穴，其穴在脊之十四椎下，左右旁开各三寸，灸七壮自愈。

**方歌**　秘真丹能治遗精　菟丝枸杞远柏仁
　　　　　石脂龙骨牡蛎加韭子　金樱杜仲故纸与覆盆
　　　　　干姜山药巴戟肉　黄柏枣皮角霜寻

**镇神锁精丹**　治神不守舍，梦遗泄精。神者精气之主也，神以御气，气以摄精，故人寤则神栖心，寐则神栖于肾，心肾神之舍也。昼之所为，夜则入梦，男子梦交而精泄，女子梦交而精出，是皆不知清心寡欲之道也。斯人也，神不守舍，从欲而动，昼有所感，夜梦随之，心不摄念，肾不摄精，久而不已，必成虚劳，宜以此安心镇神，秘精收脱。

人参、茯神、远志、柏子仁、石菖、枣仁各一两，龙骨煅两半，牡蛎煅两半，辰砂五钱，研水飞留半为衣。

上为末，蜜丸弹子大，朱砂为衣，空心白汤下一丸。

**方歌**　镇神锁精　菖蒲远枣仁

　　　　龙骨牡蛎　辰砂柏子参茯神

**养心滋神丸**　养元气，生心血，健脾肾，滋肾水，止盗汗，固遗精，降相火，壮元神。

人参、茯神、远志、枣仁炒、柏子仁、五味、莲米、芡实、牡蛎煅、莲蕊、当归各两，白芍两半，熟地、生地、黄柏盐炒、知母酒炒、天冬、麦冬各二两，山药四两，石菖八钱。

上为末，蜜丸梧子大，每服七十丸，空心盐汤送下。

**方歌**　养心滋肾参茯神　生熟天麦归芍存

　　　　知柏五味　莲米淮山药　牡蛎芡实莲花蕊

　　　　菖蒲远志柏枣仁

**辰砂既济丸**　元阳虚惫，精气不固，夜梦遗精，盗汗精滑。

黄芪盐水炒、人参、当归、山药、枸杞、锁阳酥灸、龟板酥灸、牡蛎各二两，熟地四两，知母酒炒、牛膝各两半，故纸盐炒两半，黄柏盐炒两半。

上为末，用白术八两半，水八碗，煎至一半，取渣再易水煎。漉净，合煎至二碗，成膏，合丸梧子大，辰砂为衣，空心盐汤或温酒下七十丸，以干物压之。

**方歌**　辰砂既济有芪参　归熟知柏枸杞存

　　　　牡蛎锁阳败龟板　山药故纸牛膝根

**金锁思仙丹**　治男子嗜欲太过，精气不固。此涩以去脱之剂。

莲花蕊、芡实仁、石莲肉各十两，金樱膏三斤。

上以金樱子煎膏如饴，入前三味药末和丸梧子大，空心盐酒下三十丸，一月见效，即不走泄。久服精神完固。

**玉锁丹** 治精气虚滑，遗泄不禁等证。

白龙骨煅、莲花蕊、芡实仁、乌梅肉各等分。

上为末，山药打糊，和丸如赤小豆大，米饮下三十丸。

**玉露丸** 治色欲过度，梦遗精滑，日夜长流，百方罔效，病至垂危者。

龙骨煅两半，菟丝子酒制二两，韭子酒炒、芡实八两，白茯苓三两，麦冬四两。

上为末，用獖猪肚一个，洗净，入石莲肉八两。砂锅内煮烂，石臼内捣如泥，和药再捣千余下，为丸梧桐子大，每服百丸，空心煎莲蕊汤送下。

**三仙丸** 治梦遗精泄，全无虚夕，或经宿而再三者。

益智仁盐拌炒去壳两半，嫩乌药一两炒，干山药二两。

上为末，将山药打糊为丸，如不成，再加些酒，和丸梧桐子大，朱砂五钱为衣，空心盐汤下百丸。

**水陆二仙丹** 治肾虚精脱，梦遗白浊等证，与补阴药同用，甚有奇效。

金樱子不拘多少，入粗麻布袋内，擦去毛刺，捣烂入缸，以水没头浸三日，滤去渣，取汁，以绢滤二三次，却入铜锅中，用桑柴文武火煎熬成膏，取起，瓷器收贮听用。茨实为粉各一斤。

上先将金樱膏化开，入茨粉拌匀，为丸梧桐子大，盐汤下。

**猪肚丸**　能止梦遗泄精，进饮食，健肢体，此药神应，瘦者服之自肥，莫测其理。

白术麸炒五两，白苦参肥白者三两，牡蛎盐水煮一日，煅研，四两。

上为末，用獖猪肚一个，洗净，以沙锅煮极烂，石臼内捣如泥，和药再加肚汁，捣半日。丸如小豆大，每服四十丸。日进三次，米汤送下。久服自觉身体肥胖，梦遗永止矣。

**倒阳法**　夜半子时分，阳正兴时，仰卧瞑目闭口，舌抵上腭。将腰拱起，用左手中指顶住尾闾穴，用右手大指顶住无名指根拳着，又将两腿俱伸，两脚十指俱抠，提起一口气，心中存想脊背脑后，上贯至顶门，慢慢直至丹田，方将腰腿手脚，从容放下，如再行照前而阳衰矣。如阳未衰，再行两三遍。如初行时，阳未兴勉强兴之，方可行矣。夫人之所以有虚损者，因年少欲心太盛，房事过度，水火不能相济，以致此疾，若能行此法，不唯速去泄精之病，久而肾水上升而沃心，心火下降而滋肾，则坎离既济，阴阳协和，火不炎上则神自清，水不渗下则精自固，永无疾病矣。

或用短床，或蒲罗内，侧身屈腿而卧，不许伸脚，其遗精自止。

**避邪丹**　治冲恶邪疾，及山间九节狐狸精为患。冲恶者，俗谓冲斥邪恶鬼祟而病也。如此病者，未有不因血气先亏而致者。盖血气者，心之神也。神气衰馁，邪因而入，理或有之，其脉乍疏乍数，乍大乍小，或促或结是也。

人参、白术、茯苓、远志、鬼箭羽、节菖蒲、苍术、当归各一两，桃奴树上不落者，十二月收，焙五钱，雄黄另研、辰砂各三钱，牛黄另研、麝香各一钱，金箔二十片

上件以桃奴以上诸药为细末，入雄黄、辰砂、牛黄、麝香四味末子，和匀，以酒调米粉打糊，为丸如龙眼大，金箔为衣，临卧以木香汤化下一丸。诸邪不敢近体，更以绛囊盛五七丸，悬床帐中。《异志》云：凡狐狸精迷人，来时先用口向阴户一展，妇人昏迷不醒，雌狐则望阳物一展，男子即昏迷。可用桐油抹在阴户、阳物，狐即大呕而去。

**秦承祖灸鬼法** 凡男子妇人，被鬼魅狐精淫惑欲死，或惊狂谵妄，逾垣上屋，骂詈不避亲疏等证，宜灸鬼哭穴。以患者两手大拇指相并缚定，用大艾炷置于两甲角及甲后肉上，四处着火，一处不着，即无效矣。灸七壮，病者哀告我自去。凡人得病之初，便谵语或发狂，六脉俱无，然切大指之下，寸口之上，却有动脉者，此谓鬼脉，乃邪祟为患也，不必服药，但用符咒，或从俗送鬼自愈。

## 便 浊

**脉义** 两尺洪数，便浊遗精，微涩滑疾，伤损元神。

**总论** 经曰：思想无穷，所愿不得，意淫于外，入房太甚，宗筋驰纵，发为白淫，是便浊之病。仍在精

窍，与淋病之在尿孔者，大不同也。每见时医治浊，多以五苓、八正，杂投不已，而病反增剧，不知浊病即精病，非溺病也。故患浊证者，茎中如刀割火灼，而溺自清。惟窍端时有秽物，如疮之脓，如目之眵，淋漓不断，与便尿绝不相混。大抵由精败而腐者，十之六七；由湿热流渗与虚者，十之二三。其有赤白之分者何也？精者血之所化，浊去太多，精化不及，赤未变白，故成赤浊，此虚之甚也。所以少年天癸未充，强力行房，所泄半精半血，壮年施泄无度，亦多精血杂出。则知丹溪以赤属血，白属气者，未尽然也。又以赤为心虚有热，由思虑而得，白为肾虚有寒，因嗜欲而得，亦非确论。总之，心动于欲，肾伤于色，或强忍房事，或多服淫方，败精流溢，乃为白浊；虚滑不禁，血不及变，乃为赤浊。挟寒则脉来沉迟无力，小便清白；挟热则脉来滑数有力，口渴便黄，有属虚劳。有因伏暑，有稠粘如胶，涩痛异常，为精塞窍道者；有思想太过，心动烦扰，致精败下焦者；有胃中湿痰，下流入膀胱者。如上数端，此大略也。若夫五脏之伤，六淫之变，临证慎毋轻忽。

**节录　云林曰：**精之主宰在心，精之藏制在肾。凡人酒色无度，思虑过多，心肾气虚，不能收摄，便浊之所由生也。因小便而出者，曰尿精；因见闻而出者，曰漏精。其状漩面如油，光彩不定，漩脚澄下，凝如膏糊，或如米泔，或如粉糊，或如赤脓，皆是湿热内伤也。犹如天气寒则水澄清，天气热则水浑浊。是浊之为病，多由湿热，明矣。大抵宜燥中宫之湿，兼用降火升举之法，使大便润而小便长，不宜峻用寒凉伤血之药。

**清心莲子饮** 治心中烦躁，思虑忧愁抑郁，小便赤浊，或有沙漠[①]，夜梦遗精遗溺，涩痛便赤。如或酒色过度，上盛下虚，心火上炎，肺金受克，故口苦咽干，渐成消渴，四肢倦怠，男子五淋，妇人带下赤白，五心烦热。此药性味温平，清火养神秘精，大有奇效。

石莲肉即老莲肉，市中木莲莫用、人参各二钱半，赤茯苓、黄芪各二钱，麦冬、地骨皮、车前、黄芩各钱半，甘草三分。

上剉一贴，灯心十根，生姜三片，水煎空心服。

如发热加柴胡、薄荷各钱半。

上盛下虚加酒炒知柏各一钱。

**方歌** 清心莲子奇　麦冬芩骨皮
　　　　参芪炙甘草　茯苓车前宜

**加味清心饮** 治心中烦热，小便赤浊。

石莲肉、赤茯苓各钱半，益智仁、麦门冬、远志、人参各八分，白术、石菖蒲、车前仁、泽泻、甘草各五分。

上剉一贴，灯心二十根，水煎空心服。

**方歌** 加味清心石莲参　菖蒲远志益智仁
　　　　麦冬泽泻车前子　白术甘草赤茯苓

**加味四苓散** 治心经伏暑，小便赤浊有热者。

人参、白术、赤茯苓、麦门冬、石莲肉、香薷、泽泻、猪苓各等分。

———————

① 沙漠：原文如此。

上剉一贴，水煎空心服。

**方歌** 加味四苓散 人参麦冬，香薷石莲肉 伏暑立收功

**萆薢分清饮** 治小便白浊，漩脚如糊。丹溪曰：人之脏腑，俱各有精，然肾为藏精之府，听命于心，贵乎水火升降，精气内持。若调摄失宜，思虑不节，嗜欲过度，水火不交，精元失守，由是而为赤白浊矣。赤是心虚有热，过思虑而得之；白为肾虚有寒，多淫欲而得之。治法：赤者清心调气，白者温补下元，使水火既济，阴阳协和，则精气自固，而浊自止矣。

萆薢、菖蒲、益智、乌药各等分，甘草梢减半。

上剉一贴，水煎，入盐一捻，空心温服。或加茯苓。

**方歌** 萆薢分清饮 益智乌药品
甘草石菖蒲 白浊服此应

**滋肾散** 白浊初起或半月者，乃下焦虚热所致，此极效。

川萆薢、麦门冬、远志、黄柏酒炒、五味子酒炒、菟丝子酒制，各等分。

上剉一贴，竹叶三匹，灯心一子，水煎服。

**方歌** 白浊初起 滋肾最宜
萆薢黄柏远志 麦冬五味菟丝

**加味二陈汤** 《医鉴》曰：便浊一证，多有因胃中湿热，下流渗入膀胱，故溲便或赤或白，浑浊不清也，血虚而热甚者，则为赤浊，此心与小肠主病。气虚而热微者，则为白浊，此肺与大肠主病。瘦人多是虚火，肥人多是湿痰。

陈皮、半夏各八分，苍术、黄柏酒炒、柴胡各七分，赤茯苓、栀子炒、滑石各一钱，牡蛎煅、神曲炒、白术各五分，蛤粉、升麻、甘草各三分。

上剉一贴，生姜三片，银杏七枚，水煎，空心服。禁忌一切煎炒辛热物。

**方歌** 加味二陈汤　白术茅山苍

　　　　　蛤粉牡蛎西滑石　柴胡栀子黄柏良

　　　　　升麻神曲　银杏生姜

**水火分清饮** 赤白浊者，乃水火不分也，用此清之。

赤茯苓一钱，川萆薢、益智仁、石菖蒲、猪苓、泽泻、白术、车前子、陈皮、枳壳、升麻各七分，甘草五分。

上剉一贴，酒水各半煎，空心温服。

**方歌** 水火分清有四苓　萆薢菖蒲益智仁

　　　　　陈皮枳壳车前子　升麻甘草　酒水煎服即分清

**桑螵蛸散** 治思虑房劳过度，小便白如稠米泔，日数十次，或长流不住，心神恍惚瘦瘁。

桑螵蛸盐水蒸，取桑皮行水，接以归肾之意、远志姜制、石菖蒲盐炒、龙骨煅、人参、茯神、鳖甲醋炙、当归等分，炙甘草减半。

上为末，每二钱，临卧以人参、茯苓、桑白皮煎汤调下。

**方歌** 桑螵蛸散　参归茯神

鳖甲白龙骨　　远志菖蒲甘草寻

**樗柏丸**　治白浊、梦遗、泄精等证。

黄柏降阴火，除湿热，半生半炒，三两，蛤粉补肾，三两，滑石利窍，二两，青黛清火五钱，干姜敛肺气，生阴血，盐炒微黑，五钱，神曲燥湿，二两，樗根白皮燥湿热，酒炒，一两。

上为末，神曲打糊，和丸梧子大，空心温酒下七十丸。

**方歌**　白浊并遗精　樗柏丸如神

　　　　蛤粉滑石黛　干姜神曲存

**金莲丸**　治虚劳白浊遗精等证。人之五脏，各有藏精，并无停泊于其所。盖人未交感，精涵于血中，未有形状。交感之后，欲火动极，而周身流行之血，至命门而变为精以泄焉。若以人所泄之精，贮于器内，拌少盐酒，露一宿，则复为血矣。所以梦遗精滑，赤白二浊，治法宜参用之。

石莲肉、白茯苓、柏子仁、天门冬、麦门冬、远志、酸枣仁炒、紫英石煅、龙齿、当归、乳香各等分。

上为末，炼蜜为丸，梧子大，朱砂为衣，每服七十丸，空心温酒或枣汤送下。

**方歌**　金莲丸子天麦冬　茯苓远志枣仁从

　　　　龙齿紫石炒柏子　当归乳香有大功

**秘精丸**　治下元虚寒，白浊如脂，或脬气虚损，腰重少力，小便无度者。

左牡蛎煅、菟丝子酒煮、家韭子炒、桑螵蛸酒制、五味子、白茯苓、白石脂煅、龙骨各等分。

上为末，酒糊和丸，梧子大，空心盐汤下七十丸。

**方歌**　秘精丸子用菟丝　螵蛸韭子茯苓宜

　　　　龙骨牡蛎五味子　白石脂　遗精白浊皆可医

**四妙苍术丸**　治元脏久虚，遗精白浊五淋，及小肠膀胱疝气，妇人赤白带下。

苍术刮净，泔浸，剉片一斤，分作四股，一股用青盐、小茴各一两同炒，一股用川乌、川楝①肉各一两同炒，一股用川椒、故纸各一两同炒，一股用老醋陈酒各半斤同炒，俱炒术黄为度。

上连炒，诸药同为末，好酒打糊，为丸梧子大，每服三五十丸，男以温酒，女以醋汤，空心送下。凡人醉饱后，色欲不节，传脾损肾，脾来克肾，土克水也。小便黄浊，其脉脾部洪数，肾部微涩，其证尿下如栀子汁，澄下桶底如石灰脚，或如血点，凝结在内，法当补养脾肾，宜服此方。

**地黄丸**　治心肾不交，或因酒色，遂至浊甚者，谓之土淫。盖脾有虚热而肾不足，故土邪干水。先贤有言，夏则土燥而水浊，冬则土坚而水清，此其理也。医者往往峻补，其疾反甚，此方中和，使水火既济，则土自坚，其流清矣。

熟地黄十两，菟丝子酒浸、鹿角霜各五两，白茯苓、柏子仁各三两，附子炮一两。

上为末，另用鹿角胶五两，煮糊，为丸，梧子大，盐汤送下。


## 淋　病

**脉义**　淋病之脉，细数何仿，少阴微者，气闭膀

---

① 楝：原抄本作练，径改为楝。

胱，女人见之，阴中生疮。大实易愈，虚涩其亡。

**总论** 淋者，小便淋滴痛涩，欲去不去，去而又来者是也。或有如膏液者，或有如筋条者，或时为尿血条者，或去如砂石而痛不可当者，为证不一，故严氏有五淋之辩，曰气血砂膏劳。气淋为病，小便涩滞，常有余沥不尽也；血淋为病，遇热即发，甚则尿血也；砂淋为病，茎中痛，尿如砂，不得卒出也；膏淋为病，尿出如膏脂也；劳淋为病，劳倦即发，痛引气冲也。大抵此证多由心肾不交，积蕴热毒，或酒后房劳，服食燥热，七情郁结而成。名虽有五，病之初起，无不由乎热剧。但有久服寒凉而不愈者，又有淋久不止，及涩痛皆去，而膏液不已者，此乃中气下陷，命门不固之证。医者能察新久虚实，则无误矣。

**节录** 丹溪曰：淋证所感不一，或因房劳，或因忿怒，或因醇酒，或因厚味。盖房劳者，阴虚火动也；忿怒者，气动生火也；醇酒厚味者，酿成湿热也。积热既久，热结下焦，所以淋沥作痛。初则热淋血淋，久则煎熬水液，稠浊如膏如砂也。夫散热利小便，只能治热淋血淋而已，其膏淋沙淋必须开郁行气，破血滋阴，方能奏效，如古方之郁金、琥珀以开郁，青皮、木香以行气，蒲黄、牛膝以破血，黄柏、生地以滋阴，诚得之矣。

**登甫曰：**诸淋为病，皆肾虚而膀胱蓄热也。心肾得郁，蓄在下焦，故膀胱里急，膏血砂石，从小便道出焉。于是有欲出不出者，淋沥不断之状；甚者窒塞其间，令人闷绝，最不可骤用补药，气得补而愈胀，血得补而愈塞，热得补而愈甚，水道不行，加之谷道闭遏，未见其能生者也。

**八正散** 治心经蕴热，脏腑闭塞，小便赤涩，癃闭不通，及热淋血淋等证。如因酒后恣欲而成淋者，则小便将出而痛，既出而痒，此方神效。

大黄、瞿麦穗、萹蓄、车前子、山栀子、滑石、甘草梢、木通各等分。

上剉一剂，灯心二十根，水煎服。

**方歌** 八正散有栀子仁　瞿麦萹蓄蓑衣藤
　　　　大黄六一车前子　癃闭淋证效如神

**五淋散** 治肺气不足，膀胱有热，水道不通，淋沥不出，脐腹急痛。或尿如豆汁，或如砂石，或冷淋如膏，或热淋尿血，并治神效。

赤茯苓、当归各一钱，赤芍药、栀仁各二钱，条芩、甘草各五分。

上剉，水煎服。加生地、泽泻、木通、滑石、车前尤妙。

**淡寮五苓散** 栀子钱半，赤芍、茯苓各一钱，木通、滑石、甘草各八分，茵陈、淡竹叶各五分

**方歌** 通治五苓散　归芍栀子仁
　　　　茯苓条芩草　煎服妙如神

**必效散** 治一切淋证，其效如神。

当归、生地、麦冬、牛膝、黄柏酒炒、知母酒炒、栀子、枳壳、滑石、萹蓄、茯苓、木通等分，甘草减半。

上剉一剂，灯草一团，水煎，空心服。血淋加蒲黄茅根汁，膏淋加萆薢，气淋加青皮，劳淋加人参，热淋加黄连，石林加石苇，尿淋加车前。死血淋加桃仁、牡丹皮、元胡索、琥珀，去黄柏、知母。老人气虚作淋，加人参、黄芪、升麻少许，去黄柏、知母、滑石、萹蓄。

**方歌**　必效散方治五淋　归地知柏赤茯苓

　　　　　六一木通萹蓄叶　麦冬栀仁　枳壳牛膝灯草心

**海金沙散**　通治诸般淋证。

海金沙、大黄酒浸、木香、当归酒洗、牛膝、雄黄各等分。

上为末，每服钱半，临卧好酒调下，或加石燕火煅水淬，利窍清热。

**方歌**　海金沙散强　牛膝归大黄

　　　　　雄黄青木香　两服即安康

**石苇散**　治五淋神效。

滑石二钱，白茅根、赤芍、瞿麦、冬葵子、石苇去毛、木通各一钱，王不留行、当归、甘草各五分。

上为末，每服二钱，空心以小麦煎汤下，或剉一剂水煎服。

**方歌**　石苇治诸淋　六一不留行

　　　　　归芍通瞿麦　葵子白茅根

**益元固真汤**　治纵欲强留不泄，淫精渗下而作淋者。

人参、茯苓、莲蕊、巴戟、升麻、益智、黄柏各一钱，山药、泽泻各钱半，甘草<sub>梢二钱</sub>。

上剉一剂，水煎空心温服。

**方歌**　益元固真茯苓参　巴戟益智莲花心

　　　　　山药升麻酒黄柏　泽泻草梢治劳淋

**清火滋阴汤**　治淋沥涩痛兼流红者。

当归、生地、熟地、黄柏<sub>酒炒</sub>、知母<sub>酒炒</sub>、桑白皮、黄芩、黄连、木通<sub>等分</sub>。

上剉一剂，水煎空心温服。

**方歌**　清火滋阴汤　芩连知柏桑

　　　　　当归生熟地　木通水煎良

**参苓琥珀散**　治淋涩茎中痛不可忍。<sub>肝经气滞有热，故玉茎引胁刺痛。</sub>

川楝子<sub>取肉</sub>、甘草梢<sub>各一钱</sub>，元胡索<sub>七分</sub>，人参<sub>五分</sub>，赤茯苓<sub>四分</sub>，黄柏、琥珀、泽泻、柴胡、青皮、当归尾各三分。

上剉一剂，灯心一子<sup>①</sup>，水煎空心服。

**方歌**　参苓琥珀散　归尾柴青皮

　　　　　川楝元胡索　泽柏草梢随

**香儿散**　治血淋及沙淋，膏淋，出如茎条，痛如刀割者。

孩儿茶<sub>三钱半</sub>，麝香<sub>五分</sub>，琥珀<sub>二分半</sub>，葱白<sub>一根捣汁</sub>。

上为末，调百沸汤入葱汁，空心温服。

**方歌**　最妙香儿散　麝香孩儿茶

---

① 小扎。

琥珀葱白汁　淋痛立时瘥

**沉香散**　治气淋脐下胀痛，小便大痛。

冬葵子、赤芍各七钱半，沉香、王不留行、石苇去毛、当归、滑石各五钱，甘草梢、青木香、陈皮、青皮各二钱半

上为末，每二钱，空心以大麦汤下，或剉取一两，水煎服。

**方歌**　沉香散末治气淋　石苇葵子不留行

　　　　木香当归赤芍药　滑石甘草青皮陈

**郁金黄连丸**　治小肠膀胱积热，或癃闭不通，或遗尿不禁，或白浊如泔，或膏淋如脓，或如栀子汁，或如沙石米粒，或如粉糊，皆属热证，俱宜此方。

滑石、白茯苓各四两，黄芩、大黄、琥珀各二两，黑牵牛头末三两，蝉肚郁金、黄连各一两。

上为末，水丸，如梧子大，每服五十丸，白汤送下。

**方歌**　郁金黄连丸　大黄芩黑牵

　　　　琥珀苓滑石　诸淋即安全

**火府丹**　治心经积热，小便淋涩。

生地黄二两，杵成膏，木通、黄芩各一两。

上以三味为末，加蜜和丸梧子大，每服三五十丸，木通汤下。许学士云：一卒病渴，日饮水斗许，不食者三月，心中烦闷，时在十月。余谓心经有伏热，与火府丹数服，越二日，卒来首谢，云当三服渴止；又三服，饮食如故。此本治淋，今用治渴，可谓通其变矣。本方加甘草五钱，名导赤散。

**木香汤**　治冷淋小便涩痛，身体清冷。诸淋皆属于热，虽有冷淋，盖千百中之一耳。其证必先寒战，然后嗖溺，盖冷气与正气交争，冷气胜则寒战而成淋滴，正气胜则寒战解而得溲矣

木香、木通、当归、白芍药、大茴香、青皮、陈皮、槟榔、泽泻、甘草各一钱，肉桂三分。

上到一剂，生姜三片，水煎空心服。

**方歌**　木香汤能治冷淋　归芍甘草青皮陈

　　　　槟榔大茴安南桂　木通泽泻妙入神

《入门》曰：童子精未盛而御女，以摇其精；老人阴已萎而思色，以降其精，则精不出而内败，茎中痛涩而为淋，宜八味丸见虚损加车前、牛膝煎服。若老人精已竭而复耗之，则大小便道牵痛，愈痛则愈欲大小便，愈便则愈痛，亦用前法温之。如不应，倍加附子，亦有生者。凡此当滋化源，不可误用知柏淡渗之剂，即泄真阳，复损真阴。

《医统》曰：茎中痒出白津，多因脾土不足，不能滋生金水，以致肝经血虚火燥，宜补中益气汤（见内伤）与清心莲子饮间服（见遗精），盖脾胃为肝肾之源，心实主之，若茎中痛，出白津，小便闭，时作痒，宜小柴胡汤（见伤寒）加栀子、泽泻、黄连、木通、龙胆草、赤茯苓，煎服，兼服六味为妙。

# 遗 尿

**总论** 遗尿一证，有自遗者，以睡中而遗失也；有不禁者，以气门不固，而频数不能禁也；又有气脱于上，则下焦不约，而遗失不觉者，此极虚之候也。总之，三者皆属于虚证，但有轻重之辨耳。若梦中自遗者，惟幼稚多有之，俟其气壮而固，或少加调理，自然全愈，无足虑也。惟是水泉不止，膀胱不藏者，必以气虚而然。盖气为水母，水不能蓄，以气不能固也。此失守之兆，大非所宜，甚至气脱而遗，无所知觉，则尤其甚者也。此惟中风及年衰气弱人，或大病后乃有之。仲景曰：下焦竭则遗尿失便，此之谓也。

**节录　立斋曰：** 经云，膀胱不约为遗溺。小便不禁，常常出而不觉也。人之溲溺，赖心肾二气之所传送，盖心与小肠为表里，肾与膀胱为表里，若心肾气亏，传送失度，故有此证。治宜温暖下元，清心寡欲；又有产育不顺，致伤膀胱，小儿脬寒，俱能令遗尿失禁，各宜随证施治。

**参芪汤** 遗尿失禁者，肺金虚也，宜安卧养气，禁忌劳役。

人参、黄芪蜜炙、白茯苓、当归、熟地黄、白术、陈皮各一钱，升麻、肉桂各五分，益智仁八分，甘草三分。

上剉一剂，生姜三片，大枣二枚，水煎空心服。

年老之人，虚寒遗尿者，加炮附子一钱，名参附汤。

若补之不愈，当责有热。河间所谓热甚挺孔郁结，神无所用，故不能收禁，宜补中益气汤（见内伤）加黄柏、知母、生地、麦门冬。

**方歌**　气虚遗尿参芪汤　茯苓白术归地黄

　　　　陈皮升麻安南桂　益智甘草大枣姜

**参归汤**　治身体虚瘦，夜常遗尿失禁者。

黄芪蜜炒、山药、白术、白芍酒炒、当归各一钱，人参八分，枣仁炒、山萸肉、益智仁各七分，甘草炙四分。

上剉一剂，水煎空心温服。

**方歌**　夜常遗尿参归汤　黄芪白术山药强

　　　　益智枣仁白芍药　甘草茱萸水煎尝

**家韭子丸**　治少长遗尿，及男子虚剧，阳气衰败，小便白浊，夜梦遗精。此补养元气，进美饮食。

家韭子炒六两，鹿茸酥炙四两，肉苁蓉、牛膝、熟地、当归各二两，菟丝子酒煮、巴戟各两半，杜仲酒炒、石斛去根、桂心、干姜各一两。

上为末，酒糊和丸，梧子大，每服五七十丸，食前温酒或盐汤送下。凡小儿遗尿者，多因胕寒，亦禀受阳气不足也，宜此治之。

**方歌**　家韭子丸功无穷　当归熟地肉苁蓉

　　　　巴戟杜仲菟丝子　桂心鹿茸　牛膝石斛干姜从

**五子丸**　治小便频数，时有白浊，夜间愈多，头眩脚弱者。凡虚人多有此证，大能耗人精液，令人卒死。

菟丝酒煮、韭子略炒、蛇床子炒、益智炒、茴香炒，等分。

上为末，酒糊和丸，梧子大，米饮或盐汤下五七十丸。

**方歌**　五子丸最良　益智小茴香
　　　　菟丝韭蛇床　小便频数方

**固脬丸**　治遗尿不觉，小便不禁。

菟丝酒煮二两，茴香一两，螵蛸炙、熟附各五钱，戎盐二钱半。

上为末，酒糊和丸梧子大，空心米饮下三十丸。

**方歌**　小便不禁止　固脬丸可使
　　　　菟丝桑螵蛸　茴香盐附子

**巩堤丸**　治膀胱不藏，水泉不止，命门火衰，小水不禁。

熟地二两，菟丝酒煮、白术各两半，五味、益智、人参、制附子、茯苓、故纸酒炒、韭子各两。

上为末，山药打糊，丸梧子大，空心滚汤或温酒下百丸。

**方歌**　巩堤丸用破故纸　熟地菟丝韭菜子
　　　　参附白术益智仁　五味茯苓尿自止

**既济丸**　治脬气不足，小便不禁，有阴火者。

菟丝子酒煮、益智仁、白茯苓、当归、熟地、肉苁蓉、韭子各五钱，黄柏盐水炒、知母盐水炒、牡蛎煅、山茱萸各三钱，五味子一钱。

上为末，酒面打糊，和丸梧子大，空心盐汤下百丸。

**方歌** 既济丸子归地黄　知柏菟丝益智良

　　　　苁蓉枣皮五味子　茯苓牡蛎韭子强

**缩泉丸**　治脬气不足，小便频数，一日百十余次者。

嫩乌药、益智仁各等分。

上为末，酒煮山药打糊，和丸梧子大，每服七十丸，空心盐汤送下。

**猪脬汤**　丹溪曰：一妇人难产，因收生者不谨，以致尿脬破损，得小便不禁病，遂为废人。予思肌肉破伤，在外者尚可完补，脬虽在内，或亦可治。诊其脉虚甚，试与峻补，授以此方，令极饥时饮之，一月而安。盖是气血骤长，其脬自完，恐稍迟亦难成功也。

人参、白术各二钱，黄芪蜜炒、白茯苓、当归、川芎、陈皮、桃仁各一钱。

上剉一剂，入猪脬或羊脬，同煎空心服。

**鸡肠散**　小儿遗尿不禁者，多因脬寒也。小儿从初不加检束，而纵肆常遗尿者，此惯而无惮志意之病也，当责其神，非药所及。若或因纵以致不固者，但用猪羊尿脬，以糯米同煮熟，入花椒少许，令儿食之，其遗尿自止。

黄鸡肠一副，去屎秽，炙令微焦、桑螵蛸酒蒸、白茯苓各五钱，左顾牡蛎煅，研粉，五钱，白龙骨煅，研，二钱，肉桂二钱半。

上各末，和匀，每服一钱，米饮调下，遗尿自止。

又鸡膍胵一具，并肠，去秽烧存性。男子用雌，女子用雄。猪脬一个，炙焦共为末，每服二钱，空心滚汤或温酒调下。

又雄鸡喉咙及矢白，朏胵里黄皮，共烧为末，粥清调服。

又益智仁，桑螵蛸各七个，为末，酒调服。或单益智仁同盐煎服。


## 癃　闭

**脉义**　小便不通，浮弦而涩，芤则尿红，数则黄赤，便难为癃，实见左迟。

**总论**　小便不通，是为癃闭，此最危最急证也。水道不通，则上浸脾胃而为胀，外浸肌肉而为肿，泛及中焦则为呕，再及上焦则为喘。数日不通，则奔迫难堪，必致危殆。今人一见此证，但知利水，或用田螺罨脐之法，而不辨其所致之本，无怪其治多不效也。详按此证，其因有四：有因火邪结聚小肠膀胱者，此以水泉干涸而气门热闭不通也；有因热居肝肾者，或以败精瘀血阻塞水道而不通也，若此者，本非无水之证，不过壅闭而然，病因有余，可清可利，此皆癃闭之轻证也；惟是气闭之证，最为危候。盖气闭之义有二：有气实而闭者，有气虚而闭者。夫膀胱为藏水之府，而水之入也，由气以化水，故有气斯有水，水之出也，由水达气，故有水始有尿。经曰：气化则能出矣。盖有化而入。而后有化而出；无化而出，必其无化而入，是以其出其入，皆由气化。此即本经气化之义，非单以出者言气化也。

· 284 ·

然则水中有气，气即水也，气中有水，水即气也。今凡病气虚而闭者，必以真阳下竭，元海无根，水火不足，阴阳否隔，所以气自气，而气不化水；水自水，而水蓄不行；气不化水，则水府枯竭者有之，水蓄不行则浸渍腐败者有之，气即不能化而欲强为通利，果能行乎？阴中已无阳，而再用苦寒之剂，能无甚乎？理本甚明，何知者不多见也？至若气实而闭者，不过肝强气逆，移碍膀胱，或破其气，通其滞，提其陷，而壅者自无不出，此治实者无难，而治虚者必得其化，诚不易也。若不辨其虚实，浪投药剂，真是以人命为戏。

**节录　洁古曰：** 阴阳易位，病名关格。关则不得小便，格则吐逆。关者甚热之气，格者甚寒之气，是关无出之由，故曰关也；格者无入之理，故曰格也。寒在胸中，遏绝不入；热在下焦，填塞不便。此证多死，以寒在上，热在下，上下俱病故也。但治下焦，亦有生者。予治一妇人，忽患吐逆，二便不通，烦乱，四肢渐冷无脉，与大承气汤一剂，至夜半大便得通，脉渐微和，翌日乃安。此关格之病，极为难治，垂死而活者，只此一人耳。

**登甫曰：** 转脬证候，脐下急痛，小便不通，患由强忍小便，或尿急疾走，或饱食忍尿，或醉饱走马，或忍尿入房，使小肠之气逆而不通，大肠之气与之俱滞，外水不得入膀胱，内水不得出膀胱，淋沥急数，每欲尿时，痛不可言，大便亦里急频并，似痢非痢，必以手按脐下，庶可滴出小便，甚者因此腹胀浮肿。治法宜用凉药，疏利小肠中之热，仍与通泄大肠，怠其腹中搅痛，大便大下，则尿脬随即归正，小便自然顺流矣。

**猪苓汤**　治热结小便不通。小便不通，膀胱与肾俱有热故也，肾主水，膀胱为津液之府，此二经相为表里，而水行于小肠入脬者为尿。肾与膀胱既热，热入于脬，故结涩不通，小腹胀满，水气上逆，闷乱不省，不急治之，必致杀人。

泽泻、猪苓、木通、滑石、枳壳、黄柏酒浸、麦门冬、牛膝、瞿麦穗、萹蓄、车前子等分，甘草梢减半。

上剉一剂，灯心一团，空心水煎服。

**方歌**　猪苓汤内泽泻通　六一车前麦门冬
　　　　牛膝枳壳酒黄柏、瞿麦萹蓄共立功

**禹功散**　治小便不通，百法不能奏效，服此无不愈者。

陈皮、半夏、赤茯苓、猪苓、泽泻、白术、木通、条芩、栀子各一钱，升麻、甘草各三分。

上剉一剂，水二钟，煎至一钟，不拘时服，少时以鹅翎探吐，得解便止。一人病小便不通，众医用利水药不效。丹溪曰：此积痰病也。积痰在肺，肺为上焦，而膀胱为下焦，上焦闭，则下焦塞，譬如滴水之器，闭其上窍，则下窍不通，必开其上窍，而后下窍之水出焉。乃以二陈汤加香附、木通、木香，先服后吐，其病若以提其气，气升则水自降矣。

**方歌**　小便不通禹功散　四苓又加陈皮半
栀子木通条黄芩甘草升麻　探吐得解便止断

**加味五苓散**　治虚寒小便不通者，是寒结也。

白术、赤茯苓、猪苓、泽泻、肉桂、当归、枳壳、牛膝、车前子、木通各等分，甘草梢减半。

上剉一剂，灯心一子，空心水煎服。

**方歌** 寒结不通了　加味五苓好

　　　　枳壳牛膝归　车前木通草

**参归升麻汤** 治虚热小便不通者，是虚结也。

人参、当归、生地、茯苓、猪苓、泽泻、山栀、黄柏酒炒、知母酒炒、牛膝、枳壳各等分，升麻少许、甘草梢减半。

上剉一贴，灯心一子，空心水煎服。

**方歌** 热结参归升麻汤　赤茯知柏生地黄

　　　　猪苓泽泻山栀子、枳壳牛膝甘草强

**清肺饮子** 渴而小便不利者，是热邪在上焦肺之分，故不利也。肺者，金也，金合生水，若肺中有热，不能生水，是绝其水源。治宜淡渗之剂，以清肺气，泻其火邪，滋水之源也。

猪苓二钱，泽泻、车前、通草各一钱，木通、萹蓄、瞿麦各七分，琥珀五分另研，赤茯苓钱半。

上剉一贴，灯心一子，空心水煎，稍热服。

**方歌** 清肺饮子治气分　车前通草泽泻苓

　　　　赤茯萹蓄瞿麦穗　木通琥珀及灯心

**滋肾丸** 降肾火，桂与火邪同体，此寒因热用法也，凡不渴病在下焦者，均宜服此。

黄柏酒洗焙干、知母酒洗焙干各一两，肉桂去皮一钱。

上为末，水丸梧子大，每服百丸，空心白汤送下，蜜丸亦可。王善夫病小便不通，目睛凸出，腹胀如鼓，膝以上坚硬，皮肤欲裂，饮食不下，昼夜不眠，痛不可言，且苦呕哕，众医用淡渗利之药无效。东垣曰：疾，急矣，非精思不能处，思至夜半。曰：吾得之矣。经曰：膀胱者，津液之腑，必气化而能出焉。多服淡渗之药，而病反甚，是气不化也，无阳则阴无以生，无阴则阳无以化，淡渗气薄者，皆阳药也，孤阳无阴，欲化得乎？遂处以滋肾丸群阴之剂授之，须臾前阴如刀刺火烧，尿如暴泉。

**通关丸**　治小便不通神效，兼治淋证。

黄柏酒炒、知母酒炒、滑石各二两，木通一两，肉桂一钱，牛膝、枳壳、赤茯苓、甘草梢各五钱。

上为末，水丸梧子大，空心白汤下百丸，服后须蹬两足，令药气易于下行，如小便已利，茎中尚如刀割者，当有恶物下为验。

　　**方歌**　小便不通　通关必利
　　　　　　知柏桂苓六一　木通枳壳牛膝

**冬葵子汤**　治膀胱实热，小便不通，腹胀口干咽肿。

葵子微炒、猪苓、赤茯苓、木通、瞿麦、枳实、黄芩、车前、滑石等分，甘草减半。

上剉一贴，生姜三片，水煎空心服。

　　**方歌**　热结膀胱　冬葵子汤
　　　　　　猪苓赤苓瞿麦穗　木通枳实及腐肠
　　　　　　车前滑石甘草姜

**木通散**　治膀胱有热，小便难而黄，茎中痛，及妇人血热内结，脐腹坚痛。

滑石、木通、赤茯苓、车前、瞿麦、牛膝、当归、黄芩、栀子等分，甘草减半。

上剉一贴，灯心一圈，水煎，空心服。

**方歌**　木通散如神　六一赤茯苓

　　　　　车前瞿麦穗　牛膝归栀芩

**七正散**　治膀胱积热，小便癃闭不通。

车前子、赤茯苓、栀子仁、木通、龙胆草、萹蓄、甘草梢等分。

上剉一贴，灯心一子，竹叶七匹①，水煎服。

**方歌**　七正治便癃　车前苓木通

　　　　　栀子龙胆草　萹蓄甘草从

**导赤散**　治尿如米泔色，不过二服即愈。

木通、滑石、黄柏、生地、赤茯苓、甘草梢、栀子各钱，枳壳、白术各五分。

上剉一贴，水煎空心服。

**方歌**　导赤治尿泔　生地栀子安

　　　　　六一苓术柏　木通枳壳参

**透泉散**　治小便赤涩不通。

滑石一两，芒硝、甘草各五钱，琥珀二钱半。

上为末，每服二钱，空心灯心汤下。

**方歌**　小便涩而难　透泉散可安

　　　　　六一芒硝珀　一服病就宽

**引水散**　专治小便不通危急者，膀胱热甚者宜之。

当归、瞿麦、车前、滑石、赤茯苓、泽泻、猪苓、木通、石莲、栀子、黄连、黄柏、知母、甘草等分。

---

①　量词，张、片意。

上剉一贴，灯心一子，水煎空心服。

**方歌**　引水散中猪苓泽　木通赤茯车前叶

　　　　　知柏山栀莲当归　石莲六一并瞿麦

**枳缩二陈汤**　关格者，谓膈中觉有所碍，欲升不升，欲降不降，饮食不入，此为气之横格也，必用吐法，以提其气之横格，不必在出痰也。

枳实一钱，川芎八分，陈皮、茯苓、贝母、苏子、砂仁、瓜蒌仁、香附便炒、厚朴各七分，木香、沉香各五分，甘草三分。

上剉一贴，姜三片，水煎，调竹沥、沉香、木香汁服。

**方歌**　关格枳缩二陈汤　芎附苓草沉木香

　　　　　瓜仁厚朴紫苏子　贝母陈皮加生姜

一、小便不通，危急之甚，诸药无效，白菊花根捣烂，用生白酒，冲和取汁，温饮即通。

又活蝼蛄一个，生碾，入麝少许，新汲水调服。

又海金沙一两，臈茶①五钱，为末，生姜甘草汤下三钱。

又琥珀为末，人参赤茯苓汤下。此方治虚人癃闭极妙。

又独蒜一个，栀子三七枚，盐花少许，捣烂摊纸上，贴脐，良久即通，未通涂阴囊上，必通。

又猪尿脬一个，倾去尿，用鹅管插入窍内，以线扎定，吹气令满，用线在筒下扎住，却将筒管放在小便头

---

①　臈茶：同"腊"。腊茶，即陈茶。

上，或插入马口，解去下线，手搓其胯，使气从尿管透入膀胱，气透则塞开，塞开则小水自出。

又皂角、葱头、王不留行，各数两，煎汤一盆，熏洗小腹下体，久之热气内达，壅滞自开，小便即通，若系妇人，可用葱塞阴户中熏洗。

二　服分利既多，而小水愈不通者，此必下竭之证，查其水亏者，必大补真阴，宜六味地黄丸（见虚损），火虚者，必峻补阳气，宜桂附八味丸，使气达水行，其便自通，不可见其假实，恣意疏导，此与榨干汁何异？或怀疑桂附辛热，不能轻用，岂知下元阳气亏甚，得寒则凝，得热则行，舍此二者，更有何物可以直达膀胱，而使水因气化也？

三　怀娠之妇，每有小便不通者，此以胎气下陷，尿孔被压而然，多以气虚不能举胎所致，宜八珍汤（见虚损），或补中益气汤之类（见内伤），若临盆胎压膀胱而小便不通者，宜以手指托其胎，则小水自出矣。丹溪曰：妊妇转胯之病，禀受弱者，忧闷多者，性急躁者，食味厚者，大率有之。古方用滑利疏导药，鲜有应效。因思胯为胎所堕，展在一边，胯系了戾不通尔。胎若举起，悬在中央，胯系系得正，水道自行。一妇患此，诊之两手似涩，重取则弦，此得之忧患而成。涩为血少气多，弦为有饮，遂以四物汤，加人参、白术、半夏、陈皮、甘草、生姜，空心煎服，随以指探喉中，吐出凉汁，少顷又与一贴而安。

## 秘　结

**脉义**　燥结之脉，沉伏勿疑，热结沉数，虚结沉迟，若是风燥，右尺浮肥。

**总论** 经曰：北方黑色，入通于肾，开窍于二阴，则知大便秘结，专责之少阴一经。症状虽殊，总之津液干枯，一言以蔽之也。分而言之，则有胃实胃虚，热秘冷秘，风秘气秘之分。胃实而秘者，能饮食，小便赤，宜麻仁丸之类。胃虚而秘者，不能饮食，小便清利，宜厚朴汤之类。热秘者，面赤身热，六脉数实，肠胃胀闷，时欲得冷，或口舌生疮，宜承气汤之类。冷秘者，面白或黑，六脉沉迟，小便清白，喜热恶冷，宜半硫丸之类。气秘者，气不升降，胸腹痞满，谷气不行，其人多噫，宜三和汤之类。风秘者，风搏肺脏，传于大肠，宜润燥丸之类。更有年老津液干燥，妇人产后亡血，及发汗利小便后，气血未复，皆能秘结，法当补养血气，使津液生则便自通。若误用硝黄利药，多致不救，而巴豆牵牛，其害更速。

**润肠丸** 治大便秘结不通属实热者。

当归、熟地、生地、大麻仁去壳、桃仁、杏仁、枳壳、厚朴、黄芩、大黄各等分，甘草减半。

上剉水煎，空心热服，便通即止，不可多服。如修合丸药，将药加减，各为末和匀，炼蜜为丸，梧子大，空心白汤下五十丸，忌一切辛热之物。

发热加柴胡。腹痛加木香。血虚枯燥加当归、熟地、桃仁、红花。风燥加麻仁、皂荚、羌活。气虚而闭，加人参、郁李仁。气实而闭，加槟榔、木香。痰火而闭，加瓜蒌仁、竹沥。

或发汗太多，或小便过利，致津液枯竭而闭，加人参、麦冬。

　　老人血气枯燥而闭，加当归、熟地、生地、人参、麦冬、郁李仁，少用桃仁。

　　产妇失血枯燥而闭，加当归、熟地、人参、肉苁蓉，去黄芩、桃仁。

　　**方歌**　润肠汤用生熟地　麻仁桃杏黄芩利
　　　　　　枳壳厚朴川大黄　当归甘草治结秘

　　**当归润燥汤**　治大便燥结。东垣曰：肾主五液，津液润则大便如常，若饥饱失节，劳役过度，损伤胃气，及食辛热厚味之物，火邪伏于血中，耗散真阴，津液亏少，故大便燥结。然燥结之病不一，有热燥风燥，有老年气虚，津液不足而燥者。治法：肾恶燥，急食辛以润之者是也。

　　当归、熟地、生地、桃仁、大麻仁、大黄各一钱，升麻七分，红花、甘草各五分。

　　上剉水煎，调槟榔末服。

　　本方去大黄、麻仁，名通幽汤。

　　**方歌**　当归润燥汤　生熟二地黄
　　　　　　桃仁红麻子　升草军槟榔

　　**麻仁丸**　治脏腑不和，津液偏渗于膀胱，以致小便数，大便秘结者，名为脾约证，故一名脾约丸。丹溪曰：古方有脾约证，制脾约丸，谓胃强脾弱，约束津液，不得四布，但输膀胱，故小便数而大便难者，曰脾约。与此丸以下脾之结燥，肠润结化，津液入胃而愈。然既曰脾弱，必阴血枯槁，内火燔灼，热伤元气，故肺受火邪而津竭，必窃母气以自救。金耗则土受木伤，脾失传输之令，肺失传送之职，宜大便秘而难，小便数而无藏蓄也。理宜滋养阴血，使阳火不炽，金行清化，脾土壮健，津液入胃，则肠润而通矣。今此丸用之热甚而气实，与西北方人禀之壮实者无有不妥。若用之东南方人，与热虽盛而气血不实者，虽得暂通，将见脾愈弱而肠愈燥矣。须知在西北以开结为主，在东南以润燥为主。

大黄酒蒸四两，枳实、厚朴、赤芍药各二两，麻子仁两半，杏仁一两二钱半。

上为末，炼蜜为丸梧子大，每服二十丸，白汤送下，日二服，渐加之，以便调为度。

**方歌**　麻仁治脾约　枳实厚朴芍

　　　　大黄杏子仁　秘结定可却

**七宣丸**　治风气结聚，宿食不消，心腹胀满，胸膈痞塞，风毒肿气，连及头面，大便秘结，小便时数，脾胃气壅，不能饮食者。

柴胡、枳实、诃子皮、木香各五两，桃仁研六两，炙甘草四两，大黄酒蒸十五两。

上为末，炼蜜为丸，梧子大，每服二十丸，米饮送下，日二服，渐加之，以利为度。

**方歌**　七宣丸子良　枳实酒大黄

　　　　桃仁柴胡草　诃子广木香

**厚朴汤**　治大便气秘不通，不能饮食，小便清利者，谓之虚秘。盖实秘者物也，虚秘者气也。

厚朴钱半，白术二钱，半夏曲、陈皮、枳实、甘草各一钱。

上剉一贴，姜三枣二，水煎食远服。如不通，加大黄一钱。

**方歌**　虚秘厚朴汤　半夏大枣姜

　　　　陈皮白术草　枳实加大黄

**三和汤**　治七情气结，脾胃不和，心腹痞满，大便秘结。

羌活、紫苏叶、大腹皮、沉香、木瓜各一钱，木香、陈皮、川芎、白术、炙甘草、槟榔各七分。

上剉一贴，水煎，不拘时服。

**方歌**　气秘三和汤　紫苏橘芎羌

　　　　木瓜腹术草　槟榔沉木香

**半硫丸**　治高年冷秘虚秘，及痃癖冷气。

半夏姜制为末、硫磺碾极细，以柳木槌子杀过。

上等分，用姜汁浸，蒸饼，和丸梧子大，每服三十丸，温酒姜汤任下。今世之人，只知有热秘，而不知有冷秘，所以局方有半硫丸，海藏有己寒丸之类，皆治阴结之良剂。若欲兼温补者，似不若八味之为妙。

**润燥丸**　治胃中伏火，大便秘结不通，不思饮食，或风秘血结，皆须润燥和血疏风，则便自然通矣。

麻子仁二两半，桃仁二两，皂角仁、羌活各两，当归、防风各五钱，大黄两半。

上为末，蜜丸梧子大，每服三十丸，空心白汤送下。

**方歌**　风秘润燥丸　麻子桃仁连

　　　　大黄皂角子　羌防当归全

**润肠丸**　治虚弱老人，大便秘结不通者。

杏仁、麻子仁、枳壳、陈皮各五钱，阿胶炒珠、防风各二钱半。

上为末，炼蜜为丸，梧子大，每服五十丸，老人苏子汤下，壮者荆芥汤下。

**方歌**　秘结不通　润肠有功
　　　　杏仁麻子橘红　枳壳阿胶防风

**益血润肠丸**　治老人血少，肠胃干燥，大便秘结，甚至七八日难下，色如猪粪，少如羊屎者。

熟地六两，杏仁去皮尖炒、麻子仁各三两，以上三味，同杵成膏，枳壳、橘红各二两，肉苁蓉、阿胶各两半，苏子、荆芥各一两，当归四两。

上为末，以前三味膏同杵千余下，仍加炼蜜，丸如梧子大，白汤下五六十丸。

**方歌**　益血润肠便自通　归熟阿胶肉苁蓉
　　　　杏仁荆芥紫苏子　枳壳麻子及橘红

**五仁丸**　治津液枯竭，大便秘结，妇人产后便秘尤宜。

橘红四两另研，桃仁、杏仁各一两，柏子仁五钱，郁李仁炒二钱，海松子仁一钱。

上各另碾为末，和匀，蜜丸，梧子大，空心米饮下五十丸。

**颠倒散**　治脏腑实热，或小便不通，或大便不通，或大小便俱不通。大小便不通者，内经谓之三焦约。约者，不行也。

大黄六钱，滑石三钱，皂角三钱。

上为末，温酒送下，如大便不通，以前分两；如小便不通，滑石六钱，大黄三钱，皂角如前，如二便不通，黄石均分。

**车狗散**　治大小便俱不通，烦满欲死者。

推车客七个，即蜣螂也，男用头，女用身。土狗七个，即蝼蛄也，男用身，女用头。

上二物，新瓦上焙干，为末，以虎目树皮向东南者即檿木，煎汤调服即通。

**苦丁香散**　治大小便不通垂危者。

苦瓜蒂五钱，川乌炮、草乌炮、牙皂炮、白芷、细辛各三钱，胡椒一钱，麝香少许。

上为末，用小竹筒将药吹入肛门内，即通。

又，连根葱三茎，带土生姜一块，淡豆豉三七粒，盐二匙，同捣作饼，烘热掩脐，以帛包系定，良久气透，自通。

又，田螺二枚，盐一匙，和壳生捣，置脐下一寸三分，用帛色系，即通。

又，蜗牛三枚，无蜗牛，即用田螺，连壳捣如泥，入麝少许，贴脐中，以手揉按即通，或白矾末安脐中，冷水滴之亦通。

**二妙散**　治大小便不通危急者，本名蜣螂散。

六七月间，寻牛粪中大蜣螂，不拘多少，用线串起，阴干收贮，用时取一个，要完全者，放净砖上，四面以灰火烘干，以刀从腰切断，如大便闭，用上半截，小便闭，用下半截，二便俱闭，则完全用之，为细末，新汲水调服。

又，皂角不拘多少，去皮子，炮为末，酒打面糊，丸梧子大，酒下三十丸，即通。

又，蜜一钟，皮硝二钱，滚水调服即通。

又，大黄一两，牙皂三钱，为末，丸绿豆大，酒下三钱即通，或大黄芒硝牙皂等分，煎服亦通。

老人虚人，大便不通，不可用药者，用猪胆一枚，倾去汁一少半，入醋在内，用竹管相接，套入谷道中，以手指捻之，令胆汁直射入内，少时即通。又将病人倒放脚向上，用竹管蘸葱汁，深入大肠内，以香油温水各一半，同入猪脬内，捻入竹管，半时即通。

## 疝 气

**脉义** 疝脉弦急，积聚所酿，察其何部，肝为本脏，心滑肺沉，风疝易荡，关浮而迟，风虚之恙，阳急为瘕，阴急疝状，沉迟浮涩，疝瘕寒痛，痛甚则伏，或细或动，牢急者生，弱急病重。

**总论** 疝者诜也，气诜诜然上入而痛也。由阴气积于内，复为寒邪所加，使荣卫不调，气血虚弱，故风冷入其腹中，而成诸疝也。发则小腹疼痛，不得前后，或绕脐作痛，自汗，手足厥冷，或冷气逆上抢心，里急腹痛，或攻刺腰胁，或游走背臂，或洒淅寒热，或恶心呕哕，或卵有大小，而上下不常，或囊有肿胀，而痛歇无定。治法大要以流行疏利为先，毋曰肾虚得病，何敢疏泄？盖肾为邪气所干，若不逐去病根，病何由愈？倘或姑息补住，使大小二府，秘而不通，邪气入腹冲心，危殆必矣。敢将七疝，列图于左，后之学者，庶有所凭焉。

**寒疝者**，其状囊冷结硬如石，阴茎不举，或控睪丸而痛，得之坐卧湿地，或寒月涉水，或冒雨雪，或坐卧砖石及冷处，使内过劳，宜温剂下之。久而无子。

**水疝者**，其状肾囊肿痛，阴汗时出，囊肿而状如水晶，或囊痒而搔出黄水，或少腹中按之作水声，得之饮水醉酒，使内过劳，汗出而遇风寒湿之气，聚于囊中，故水多。宜以逐水之剂下之。

**筋疝者**，其状阴茎肿胀，或溃而为脓，或痛而里急筋缩，或茎中作痛，痛极则痒，或挺纵不收，或出白物如精，随溲而下，得之于房室劳伤，及邪术所使，宜以降心火之剂下之。

**血疝者**，其状如黄瓜，在少腹两旁，横骨两端约纹中，俗名便痈，得之于重感春夏大燠①，劳动于使内，气血流溢，渗入脬囊，留而不去，结成痈肿，脓少血多，或值情欲当泄不泄，亦成此疾，宜以和血之剂下之。

**气疝者**，其状上连肾俞，下及阴囊，或因号哭忿怒，则气郁之而胀，号哭怒罢，即气散者是也。有一治法，以针出气而愈，然针有得失，宜以散气之药下之。或小儿亦有此疾，俗名偏坠，得之于父已年老，或年少多病，阴痿精怯，强力入房，因而有子，禀胎病也，此证难治，惟筑宾穴在足内踝上三寸灸之可愈。

---

① 大燠：大热。

**狐疝者**，其状如仰瓦，卧则入少腹，行立则出腹入囊中，盖狐昼出穴而溺，夜入穴而不溺，此疝出入往来上下，正与狐相类也，亦与气疝大同小异，宜以逐气流经之剂下之。

**㿉疝者**，其状阴囊肿大，如斗如升，不痒不痛者是也。得之于地气卑湿所生，故江淮之间，湫塘之处，多感此疾，宜以去湿之剂下之。女子阴户凸出，虽亦是此类，乃热则不禁固也，不可便谓虚寒而涩之温之补之。本名曰㿗。经曰：任脉为病，男子内结七疝，女子带下瘕聚。又曰：厥阴肝病，丈夫㿉疝，妇人少腹痛，少腹亦肝经。宜以苦药下之，以苦坚之。

以上七疝，下去其病之后，可调则调，可补则补，各量病势，勿拘俗法，经所谓阴盛而腹胀不通者，癫癗疝也，不可不下。

**节录　丹溪曰**：疝者，睾丸连少腹急痛也，有痛在睾丸者，有痛在五枢穴边者，皆足厥阴之经也，与肾经绝不相干。

或有形或无形，或有声如蛙，或有形如瓜，自《素问》以下，皆以为寒，盖寒主收引，经络得寒则引而不行，所以作痛，理固然也。予思之，此病始于湿热在经，郁而至久，又感寒气外束，不得疏散，所以作痛，若只作寒论，恐为未备。人有踢冰涉水，终身不病此者，无热在内故也。盖大劳则火起于筋，醉饱则火起于胃，房劳则火起于肾，大怒则火起于肝，火郁之久，母令子虚，湿气便盛，浊液凝聚，并入血队，流于厥阴。厥阴属木，为将军之官，其性急速，火性又暴，为寒所束，宜其痛之太暴也。治须寒热相兼，用川乌以散寒气，山栀以清湿热，无不随手获效。

**神效汤** 凡一切疝气，多因湿热郁于中，而寒束于外也。

山栀<sub>炒</sub>、川乌<sub>炮</sub>、茴香<sub>酒炒</sub>、元胡索、益智仁、香附子、苍术、当归<sub>各一钱</sub>，木香、吴茱萸、砂仁<sub>各七分</sub>，甘草<sub>三分</sub>。

上剉一贴，生姜三片，灯心一团，水煎，入木香汁调服。

胀闷痛者，加乳香、枳实。

瘀血胀痛者，加桃仁、川芎，去益智仁、山栀子。

肾气上注，心痛闷欲绝者，加沉香、枳实，去益智仁、山栀子。

**方歌** 神效汤用元胡索　香砂吴萸川乌着
　　　　苍术益智栀子仁　木香小茴归草剉

**川楝汤** 治一切疝气，阴肿腹痛，年久不愈者。

川楝子<sub>去核</sub>、小茴<sub>酒炒</sub>、故纸、青盐、吴茱萸、山茱萸、山棱、莪术、通草、橘核、荔枝核、甘草<sub>各等分</sub>。

上剉一剂，水煎，空心服，必效。收功加马蔺花、苍术。

如夏秋之月，暑入膀胱，疝气作痛者，加黄连、香薷、扁豆、木通、滑石、车前子。

**方歌** 川楝汤用盐茴香　故纸枣皮吴萸强
　　　　棱莪荔枝橘子核　通草国老治疝良

**乌附通气汤** 凡四气七情为疝，无问远近新久皆治。

乌药、香附、当归、白芍、山楂、橘皮各钱，白术七分，元胡、槟榔、茯苓、泽泻各五分，猪苓、木香、甘草各三分。

上剉一贴，姜三片，水煎服。

如恶寒，脉沉细，加吴茱萸。

**方歌**　疝气乌附通气汤　当归芍药橘木香

　　　　白术茯苓元胡索　猪苓泽泻　甘草山楂尖槟榔

**神消散**　治诸般疝气，外肾胀痛，不过三服，即除根矣。

栀仁盐水炒黑、小茴盐水炒、橘核炒各一两，荔枝核八钱，益智仁炒去壳七钱，槟榔五钱，青皮麻油炒三钱。

上为末，每服二钱，空心烧酒调服，不饮酒者，盐汤调服。

**方歌**　诸般疝气神消散　栀子茴香盐炒拌

　　　　荔枝橘核益智仁　槟榔青皮　酒下三服病根断

**蟠葱散**　治脾胃虚冷，滞气不行，攻刺心腹，痛连胸胁，膀胱小肠寒疝气痛，及妇人血气刺痛。

苍术、炙甘草各一钱，山棱煨，莪术煨，白茯苓、青皮各八分，肉桂、元胡索、干姜各三分，砂仁、丁香皮、槟榔各五分。

上剉一贴，葱白一茎，水煎空心热服，或为末，葱汤调下三钱。

寒疝气痛，五苓散见中暑加木香、茴香、川楝子、槟榔、黑丑、故纸、木通、青皮、山棱、莪术。

**方歌**　蟠葱散用甘草苍　元胡肉桂炮干姜
　　　　　砂仁丁香棱莪术　茯苓青皮及槟榔

**茱萸内消丸**　治肾经虚弱，膀胱为邪气所袭，结成水疝，阴囊偏坠，牵引脐腹，或生疮毒，时出黄水。

吴茱萸半酒半醋浸泡一日夜，焙干、川楝取肉、山茱萸、马蔺花醋炒、黑丑炒取头末、肉桂、元胡、舶茴盐炒、青皮、陈皮去白各两，海藻洗净焙、白蒺藜炒、桃仁、木香各五钱。

上为末，酒糊和丸，梧子大，空心温酒或盐汤，下五十丸。

阴囊生疮出水，其痒甚苦，搔之无足，后必疼痛，黄丹、牡蛎煅各五钱，枯白矾一两，共为末，夜则用手捻药于痒处擦之，连擦三四次，自然平复。

**方歌**　茱萸内消桃桂宜　蔺花海藻白蒺藜
　　　　　石枣川楝小茴索　黑丑木香橘青皮

**加减柴苓汤**　治肝经湿热，阴挺肿胀，或阴茎痒痛出脓水，此为筋疝。

柴胡、泽泻各一钱，赤茯苓、半夏、白术、猪苓、山楂、山栀子炒、荔枝核各七分，甘草三分。

上剉一贴，生姜三片，水煎，空心服。

**方歌**　加减柴苓有山栀　半夏术草山楂宜
　　　　　猪苓泽泻荔枝核　疝由湿热正可医

**通气散**　治气不宣通，血积疝痛。

白丑头末二两，山甲糠火煨、茴香各两半，元胡、桃仁、陈皮、枳壳、甘草各一两，木香五钱。

上为末，每服二钱，姜汤或温酒下。

正传方：乳香、没药、当归、川芎、白芷、芫青制各一钱，为末，每服五分，先点好茶一盏，次糁药末在茶上，细细呷之，治血疝及诸疝刺痛神效。

凡外肾因跌扑打伤，睾丸偏大疼痛，乃是瘀血攻入，亦名血疝。宜于夜分时，自以一手托于下，一手按其上，由轻至重，凡弄百遍，弥月间瘀血尽散，陈气皆行，虽年深月久，无不痊愈。

**荡疝丸**　治气疝胀痛，及小儿偏坠。偏坠者，阴卵一边肿大，牵引而痛，古谓卵癀，偏左属瘀血怒火，偏右是湿痰食积。

黑丑头末、故纸、茴香酒炒、川楝子取肉各两，元胡、莪术、木香各五钱，青皮、陈皮各三钱。

上为末，酒糊和丸梧子大，每服五七十丸，空心酒下。

**方歌**　气疝荡疝丸　川楝元胡牵
　　　　故纸茴莪术　木香青陈连

**二香丸**　治狐疝上下出入，作痛难忍，或疝痛作，则腹内块痛即止，疝痛止，则腹内块痛复作。

木香、香附各三两，山楂二两，山棱醋炒、莪术醋炒、神麯、姜黄、南星各一两，栀仁、黄连吴茱萸炒、桃仁、橘核炒、莱菔子各五钱。

上为末，姜汁打糊和丸，梧子大，白汤下五七十丸。

**方歌**　狐疝疼痛二香丸　棱莪山楂栀黄连
　　　　桃仁橘核莱菔子　南星姜黄六神曲　立时安全

**天台乌药散**　治小儿肠疝气，牵引脐腹疼痛。

台乌药、木香、小茴香炒、高良姜炒、青皮各五钱，槟榔三钱，川楝子十个，巴豆七十粒。

上将巴豆微打破，同川楝子加麸炒黑，去麦麸及巴豆不用，其余共为细末，每服一钱，温酒下，痛甚者，炒姜酒煎下。凡疝气虽因虚而得，不可以以虚而骤补。经曰：邪之所凑，其气必虚，留而不去，其病则实，故必先涤去所蓄之邪，然后补之，是以诸方，多借巴豆气者，盖为此也。

**方歌**　乌药散治癥疝良　青皮茴香高良姜

　　　　川楝宜同巴豆炒　更入木香与槟榔

**加减香苓散**　治偏坠气初起，憎寒壮热。此发表分利之药，轻者即愈。

枳壳、陈皮、香附、苍术、麻黄、猪苓、泽泻、木通、前仁、山棱、莪术、川楝、元胡、甘草各等分。

上剉一贴，生姜三片，葱白一茎，水煎热服。

如暑气入膀胱，加香薷、滑石。

**方歌**　加减香苓称圣药　麻黄苍术棱莪壳

　　　　金铃元胡索　泽泻木通车前仁

　　　　陈皮甘草葱白姜　偏坠正用着

**和气益荣汤**　凡疝气遇劳役即发者，其脉不甚沉紧，豁大无力，是夹虚也，其痛亦轻，但觉重坠牵引耳。

人参一钱，白术、当归各七分，川芎、元胡、青皮、川乌炮、木香磨汁、沉香磨汁、茴香酒盐炒、山栀、吴茱萸、砂仁各五分，甘草三分。

上剉一贴，生姜一片，水煎服。

发热加柴胡，去吴茱萸。

胀痛加枳实，去人参。

**方歌** 和气益荣芎归参 术草吴萸缩砂仁

　　　　小茴沉木元胡索 川乌栀子青皮寻

**加味通心饮** 治小肠疝气，内热胀痛及小便不通，时出脓汁血水。

木通、栀子仁、黄芩、瞿麦穗、当归尾、山楂、连翘、枳壳、川楝子、甘草各等分，桃仁七枚。

上剉一贴，灯心二十根，车前草五叶，水煎温服。

**一捏金** 治奔豚疝气上冲及小肠气脐腹大痛。

元胡索、川楝肉、全蝎炒、茴香各等分。

上为末，每服二钱，热酒下。本方加川乌栀子木香，名七疝汤，煎服神效。

**木香金铃丸** 治诸般疝气，外肾肿痛，阴卵偏坠，不问新久，服之即愈。

木香、乳香、没药、附子炮、小茴盐水炒、全蝎炒、元胡、川楝、人参等分。

上为末，酒糊和丸，梧子大，每服百丸，空心热酒下。

**方歌** 木香金铃丸子强 元胡乳没小茴香

　　　　人参全蝎大附子 一切疝气尽安康

**四炒川楝丸** 治一切疝气肿痛缩子，凡下部之疾，虽年月久远，服此断根。

川楝子取肉一斤，分作四般，一股用斑蝥①四十九个，麸一盒，同炒黄色，去斑蝥及麸；一股用巴豆仁四十九粒，麸一盒，同炒黄色，去巴豆及麸；一股用巴戟天一两，麸一盒，同炒黄色，去巴戟及麸；一股用茴香一两，盐一盒，同炒黄色，去茴香。

上只取川楝肉为末，再加木香破故纸末各一两，酒糊和丸，梧子大，每服五十丸，空心盐汤下，甚者日进三服。

**五炒川楝丸**　治一切疝气偏坠，痛不可忍。

川楝子取肉五两，分作五股，一股用斑蝥四个，同炒黄，去斑蝥；一股用黑丑三钱，同炒黄，去黑丑；一股用莱菔子三钱，同炒黄，去莱菔子；一股用小茴香三钱，盐五分，同炒黄并留之，一股用破故纸三钱，同炒黄并留之。

上将五炒川楝子肉，同茴香、破故纸为末，酒和丸，温酒下。

**七炒川楝丸**　治外肾胀大，麻木痛硬，谓之木肾。又治奔豚疝气偏坠。

川楝子四十九个，去皮核，分作七制；一七个取肉切片，用小茴二钱半，同炒并留；二七个取肉切片，用故纸二钱半，同炒并留；三七个取肉切片，用黑丑二钱半，同炒并留；四七个取肉切片，用海盐一钱半，同炒并留；五七个取肉切片，用斑蝥十四个，同炒黄去斑蝥；六七个取肉切片，用巴豆仁十四粒，同炒去巴豆；七七个取肉切片，用莱菔子二钱半，同炒去莱菔子。

上为细末，再加茴香、木香末各五钱，辣桂末二钱半，和匀，酒糊为丸梧子大，每服三十丸，食前盐汤送

① 原抄本为猫，径改为蝥，后同。

下，如跌坠打伤，瘀血木肾，加元胡索五钱，略炒，酒调没药末下。

**三层茴香丸** 治肾与膀胱俱虚，邪气搏结不散，遂成寒疝，脐腹疼痛，阴丸偏大，肤痒肿痛，有仿行步。或瘙痒不止，时出黄水，浸成疮疡。或长怪肉，或外肾肿胀，冷硬如石，日以渐大。须温导阳气，渐退寒邪，补虚消疝，暖养肾经。凡一应小肠气寒疝之疾，新久不过三料，即除根矣。

大茴以盐五钱同炒，和盐称五钱，川楝取肉、木香、沙参各两。

上第一料，四味共重四两，为末，米糊和丸，梧子大，每服二三十丸，空心温酒或盐汤下，日三服。小病一料可安，病深者一料挽尽，便接二料。

照前方加荜拨一两，尖槟榔五钱。

上第二料，六味共重五两五钱，米糊为丸，服法如前。如未愈者，再服三料。

照前方加白茯苓四两，制附子一两。

上第三料，八味共重十两五钱，丸服如前，渐加之。凡小肠气频发，虽三十年久，大如栲栳者，皆可消散除根。

**神妙丸** 治肾气、小肠气、膀胱气、盘肠气、偏坠气、木肾气。小腹下注上奔，心腹急痛者，是肾气也；小肠脐旁一梗升上钓痛者，是小肠气也；小腹阴囊，手按作响声痛者，是膀胱气也；肠中走气作声而痛者，是盘肠气也。阴丸偏大偏小者，是偏坠气也。阴茎硬不痛者，是木肾气也。

荔枝核炒、大茴各钱半，吴茱萸盐酒炒、橘核炒、木香、沉香、乳香各钱半，川芎五分盐煮，硫黄溶化倾入水中，取起研三分。

上为末，酒糊和丸，梧子大，每服三钱，空心温酒下。

**葫芦巴丸** 治小肠气，盘肠气，奔豚疝气，偏坠阴肿，小腹有块如卵，上下来去，痛不可忍，或绞结绕脐，攻刺呕吐。

葫芦巴、川楝各一两，川乌炮，去皮、吴茱萸炒、巴戟各两半，白丑炒头末二两，茴香炒三两。

上为末，酒糊和丸，梧子大，每服二十丸，空心温酒下。

**神应丸** 治疝气及心痛，其病甚至气上奔冲，如有物筑塞心胸欲死，手足冷者，二三服除根。

陈皮连白九钱，荔枝核四十九粒碎，炒焦，硫磺溶化即投水中，去毒，研，四钱。

上为末，盐面打糊为丸绿豆大，遇痛酒下九丸，良久再服九丸，其痛立止。若痛甚不能支持，略加五六丸，再不可多。冷气心痛宜服，热气心痛勿服。

又：川楝子、吴茱萸、大小茴香、木香、川椒，各等分，同入锅内炒香，入连须葱白七根，用水一碗，淬入锅内，以碗罩住，候煎至半碗，取出去渣，加酒半碗合和，入炒盐一茶铫，空心热服。

又：荔枝核炮微焦、大茴炒等分，为末，酒下三钱。如寒甚者，加吴茱萸减半用之。

又：槐子一钱，炒褐色，为末，入盐三分，空心热酒调下，治偏坠肿痛殊效。

一、治气胞、水胞、木肾、偏坠秘方。将沙土炒红，待温时入花椒、小茴、艾叶拌匀，放在盆内，中按一窝，上盖布一片，将病胞坐其上，遍身汗出，胞内冷血冷水冷气尽化汁水而出。若沙土湿透，再炒，如此数遍，尽除病根。

又治外肾着惊缩上者，麝香一钱，昭脑三钱，莴苣子一茶钟，用莴苣叶捣为膏，贴脐即下。

一、灸疝气秘法。令病者合口，以草横量两口角，为一摺，照此再加二摺，共为三摺，屈成三角如△样，将上角安脐中心，两角安脐下两旁，当脐下两角处是穴，右患灸左，左患灸右，左右俱患，即两灸之。艾炷如麦粒大，灸十四壮即安。

又：灸偏坠秘法。蓖麻子一岁一粒，去皮捣烂，贴囟门上，却令仰卧，将两脚掌相对，以带子绑住二中指，于中指合缝处，灸七壮，艾炷如麦粒大。

## 痔 漏

**脉义** 痔脉沉实，其病易治，浮洪软弱，难愈之疾。

**总论** 痔漏之源，由乎酒色过度，多嗜甘肥，不慎醉饱，以致湿郁生热，充满脏腑，盈溢经络，坠于谷道之左右，冲突为痔，久则穿破为漏矣。痔轻而漏重，痔实而漏虚。治痔之法，不过凉血清热而已。至于治漏，初则宜凉血清热燥湿，久则宜塞窍杀虫而兼乎温散。或曰痔漏火是根源，何故而用温散？殊不知痔止出血，始终湿热；漏流脓水，始因湿热，终是湿寒，不用温散，何以去湿而散寒乎？不但痔漏为然，凡百病之中，亦多有始热而终寒者，如泄痢呕吐诸证，初作是肠胃气实而为热，久则肠胃气虚而为寒矣。故丹溪曰：治漏须先服补药，以生血气，用参芪归芎为主，大剂服之，外用附子灸法，自无不愈。

　　**节录　陈无择曰：**经云因而饱食，筋脉横解，肠澼为痔，痔者峙也，入大泽之中，有小山突出。凡人于九窍之中，但有小肉突起，皆曰痔，不特于肛门边生者名之，亦有鼻痔，眼痔，牙痔等类。其状不一，方分五种，曰牝、牡、脉、肠、气。牝痔者，肛门边生疮肿凸出，一日数枚，脓溃即散；牡痔者，肛边发露肉珠，状如鼠奶，时时滴渍脓血；脉痔者，肠口颗颗发瘰，且痛且痒，血出淋沥；肠痔者，肛内结核，寒热往来，登溷脱肛；气痔者，遇怒则发，肛门肿痛，气散则愈。又有酒痔、血痔，酒痔，每遇酒醉发动，疮即肿痛流血；血痔每逢大便，则血随下而不止，为状虽殊，其因则一。通宜清热调血顺气为主。若久而不愈，必至穿穴为漏矣。

　　**秦艽苍术汤**　痔非外邪，乃湿热风燥四气相合而成。其肠头成块者，湿也；肠头坠痛者，湿与热也；出脓血水者，热胜血也；作大痛者，火热也；痒痛者，风热也；大便秘者，燥热也；小便涩者，肝脏湿热也；此药神效。

皂角仁烧存性、秦艽、桃仁各一钱，苍术八分，防风七分，当归梢、泽泻各四分，黄柏酒浸五分，槟榔为末三分，大黄二分。

上除皂角槟榔桃仁泥外，余药剉作一贴，水三盏，煎至一盏二分，去渣，入三味末，再煎至一盏，空心热服，以美膳压之，一服即愈。

**方歌**　秦艽苍术汤　梭心槟榔　桃仁川大黄

归尾泽泻酒黄柏　防风皂角良　诸痔保安康

**大解毒汤**　治痔疮肿痛。

当归梢、赤芍药、生地黄、黄连、黄芩、槐角、防风、荆芥穗、枳壳各一钱，川芎、升麻各五分。

上剉一贴，乌梅一个，水煎空心服。

**方歌**　大解毒汤治痔疮　归尾芎芍生地黄

芩连槐角乌梅肉　升麻枳壳并荆防

**逐瘀汤**　治诸痔作痛，通利大小便，取出恶物。

大黄、桃仁各一钱，生地、赤芍、川芎、白芷、枳壳、莪术或易枳实、阿胶、五灵脂、茯神或易丹参、赤茯苓、木通、甘草各七分。

上剉一贴，姜三片，蜜三匙，同煎服，以利为度。

**方歌**　痔痛宜逐瘀　大黄桃仁　芎芍生地白茯神

枳壳莪术香白芷　木通甘草赤茯苓　阿胶灵脂　蜜煎即除根

**当归连翘汤**　治痔疮成瘰不散

当归、连翘、防风、荆芥、黄芩、生地、栀子、白芍、阿胶、地榆、人参、白术、白芷等分，甘草减半。

上剉一贴，乌梅一个，水煎食前服。

**方歌** 当归连翘　荆防芩越桃

　　　　参术芍地白芷草　　地榆阿胶

### 济生莲蕊散　专治穿肠痔漏

莲蕊一两，当归、文蛤、矾红各五钱，黄连三钱，黑丑头末二两，大黄半熟二两，乳香、没药各二钱。

上为末，每欲服药，前一日勿吃晚饭，次日空心用淡猪肉汁一钟，好酒一钟半，和猪肉汁，秤药末一钱二分，调服，午后于净黄土上疏宣时，见出毒物为验，或如烂杏，五色相杂，亦为验矣；如散药难服，用酒和丸绿豆大，每服一钱五分，淡猪肉汤下，此方神效，不可轻忽。切忌烧酒，色欲，恼怒，鱼羊犬肉发物。

### 钓肠丸　治新久诸痔，肛旁肿痛，或生疮作痒，时有脓水及肠风脏毒下血。

黄瓜蒌生，刺猬皮各一个，胡桃七个俱烧存性，白附子生，天南星生，半夏生，诃子皮、枳壳各一两，白鸡冠花三两，大附子生，绿矾枯，白矾枯各五钱。

上为末，醋糊和丸，梧子大，空心酒下，二十丸，远年不愈者，十日见效。

### 脏连固本丸　凡膏粱富贵之人，患痔甚多，必于饮食色欲所致。及有乘醉犯房者，若要除根，必须服此，大戒醇酒厚味色欲，方可全愈。

生地六两，山茱萸、山药各四两，茯苓、牡丹皮、当归、黄连、槐角各三两，黄柏、知母、人参、花粉、泽泻、皂角各二两。

上为末，用獖猪大肠头一段，去油灌药末在内，两头用丝线扎住，用糯米二升，煮饭，将半熟，捞起，入甑内，将药肠盘藏于饭中，如蒸饭熟，待些冷时，取出切去两头无药之肠。将药肠入石臼内杵烂，如不粘，加些饭捣，为丸如梧子大，空心白滚水下，八九十丸。

**加味槐角丸**　治诸痔及肠风脏毒。

槐角、生地各二两，当归、黄芪、黄连、黄芩、枳壳、秦艽、防风、连翘、地榆、升麻各一两，阿胶、川芎、白芷各五钱。

上为末，糊酒和丸，梧子大，空心温酒或米饭下七十丸。

**刺猬皮丸**　治痔漏殊效。

槐花炒、艾叶炒黄、枳壳、地榆、白芍、当归、川芎、黄芪盐水炒、白矾枯、贯众各五钱，刺猬皮烧一两，乱发烧三钱，皂角一挺醋炙，猪后悬蹄甲十枚炙焦

上为末，蜜丸梧子大，每服五七十丸，空心米饮送下。

凡痔疮内服汤丸，疏利脏腑，外宜用药洗浴，以取内消。皮硝一两，甘草、瓦松、马齿苋各五钱，文蛤、川椒、防风、侧柏叶、枳壳、苍术、葱白各三钱，用水五碗，煎至三碗，先熏后洗，一日二次。

又：花椒、艾叶、葱白、文蛤、皮硝、马齿苋、茄子根等分，煎水先熏后洗，当时痛止。

又：垂河柳根上须一把，花椒、芥菜子不拘多少，煎水熏洗。其虫头黑身白，俱从漏疮而出，即愈。

凡痔疮肿痛，坐卧不得，诸药无效，惟此极妙。大田螺八九个，针破顶盖，入白矾末少许，置地上，将尖底埋土中，其顶盖仰天，经一宿，次日取盖上水汁，以鸡羽涂痔上，肿痛即消。

又：片脑、熊胆、血竭、牛黄、乳香、没药，等分为末，用蜗牛取肉，捣成稀膏，每夜洗净拭干，将膏搽上患处数遍即愈。蜗牛若无鲜者，用干的放水碗内，泡一宿，去壳，自然成肉矣。

又蒸枣取肉，入水银和匀，捻如枣核样，长三寸许，临卧绵裹纳肛门内，明日其虫尽出。若痛加甘草末。此方治痔漏虫痒不止，屡效（注：水银剧毒，应用宜慎）。

附子灸法：将附子为细末，津调作饼，如铜钱厚，安漏疮上，以艾炷灸之，漏大艾炷亦大，漏小艾炷亦小，但灸令微热，不可使痛，饼干易之，再和再灸，如困则止，来日再灸，直至肉平为度。

## 脱　肛

**总论**　大肠与肺为表里，肺热则大肠燥结，肺虚则大肠滑脱，此其要也。故有因久泻久痢，脾肾气陷而脱者；有因中气虚寒，不能收摄而脱者；有因劳役吐泻伤肝脾而脱者；有因酒湿伤脾，色欲伤肾而脱者；有因肾气本虚，关门不固而脱者；有因过用寒凉，降多亡阳而脱者；有因湿热下坠而脱者。然热者必有热证，若无热证，便是虚证，且气虚即阳虚，非用温补，多不能救，凡小儿元气不实者，多有此证。故陈自明曰：大肠虚寒，其气下陷，则肛门翻出，或因产努力，其肛亦脱，是诚的确之论。

**参芪汤** 脱肛者，肛门翻出也。肺与大肠为表里，肾主大便，肺主魄门，肺肾虚者，多有此证。

人参、黄芪蜜炙、白术、白茯苓、当归、白芍药酒炒、生地各一钱，升麻、桔梗、陈皮、干姜各等分，炙甘草三分。

上剉一剂，生姜三片，大枣二枚，水煎服。

**方歌** 参芪汤能治脱肛　升麻归芍生地黄
　　　　白术茯苓芽桔梗　陈皮甘草炮干姜

**提气散** 治脾肺虚寒，元气下陷，肛门翻出。

黄芪蜜炙、人参、白术、当归、白芍酒炒、柴胡、升麻、羌活、干姜、甘草等分炙。

上剉一剂，生姜三片，大枣二枚，水煎服。

**方歌** 提气散中芍当归　升麻柴胡人参芪
　　　　羌活干姜漂白术　甘草姜枣脱肛医

**升阳除湿汤** 治脾胃虚弱，不思饮食，肠鸣腹痛，泄泻无度，小便黄赤，大便脱肛。

苍术一钱，升麻、柴胡、羌活、防风、半夏、益智、神曲、泽泻各五分，猪苓、陈皮、麦芽、甘草各三分。

上剉一剂，生姜三片，大枣二枚，水煎空心服。

**方歌** 升阳除湿泽猪苓　升柴羌防益智仁

苍术麦芽六神曲　半夏甘草与广陈

**凉血清肠汤**　治大肠血热，脱肛红肿。

生地、赤芍、当归各钱半，黄芩、黄连、防风、荆芥、升麻各一钱，川芎、香附子、甘草各五分。

上剉一剂，水煎空心服。

**方歌**　凉血清肠汤　四物加荆防

　　　　芩连香附子　升麻甘草强

凡脱肛肿痛，乃气聚不散也，里急而不得出，外胀而不得入，治宜先枳壳为末掺之，则气散肿消，或用冰片点上自收，或用文蛤白矾，煎水温洗，以荷叶或芭蕉叶，缓缓托上，或煎桑桃叶汤，入矾末温洗，以蓖麻子捣膏贴顶心，收即洗去，或用熊胆冰片孩儿茶为末，乳调涂，其热汁自出，而肛即收。

《医鉴》方：秋暮取霜露打过的浮萍，以净瓦摊开阴干，其瓦一日一易，不可见日，务要阴干，用纸包起，用时碾细末，先用新汲水洗净脱出肛，次以药末掺上，自徐徐而收矣。凡肛初脱，速用热尿洗，以烘鞋底揉进，迟则燥难收。

立斋云：脱肛者，属大肠气血虚而兼湿热也。湿热甚者，升阳除湿汤；血热者，四物加条芩槐花；血虚者，四物加白术茯苓；兼痔而痛者，四物加槐花黄连升麻；久痢者，补中益气加酒炒芍药；中气虚陷者，补中益气加半夏干姜五味茯苓；虚中夹火者，补中益气加芩连槐花；肾虚者，六味地黄丸；虚寒者，桂附八味丸。

# 诸　虫

**脉义**　诸虫为殃，其脉何祥？沉实者顺，虚大必亡。

**总论**　虫之为病，人多有之，由于生化，诚为莫测，在古方书虽曰由湿由热，由口腹不节，由饮食停积而生，是固皆有之矣。然以常见验之，则凡脏强气盛者，未闻其有虫，正以随食随化，虫自难存。而虫能为患者，终是脏气之弱，行化之迟，所以停聚而渐至生虫耳。然则或因湿热，或由生冷，或由甘肥，或由滞腻，皆可生虫，非独湿热已也。然数者之中，又惟生冷生虫为最，即如收藏诸物，但着生水，或近阴处，则最易蛀腐，非其义乎？故凡爱养小儿，当节水果，以防败脾，此实紧要一端也。至若治虫之法，虽当去虫，而欲治生虫之本，以杜其源，犹当以温养脾胃元气为主，但使脏气阳强，非惟虫不能留，亦自不能生也。

**节录**　医林曰：人身诸虫，皆因饮食不节，或过殢腥脍生冷，以致积久成热，湿热熏蒸，痰瘀凝结，随五行之气，变化而为诸般奇怪之形。其名有九，一曰伏虫，长四寸许，为诸虫之长；二曰蛔虫，长尺许，生发多则贯心杀人；三曰白虫，长一寸许，状如蛆，母子相生，个个相接不断，长至一二丈，亦能杀人；四曰肉虫，状如烂杏，令人心烦满闷；五曰肺虫，状如蚕，令人咳嗽声嘶；六曰胃虫，状如蝦蟆，令人呕吐哕逆嘈杂，爱吃泥炭生米茶盐姜椒等物；七曰弱虫，状如瓜瓣，令人多唾；八曰赤虫，状如生肉，令人肠鸣，九曰蛲虫，形至细微，状如菜虫，居广肠之间，多则为痔，剧则为癞，因人疮痍，即生诸痈疽癣瘘疠疥齲齿，无所不为，其害非细。凡此诸虫，大则依附脏腑之间，小则侵蚀肌肤之内，若元气尚实，未为大害，稍有虚损，遂肆其毒，甚至劳瘵杀人，及传尸痋怪，或应声鸡鼠之类，而非理可测者多矣。治者宜究其所致之本，及杀虫之法。

**医余曰：**蛔虫亦九虫之数，人腹中皆有之。小儿失乳而哺早，或食甜物过多，胃虚而热生虫，令人腹痛嘈杂，时作时止，口吐清水，肚大青筋，面色萎黄，脸斑唇红，眼眶鼻下青黑，饮食虽多，不生肌肉，速宜杀之，以杜后患。用火煨使君子与食，以壳煎汤送下，甚妙。然世人多与临卧服之，又无日分，多不效验。惟月初四五，五更服之，至日午前，其虫尽下，可用温平和胃药，调理一二日。凡虫在腹中，每月上旬头向上，中旬横之，下旬头向下，故中旬下旬用药，则不入虫口，所以不验也。牛马之生子，上旬生者，行在母前，中旬生者，并肩而行，下旬生者，随后行之，猫之食鼠亦然。天地自然之理，物皆由之，而莫知之。

**医统曰：**治虫之方固多，而用之者不知其法，则亦不能下虫。如丹溪云：虫向下之时，必须俟其向上，法当行于半月之前也。若虫得食，则不食药，亦不能下虫，而徒泻其虚也。故虽有方，不知其法，则方亦不效。凡欲下虫，必先一日，勿吃晚饭，而使虫饥，次日五更，用油煎肉嚼之，良久腹内虫闻肉香，头皆向上而欲食，乃以鸡蛋煎饼，和药嚼而食之，须臾服葱汤或白水少许，以助药力下行，不踰时而虫尽下，然后以白粥补之，随服补药，调理脾胃，以绝其源。

**追虫丸** 诸虫皆由肠胃中湿热所生，宜速杀之。湿热生虫，如禾苗雨洒日照，禾即生虫，此说明矣。人患虫积者，或饥饱失摄，或腥脍醉卧，或炙食牛羊，或啖苋鳖，中脘气弱，湿热少运，故生寸白蛔蛲诸虫，形如蚯蚓，又似团鱼，名曰血鳖，小儿最多。大人间有，若不早治，繁衍贯心，杀人甚急。

黑牵牛头末一两，大黄三钱，木香、槟榔各一钱，使君子取肉二钱，芜荑钱半，锡灰钱二分。

上为末，先将皂角与苦楝根皮浓煎二碗，熬成膏，和前药末，丸梧子大，以沉香为衣，后又以雷丸为衣，砂糖下。

**方歌** 取积追虫丸　锡灰大黄牵

芜荑使君子　木香槟榔尖

**五仙丸** 取诸虫积如神。

大黄四两，苦楝根、雷丸、皂角各一两，木香二钱。

上为末，酒糊和丸，梧子大，茶清下三四十丸。

**方歌** 杀虫宜五仙　楝根与雷丸

木香皂角子　大黄为君焉

**万应丸** 善下诸虫，效如奔马。

锦纹大黄八两，鸡心槟榔五两，黑牵牛头末四两。

上为末，以盈尺皂角十挺，苦楝根皮一斤，同煎汁熬膏，和药末为丸梧子大，先用沉香末为衣，次用木香雷丸为衣，每服三钱，五更时砂糖水下。

**猎虫丸**  治诸虫积，胀痛、黄瘦等证。

芜荑、雷丸、桃仁、干漆炒烟尽、雄黄、锡灰、皂角烧存性、槟榔各五钱，细榧肉、使君子各一两，轻粉二钱。

上为末，汤浸蒸饼，和丸绿豆大，滚汤下一钱，如虫积坚固者，加巴豆霜二钱。

**乌梅丸**  治胃冷，蛔虫上攻，心腹作痛，呕吐清水，或黄绿汁，或吐出虫者。

乌梅十五个，连翘、黄连各七钱半，当归、川椒、细辛、附子炮、桂心、人参、黄柏各三钱。

上为末，醋浸乌梅取肉，和药□……。

**追虫取积散**  治虫积神效。

锡灰、槟榔、芜荑仁、木香、大黄煨、黑丑、使君子、鹤虱、雷丸各等分。

上为末，以蜜水或砂糖调服一匙。

又：五灵脂二钱，白矾五分，为末，水调服。

又：使君子槟榔各二钱，大黄钱，为末，以苦楝根汤下。

又：榧子四十九枚，去壳以砂糖水煮，于月上旬，空心服七枚，七日服尽，虫化为水。

**化虫散**  治诸般虫积殊效。

雷丸两粒、槟榔两枚、鹤虱一钱，使君子七枚，轻粉少许。

上为末，分二服，候晚刻，以精猪肉一两，切片，用皂角水泡一宿，至五更，慢火炙熟，以香油拭肉上，候温，取前药一服，擦肉上，略烘食之，至巳时，虫下了，乃进饮食。

又：东引石榴根皮一握，煎汤，入槟榔大黄末各一钱，再煎数沸，平旦空心先取炙猪肝一块，细嚼咽汁，却取药顿服，午间虫尽下。

又：白矾半生半枯、胡粉炒、槟榔、苦楝根皮各五钱，鹤虱三钱，为末面丸，以米饮和香油送下五丸，大人三倍之，其虫小者化为水，大者自下。

又：苦楝根二两，东引不出土者，刮去粗皮，取出内白皮，以水三碗，煎至半，去渣，入粳米三合，煮粥，空心先以炙肉一块嚼之，引虫头向上，然后啜药粥一二口，少顷又吃，其虫尽下而愈。

**妙应丸**　善杀诸虫，服之神效。

大黄、牵牛头末、槟榔各三两，雷丸、锡灰各五钱，大戟三钱，鹤虱、使君子、茴香各二钱半，贯众二钱，轻粉少许。□……□。

上为末，用皂角汁熬膏，和丸梧子大，随茶清下，未通再吃温茶。

**温脏丸**　治诸虫积，即逐而复生者，多由脏气虚寒，治以温健脾胃，以杜其源。

人参　白术米泔浸，炒　当归各四两，榧肉、使君子去壳、槟榔各二两，芍药酒炒焦、白茯苓、川椒各两半，干姜炮、吴茱萸各两。

上为末，神曲打糊和丸如梧子大，每服五七十丸，饥时白滚汤送下。

脏寒者，加制附子一两。脏热者，加黄连一两。

南垣医抄卷之十二终

# 南垣医抄卷之十五

永定　胡先炤　文炳　编

## 痘　疮

### 总论

痘疮一证，古曰天疮，自周末秦初始有之，原其所由，实由胎毒内藏，而复因时气外触，其毒乃发，故传染相似，一出不再出也。第变幻百出，虚中有实，实中有虚，为婴儿铁门限，乃最险且逆之证，要非曲学偏见者，可以窥其堂室；若心思目力，一有不到，则为害不小矣，设或知证而不知形，则无以洞其外；知形而不知脉，则无以测其内；知脉而不知本，则无以探其源；知本而不知因，则无以穷其变；知因而不知药，则无以神其治。只此数事，试问今之痘科，果能全之否？设有不能而强以为能，则致害于人，获罪于天，能无畏乎！故余于痘疹一门，深留心焉。因搜采先哲之最精于此者，如文中陈氏、仲阳钱氏、立斋薛氏、罗田万氏、晨峰程氏、东皋徐氏、云林龚氏、景岳张氏，并其他杂录等书，尽我愚衷，集而成帙，痘疹元妙，似无出此。

## 辨 痘 证

痘疮大抵初时与伤寒相似，发热烦躁，脸赤唇红，身痛头疼，乍寒乍热，喷嚏呵欠，喘嗽痰涎。始发之时，有因感冒风寒而得，有因时气传染而得。有因伤食发热呕吐而得，有因跌扑惊恐蓄血而得。或为目窜口噤，惊悸搐搦；或为口舌咽喉，肚腹疼痛；或为烦闷狂乱，昏睡谵语，或自汗、或下利、或发热、或不发热，证候多端，卒未易辨，必须以耳冷尻凉为验。盖痘疮属阳，肾脏无证，其耳与尻俱属肾，故肾之所部独冷；又不若视其心窝有红色，耳后有红缕，目中含泪，或身热手指皆热，惟中指独冷之为真也。故诀云：五指梢头冷，惊来不可当；若逢中指热，必定是伤寒；中指独自冷，麻痘证相传；女右男分左，分明仔细看。又云：两耳红筋痘必轻，紫筋起处重沉沉；急须用药相攻治，十个难救三五生。凡耳后纹缕，似水红色者，为上；杏红色者次之；大红色者宜清火，紫黑青色者皆是难治。又须每条均直上耳尖而无分枝者为上，若分枝缠绕者，虽淡红亦凶，其或过发际者多不可救。

## 看 痘 法

凡初看痘疮，用旛尾红纸，或学书竹纸，作捻子如小指大，蘸满清油，于灯上往来薰炙，令纸条无泡不爆炸，再饱蘸油略薰过，令油无泡，即点捻子，将患者房内牕门，闭令黑暗，凡有光处俱遮蔽之，看其左颊有何色点？右颧有何色点？中庭有何色点？观两颧宜以撚子在两耳边及鼻边平照，观中庭宜以捻子在两目角平照，看其皮中历历可指，是赤是紫，是块是点，晓然明白。若是麻疹，则浮于皮外，肉内无根。若是痘疮，则根在肉内极深，次以手摸面颊，如红色随手转白，随白转红，谓之血活，可无忧矣，若揩之不白，举之不红，是谓血枯，纵疏亦危。又看目睛神光，口唇舌尖，红活如常，无燥白之色，大为吉兆。诀云：初出顶陷连肉红，过至九日一场空；又如血点带紫色，斑证只在六日中。发斑黑者在朝夕，斑青顷刻去匆匆，无脓痒塌期二日，不治腰疼及攒胸；报痕似痱如蚕种，舌捲囊缩命不充。紫泡刺出黑血者，饮食嗫喉证俱凶；难疗面肿疮不肿，青色黑陷及无脓；二便流利下肠垢，更有吐泻出蛔虫；头温足冷好饮水，痘先惊后药难攻；气促泄泻渴不止，目无神者数当穷；声哑失音叫与哭，痘色纵好也难终。

## 察 脉 法

凡看痘之法，一见发热，即当先察其脉，以断吉凶。盖凡痘疮将出者，未见形迹，必先发热；既见发热，脉必滑数。但微见滑数有神，而不失和缓之气者，其痘必少而轻；若滑数加倍，而犹带和缓者，其痘必多而重，尚亦无害；若滑数之甚，又兼弦躁，或芤急无神，而全无和缓之气者，其痘必甚自危。自发热以至起胀，毒从内出，阳之候也，惟宜浮大而数，不宜沉细而迟；自贯收靥以后，毒已外解；阴之候也，惟宜和缓，不宜洪数，总之痘疮之脉，中和为贵，不可过于躁疾微小。故曰脉躁身热者死，阳得阴脉者死。太抵四时以胃气为本，胃气者，即四时之脉皆兼和缓也。盖滑数浮洪为太过，太过为实，实者邪气实也；弦迟微细为不及，不及为虚，虚者正气虚也；设以太过不及之脉，而中无和缓之气，是皆死候之脉。故曰：人无胃气则死，诊此之法，但全握小儿之手，而单以拇指诊之，亦最捷且易，而今痘科，全不知此，反云诊脉迂事，恨甚恨甚。

## 认 痘 法

痘者豆也，大小不一无妨，惟欲圆满硬实，不宜虚软陷伏。若紧小充实者，名曰珍珠痘，此则易壮易靥；高大饱满者，名曰大痘，此则早壮而迟收；四围起而中心陷者，名曰为茱萸痘；平扁不突者，名为蒸扁痘，此则有凶有吉。稀者轻，密者重，凡痘自顶额上阳位起且稠者固凶，然遍身变坏，独顶额上不变则吉；贯脓时变成水泡，惟额上不破者可治，收靥时败证悉具，独顶额上未靥如旧者可生。故曰：头粒尖而白，根窠红润，譬如一颗珍珠放在胭脂上，为气尊血分者生；头粒红紫，地界不分，如虾①血猪肝，为毒参阳位者死。又痘疮只出一色者吉，若二色三色相合而作者凶。盖儿在腹中，

---

① 瘀血。

至六七月则已成形，食母秽液，入儿五脏蕴而成毒，至生下后，遇邪阳火旺之气，即触发其毒，故内出何脏外即应之。肝主泪，痘出于肝，则为水泡，以泪出如水，其色青而小。肺主涕，痘出于肺，则为脓泡，以涕浊如脓，其色白而大。心主血，痘出于心，则为斑，其赤而小。脾统血，痘出于脾，则为疹，其色黄赤而小。至于肾经不宜有证，若水不胜火，痘色黑者大非吉兆。

## 痘 日 期

痘疮大约之数，发热三日，报痘三日，起胀三日，贯脓三日，收靥三日，共十五日，乃大率常数，此其正也。惟痘密毒甚者，常过其期；痘稀毒微者，常不及期，固有不可一例拘者。但得痘色明润，根窠红活，饮食二便如常，又无表里杂证，虽迟数日无妨。设有当出不出，当起不起，当脓不脓，当靥不靥者，须详察其证，或为元气虚弱，不能运行，则补其元气；或为杂证攻剥，不能通贯，则去其杂证；又六日以前，毒发未尽，有杂证者常也。六日以后，毒该尽出，杂证当除而不除者为逆，急治勿缓。六日，自报痘至起胀之六日也，除初热三日不算，盖有热发四五日，或十余日故也。自报痘至收靥，首尾一十二日，中间有属虚寒者，可延至十数日后方死。属毒盛转紫色者，不过七八日死，盖痘是胎毒，自内出外，二三日方出齐，毒尚在内，出至六日，则当尽发于表，七八九日，成脓而结痂矣，若毒气盛不能尽出，过六日毒反内入脏府，故须六日以前急服凉备解毒之药，以驱出之。六日以后，医无及矣，故其死最急。若虚弱毒气少者，只是气血不足，不能贯脓成就，故绵延日久而后死也。

## 形色吉凶

形乃气之充，色乃血之华；凡看痘者，舍此更无他法。是故形贵尖圆起发，若疮皮厚硬而平塌者凶，色贵光明润泽，根窠红活，而惨黯昏黑者凶。然形有起发而或致变者，由色不明润，根不红活故耳。若痘色光泽，根窠红活，虽平塌亦为可治。然色以红活为贵，而犹有圈红嘁红铺红之别，圈红者，一线淡红，紧附于根下，而无败走之势，吉之兆也；嘁红者，血虽似附，而根脚血色，隐然不聚，险之候也；铺红者，痘色与肉不分，平铺散漫，凶之象也。盖根窠者血之基，脓者血之成，故六日以前，专看根窠，若无根窠，必不贯脓。六日以后，专看脓色，若无脓色，必不结痂，此必然之势也。以此察之，则生死可预决之矣。痘色初出淡红，红变白，白变黄者吉。初出鲜红，红变紫，紫变黑者逆。盖五脏精华，皆见于色，红黄绿者为佳，黄绿乃脾胃正色，毒将出也；淡红者，毒始出也；鲜红者，血热也；初起紫者，大热也；全白者，气虚也；灰白者，血衰而气滞也；黑黯者，毒滞而血干也。察色之法，虽在白日，亦必用麻油纸捻照之，若灯光影与痘根圆晕，相为周旋，根窠红活，浆影深厚，形色虽险，犹可调治。若根窠不红不起，血死不活，浆无影者，虽轻难治。神巧眼法全在此。

## 部位吉凶

轻者热轻痘亦稀，大小先后出不齐。
根窠红活疮肥满，饮食如常勿药宜。
重者热重疮齐出，密如蚕种色胭脂。
根白顶红连紫黑，若逢血活尚堪医。
三五相连恐不利，四六排牵定凶危。
一二上下皆吉道，双单挟处休忧疑。

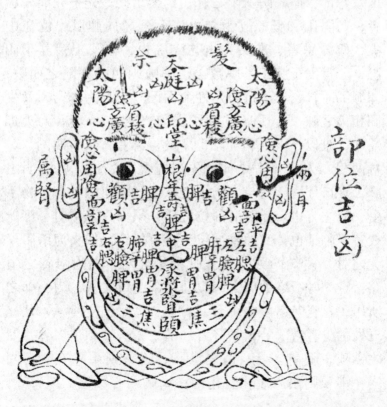

凡五脏之属，皆见于面，故但察部位，便知吉凶。如额属心位，自印堂以上，发际以下至日月两角，若先见点，先作浆，先结靥者，皆恶候也。以心为君主，义不受邪，先见于是位者，乃毒发于心，故非吉兆也。左颊属肝，右颊属肺，若两颊先见红点磊落分明者吉。如相聚成块，地界不清，肉体肿硬者凶；盖肝藏魂肺藏魄，枭毒侵犯则魂魄将离，安望其有生意乎？颏下属肾，自承浆以至两颐，先见点先灌先靥者吉，诚以此位虽系肾部，而三阴三阳之脉，皆聚于此；先发先灌先靥者，乃阴阳和畅，故为吉也；至若鼻属脾脏，位在中央，所最忌者，准头先出与先靥也；盖脾土荣养于四脏，若毒发于脾，是脾败矣。脾败则四脏亦随之而败，即缠绵时日，亦不过苟延性命而已。夫耳为肾窍，又少阳相火之脉，行耳前后，故凡耳轮先见红点者，乃火毒燔灼，难以扑灭，非吉象也。最可喜者，口唇四围，鼻端两傍，人中年寿之间，先出先灌先靥也，以阳明之脉，夹口环唇，胃与大肠主之，多气多血之处，无物不受，故主吉也。此脏府部位之要，须详察于平时，庶能权宜于临证也。又通身部位，皆有所辨，如头为诸阳聚会之处，两颊两颐，为五脏精华之府，咽为水谷之道路，喉为呼吸之关门，胸腹乃诸阳受气之海，为心肺之所居，背脊乃诸阳之统会，为十二经藏气之所系，凡此五处稀少者吉。若头额多者，谓之蒙头，颈项多者，谓之锁项，胸前多者，谓之满胸，蒙头则阳毒亢，真阴竭；锁项则出入废，气化绝；满胸则心腹近，神失守；

两颊两颐多至成片，或如涂朱，则肝盛克脾；凡此者，至八九日间，多见滑泄泻青，或不能食，最为险候，故皆不宜多也。惟四肢虽诸阳之本，然乃身所役使，卒伍卑贱之属，故虽多亦不致害，又心窝手足心，谓之五心，痘俱多者必重，若头面胸项手足，细碎稠密一样者，恐气血衰微，脾胃虚弱，不能周流灌注，则无不危矣。小儿出痘，凡头面咽喉胸背正中紧要之处，见有红点，为枭痘，能禁锢诸痘，不得起胀成脓收靥，俱宜用心红涂于痘上，勿使起发。又两手掌指尖所搭处，及两手攀肩处，见有红点名为骚痘，能令人爬肌抓肉，不可禁止，宜点明灯火，吹熄灸之。前阴之下，近谷道当中要害处，见有红点，名为狂痘，令人癫狂日夜不宁，若姑息不许明灸，不惟不得安静，亦且变证蜂起。

## 痘疮赋

胎毒蓄积，发为痘疮；传染由乎外感，轻重过于内伤；初起太阳，壬水克动丙丁，后归阳明，血水化为脓浆；势若燃眉，变在反掌；若救焚兮徙薪，未防焦额，如落水兮拯溺，不及寒裳；欲知表里虚实，须明寒热温凉。证候殊类，脏腑异样，肝火激成水泡，肺主涕而脓浆，心斑红紫，脾疹赤黄，肾在府下，不受污浊，痘变黑陷，其命必忘。观其内证推乎外象，呵欠烦闷兮，肝木遭困；咳嗽喷嚏兮，肺金受伤；眼目带赤兮，心火炎于胸膈；手足厥冷兮，脾土困于中央；耳尻属肾，温暖如常。二处烦热，痘必乖张，先分部位，次察灾祥。阳明从目落鼻，太阳行于头上，心火燔炽，则舌乾面赤，肺金郁结，则胸膈先伤，手足属乎脾胃，肝胆主于胁傍，颈项三阳交会，腰背统属膀胱。外证分明，用心想像。泻者邪甚于下，吐者邪甚于上。气逆而腹胀隐隐，毒甚而腰痛惶惶。心热甚而惊搐，胃邪实而颠狂。口燥咽乾，肺受火邪而液竭；便闭尿涩，肾因火旺而津亡。欲识痘之轻重，当观热于形状，毒甚遍身火烧，毒微内外清凉，寒热往来神爽，痘出必是吉祥。数番渐出兮，春回阳谷，一齐涌出兮，火烈昆岗。蚕种蚤斑，刻期而归阴府；蛇皮蝉壳，引日而返泉壤。虽怕紫红，最嫌灰白，惟宜淡红滋润，切忌黑陷乾黄。色要明润兮，犹恐薄嫩易破；痘贵乾结兮，又愁痒塌难当。面颊稀而磊落，清安可保；胸膈密而连串，吉凶难量。顶要尖圆，不宜平陷，浆宜饱满，切忌空疮。皮喜老而愁嫩，肤爱活而怕光。结实高耸，始终无虑；丹浮皮肉，必主刑伤。唇面颐肿兮，八九如何可过？腰痛胃烂兮，一切定主灾殃。疮堆口舌，毒缠颈项，咽喉肿痛，饮食难尝，泻痢脓垢，毒甚无浆，人力难尽，天命靡常，痘疮焦落，辨别阴阳，人中上下，先腐为良，腰足若先黑腐，多凶而少吉祥。

## 治痘大法

痘疮一证，顺者不必治，逆者不能治，所当治者惟险证耳。何为险证？如根窠顺而部位险，部位顺而日期险，日期顺而多寡险，多寡顺而颜色险，颜色顺而饮食险，饮食顺而杂证险，杂证顺而治疗险，治疗顺而触秽险。然犹有最险者，则在元气与邪气，邪气虽强，元气亦强者无害；只恐元气一馁，邪气虽微者亦危。故曰：治痘之要，惟邪气正气二者而已。凡邪气盛而无制者杀人，正气虚而不支者杀人，及其危也，总归元气之败耳。使元气不尽，则未至必死，凡治此者，但知补泻二字，而用之无差，则尽善矣。故补泻难容苟且，毫厘皆有权衡，必不可使药过于病，亦不可使药不及病。是以善用攻者，必不致伐人元气；善用补者，必不致助人邪气。务使正气无损，而邪气得释，能执中和，斯为高手。然执中之妙，当识因人因证之辨，盖人者本也，证者标也。证随人见，成败所由，故当以因人为先，因证次之，若形气本实，则始终皆可治标；若形质原虚，则开手便当顾本。若谓用补太早，则补住邪气，此愚陋之见也。不知补中即能托毒，灌根即能发苗，万无补住之理，是以发源之初，最当着力，若不有初，鲜克有终矣。

一、解毒当知表里。所谓毒者，火毒也，所谓解毒者，求其所在而逐之也。盖痘疮之发，内则本于淫火，外则成于风邪，内外相触，其毒乃发。故其发也，不甚于内，则甚于外：甚于内者，以火邪内盛，而炽焰于外也；甚于外者，以寒邪外闭，而郁火于内也。故但察其无汗外热，而邪在表者则当疏之、散之，使热邪从外而去，则毒亦从外而解矣。若察其多汗内热而邪在里者，则当清之、利之，使热邪从内而泻，则毒亦从内而解矣。其有内热既甚，而表邪仍在者，则当表里相参，酌轻重而兼解之，则邪必皆散矣。若邪不在表，则必不可妄兼发散，以致表气愈虚，而痘必终败，其证则身有汗而外不甚热者是也。若毒不在里，则必不可兼用寒凉，以致中寒脾败，而毒必反陷，其证则口不渴而二便不秘者是也。知斯五者，则解毒治实之法，无馀蕴矣。此外有虚邪虚火等证，则当先酌元气，次察邪气，无使失楫中流，顾本不及矣。

一、补虚当辨阴阳。凡痘疮血气各有所属，如为白为陷，为灰色，为不起发，为顶有孔，为出水，为痛为痒，为浮肿，为豆壳，为不靥不落，为肌表不固，为肤腠不通，皆气之为病也。如为紫黑，为乾枯，为无血、为无脓，为黑陷黑靥，为肿痛牙疳，为疔痈斑疹，为津液不达，为痘后馀毒，皆血之为病也。故治痘者，必当先顾血气，但得血气充畅，则易出易收，血气不足则变证百出。然血气互根，原不可分，如参芪白术之类，虽云气分之药若用从血药，则何尝不补血；归芎地黄之类，虽云血分之药，若用从气药，则何尝不补气。故凡见气虚者以保元汤为主，而佐以归地。血虚者以四物汤为主，而佐以参芪。盖气血本不相离，血无气不行，气无血不止，气至而血不随，虽起发而贯必不周，血至而气不达，虽润泽而毒终不透，但主辅轻重，各有所宜，而用之当否，则明拙自有差耳。

# 发热三朝吉凶

初发热时，身无大热，或热或退，神清气爽，唇鼻滋润，腰腹不疼，自始至终，饮食如常，大便稠实，小便清利，而无杂证者吉，不必服药。

初热时，先发惊搐一二次而随止者，此痘出心经也，乃为吉兆，不必治之。若甚惊不止，日发三五次，或连日不止，痘出多而密者，乃凶兆也。

初发热时，吐泻不甚而随止者吉。

正发热时，或得大汗一身，汗随止而脉见稍平者吉。

初发热时，用红纸条蘸麻油点照之，如心窝或遍身有成块红者，八九日后决死。

发热一日，即遍身齐出，或稠密如蚕种，摸之不碍手者决死。

发热时腹中大痛，腰如被杖，及至报痘而痛犹不止者，决死。

发热时，头面上有一片红如胭脂者，七八日后决死。

发热时口鼻或大小便俱失血者，决死。

发热时妄见妄语，昏不知人者死。

发热时腹胀而痛，大叫不止者死。

发热三日，其热忽退，而反烦躁闷乱坐卧不安，此外虽清凉，内却热也，若见手足冷，腹胀气喘者即死。

发热时声哑嗓喉者不治，已出五日内见者亦不治。

## 发热三朝治款

痘疮一证，虽原于有生之初，然必因时气相触，内外挟邪而后作。凡痘之轻重，已兆于发热之微甚，而吉凶于此亦可判矣。毒轻者易出易靥，固不必治。毒甚者险证百出，故不得不治。凡治此者，于初热时，急宜用轻扬之剂，汗以散之，但使外感之邪，脏府之毒，皆作秒汗，尽从毛窍中出，则毒气已减其半，而重者可轻，危者可活矣。即如痘中一切变证，亦无非毒气欲出不能之所为，一经表散，则毒从汗去，而诸证亦必自退。然又当察表之轻重，或宜解表，或宜清里，或宜托助元气，孰者宜急，孰者宜缓，有不可执一也。故胡氏曰：表热壅盛，非微汗则热不解，里热壅盛，非微利则里不解，失此不治，则毒气渐盛，而逆证随见矣。

**加味败毒散**　发热之初，急宜表汗，使脏府胎毒及外感之邪，尽从汗散，则痘出稀少，然表药必在红点未见前。

柴胡、前胡、羌活、独活、防风、枳壳、桔梗、川芎、天麻、薄荷、荆芥、地骨皮各等分。

上剉一剂，宜加紫草、蝉蜕、苏叶、麻黄、僵蚕、葱白，水煎热服，出汗为度。

泄泻加猪苓泽泻，去紫草。

**方歌**　痘疮初熟宜表汗，急服加味败毒散。

防风天麻地骨皮，减去参芩免邪绊。

本方除参芩者，恐补早助火也。

**升麻葛根汤**　万氏曰：古人治痘，以升麻葛根汤为主，后世好奇，多立方法，法愈多而治愈难矣。苟能通变，则痘疹诸证，皆可增减用之，不特发表解肌而已，今以此汤为主治，随证立增损法于后。

升麻、葛根、赤芍药各一钱，甘草五分。

上剉一剂，生姜三片，水煎热服。

初发热解表，加柴胡、羌活、白芷、桔梗、防风。

口干渴，内热也，加天花粉、麦门冬、茅根汁。

自利，加黄芩。呕吐，加陈皮、半夏。腹中痛，加木香、青皮、枳壳、山楂肉。腰痛，加独活、细辛、麻黄。

头痛，加羌活、藁本、蔓荆子。惊搐，加木通、生地、灯心。小便少加木通、车前、瞿麦。

大便秘，加大黄。衄血，加栀仁、元参、生地。

发热三日，热甚不减，须解其毒，加大力子、连翘、紫草。疮不出，加红花子，防风、荆芥、蝉壳。

目痛加龙胆草、密蒙花、柴胡。疮出太稠密，加人参、当归、木香、柴草、大力子、防风、桔梗。咽痛加桔梗、射干、大力子。

发狂谵语，加栀仁、石菖蒲、木通、辰砂。

咳嗽加紫苏、陈皮、前胡、枳壳。

叫哭加山栀、黄连、麦冬、木通。

吐舌弄舌，加黄连、防风、栀仁。

疮干或带紫或太赤者，血热也，加归尾、生地、红花、地骨皮、牡丹皮。

痘平陷，灰白色，气虚也，加人参、白术、防风、木香、官桂。

手足疮不起，脾胃不足也，加人参、黄芪、防风、官桂。

泄泻者，里虚也，加人参、白术、茯苓、诃子肉。

疮不著痂者，湿也，加黄芪、防风、官桂、白芷。

**方歌**　痘疮何必立多方，就用升麻葛根汤。

　　　　　芍药甘草为主治，随证加减免灾殃。

**归宗汤**　解实热，发痘疮。

生地黄、赤芍药、川大黄、东山楂、牛蒡子、荆芥穗、青皮、木通各等分。

上剉一剂，灯心一扎，水煎服。

**方歌**　形实无表毒火强，所以归宗主大黄。

　　　　　木通牛子荆芥穗，地芍山楂青皮良。

**柴胡饮子**　治痘疮发热，身体烙手，目赤口干，二便热秘，烦闷不安者，此表里俱实，非此不解。

柴胡、防风、当归、人参、芍药、黄芩、甘草、滑石、大黄各等分。

上剉一剂，生姜一片，水煎服。

**方歌**　表里实热柴胡饮，六一大黄称上品。

　　　　　参归芍药芩防风，两解何愁毒火甚。

# 报痘三朝吉凶

见点之时，头面稀少，胸前背上皆无，根窠红润，顶突碍手，如珠光泽，此为上吉，不必服药。

发热三日或四五日，热稍退，乃于口鼻腮颐地阁①颈项之间，或四肢先放数点，大小不一，淡红润色，痘与肉色，红白分明者吉。

痘作二三次出，三日后方挨出齐，头面胸背稀少，尖圆紧实，饮食二便如常者吉。痘出至足谓之出齐。

痘上身多，下身少者吉，反是者险。

发热至五六日，应出不出，以灯照之，只在皮肤中有红点，但其脉色和平，别无逆证，忽然眩冒大汗出者，毒气痘疮，一齐从汗而出，此名冒痘，大为吉兆。

发热一日便出者凶，或一齐涌出如蚕种密布者，决死。

大热未退，而见红点数粒，于太阳额角发际天庭，或山根以上等处，此阳毒乘虚上侵阳位也，大非吉兆。再加目红唇裂，痰鸣色紫，或白者尤甚，又或有三五粒聚于一块者，此名铜钱痘，皆非吉兆，急宜凉血解毒。

初出紫色红片者，名霓云痘，四日死。

初出当顶红者，六七日死。痘欲淡红如线，附于根下，不欲当顶红也。

---

① 地阁：指下颌。

痘已出一遍，又出一遍，心腹疼不止，口臭色紫黑者，决死。

痘疮皮薄，色白而光，根窠全无红色，或根带一点红，三五日后，仍如绿豆样，此痘决不成脓，只成一包清水，擦破即死。

色红带艳，皮内尽红，必不成脓，痒塌而死。

报痘时全不起顶，有如汤泡及灯草火灰者，十馀日后，痒塌而死。

报痘时有黑斑如痣状，或肌肉有成块黑者，即死。

报痘时口鼻及耳有紫红色，或血出不止者，决死。

报痘时应出不出，或起红斑如蚊迹者，六日后必死。

报痘时腰腹痛，或狂言烦躁大渴，吐泻不食者，不治。

痘已齐而身热不退反甚者死。

初出时面胸手足已见红点，却不起发，随即收敛，此名试痘，过数日必复发热而出，其痘必重，若加气促声哑，即死。

头面忽生一个高大紫黑，名曰飞痘，此证最轻，或只此一粒再不生痘。

## 报痘三朝治款

痘之形色初见，吉凶攸分，而寒热虚实，亦已可辨。凡调摄挽回之力，惟在此时，尤为紧要。且痘出三日内，毒在半表半里之间，关系最重，故妄汗则成斑烂，妄下则成陷伏。寒凉过用，必伤正气，燥热过用，则助邪气。虚寒不补，则陷伏痒塌，实热不解，则变黑归肾。倘有一差，死生立判。医者于此，不可不为之慎。

**消毒饮**　治痘不快出，及胸前稠密，热尚未解，急用三四服，快透解毒神效。

牛蒡子二钱，荆芥穗一钱，生甘草、防风各五分。

上剉一剂，水煎服，或加山楂、紫草、升麻、酒黄芩，或和犀角磨汁服。

**方歌**　消毒饮最良，甘草与牛蒡。防风荆芥穗，更加犀角强。

**神功散**　治痘出毒气太盛，血红一片，不分地界，如蚊咬蚕种，或失血呕吐泄泻，七日以前杂证可服，解毒神效。

黄芪、人参、紫草、红花、白芍药、生地、前胡、牛子、甘草各等分。

上剉一剂，水煎服。

热甚者，加黄连、黄芩，服后热未退者，再加大黄。

有惊者加蝉蜕。

若头粒淡黑色者，是有寒乘之也，加官桂。

**方歌**　神功散参芪，紫草红花宜。

前胡牛蒡子，芍地甘草随。

四日以前有寒证，其色黑惨，宜保元汤加官桂。

五日以后有寒中里者，用附子理中汤，不甚，只宜保元汤加官桂。

腹痛者，毒盛也，神功散。

面红不退，地界不分，神功散倍前胡。

痘出而吐者，毒盛乘火炎而宣也，神功散。

泄泻者，火盛而奔越也，服神功散即止；却用升麻以升提之，不可用止涩药。

渴者服神功散，发渴者用红花子一味煎汤饮；无子，即用红花。

牛蒡子煎服，虽口中如烟起即解，以能散胃口之瘀血故也。切不可用荔枝枣汤，反助阳经之火；若大渴者，用真黄土，百沸汤碗盖取水，少加砂糖，饮之立止。

身已凉而汗不止者，乃血随气溢也，用当归五钱，黄芪三钱，酸枣仁一钱，煎服立止。

有痰用白附子，水磨服，切不可用二陈汤，使燥阳明经，孤阳无阴，不能施化。

嗽者，用杏仁煎汤，磨白附子服。

遍身疼者，以木香磨服。

三日内顶陷者，非虚也，乃火盛阳极，反为阴降，如当午木枝向下，宜神功散退其火毒。

三四日色惨不明，宜神功散活血退火，使莹满光润；或有失治，不知解毒，五六日间，以灯照之，生气未戕，其毒太盛作热，地界红燥，以神功散观其变而施治。犹或可救一二，过此则难求矣。

**苏解散**　治风寒外袭，闭塞痘毒，不出不胀，发热恶寒，无汗头痛，鼻塞喘嗽。

苏叶、川芎、升麻、葛根、羌活、防风、荆芥、前胡、牛子、山楂、木通、甘草各等分。

上剉一剂，胡荽一把，水煎服。

**方歌**　应出不出苏解良，川芎升葛荆防羌。

　　　　桔梗前胡牛蒡子，山楂木通甘草强。

**解毒汤**　治毒盛血热，色红带紫。

荆芥、木通、青皮、山楂、蝉蜕、牛子、生地、黄连、丹皮、前胡、红花、地丁、滑石各等分。

上剉一剂，灯心一扎，水煎服。

**方歌**　清热解毒汤可誇，归宗芎黄不必加。

　　　　更入前连丹蝉壳，紫花地丁滑红花。

**凉血攻毒饮**　治毒锢血凝，黑暗干枯。

大黄、赤芍、生地、牛子、木通、荆芥、青皮、蝉壳、红花、紫草、丹皮、葛根各等分。

上剉一剂，灯心一子，水煎服。

**方歌**　凉血攻毒饮最佳，紫草茸与红蓝花。

　　　　丹皮葛根秋蝉壳，合上归宗①去山楂。

**必胜汤**　治毒气太盛，内外薰灼，热烦躁抚，便秘溺赤，陷伏倒靥，一切险恶证候。

大黄、荆芥、赤芍、青皮、山楂、生地、木通、蝉蜕、地龙、葛根、红花、桃仁、牛子、地丁各等分。

---

①　见前归宗汤。

上剉一剂，芦笋五根，水煎服。

**方歌**　已出复隐必胜汤，桃仁红花地龙强。

　　　　　地丁蝉蜕干粉葛，芦笋加入归宗良。

**加味四圣散**　治痘出不快，或黑陷倒靥。

紫草、木通、枳壳、木香、川芎、人参、黄芪、蝉蜕、甘草各等分。

上剉一剂，糯米百粒，水煎，临服入鸡冠血五点。

紫草须当用茸，有发出之功，其根反利大便，若用必加糯米以制其冷性，庶不损胃气，而致泄泻无度。

**方歌**　养而发之四圣散，参芪紫草糯米拌。

　　　　　枳壳木通川芎蝉，甘草木香起倒陷。

# 起胀三朝吉凶

自报痘三朝之后，不疾不徐，先出者先起，后出者后起，大小分明，不相连串，尖圆坚实，红活肥满，面目渐肿，依期灌浆，饮食二便如常，此表里无病，大吉之兆，不必服药。

痘虽起发，而色见灰白，肿如饧饼者，看其人脏气何如，如能食便调，无他证者吉。若不能食，或吐利或瘙痒者凶。

痘起一分，则毒出一分，至五六日不尽起发，色不红活者，必无生理。

起胀三日已足，痘皆满顶红紫者凶，面目肿甚者亦凶。

当起胀之时，遍身虽起，而头面全然不起，或痘不胀而肉胀，头面皮肉红肿，如瓠瓜之状，而痘反不起者，决死。

起胀之时，遍身痘顶有眼如针孔，色紫黑者，决死。

痘色干燥不润，惨黑不明，或灰白渐至倒陷，发紫泡者皆死。

起胀时，凡腰腹大痛，或腹胀不能饮食，或气促神昏，或闷乱不宁，或泄泻烦渴，或唇白痰鸣，或狂言妄语，啼哭呻吟，如见鬼神者，皆死。

起胀时，吐利不止，乳食不化，或二便下血者死。

手足间见而复隐，起而复塌，或通身随胀随没，躁而发喘者死。

痘已起胀，内有六七粒，细而成块，于中有大痘，扁阔歪斜者凶。

痘起紫色，刺出黑血如屋漏水者死。

起发时疮头便戴白浆者，大非佳兆，唇口尤甚。

## 起胀三朝治款

痘疮放标之后，渐渐起胀，但肥胖一分，是胎毒发出一分，胖尽而毒出尽矣。其不起者，或因元气虚弱，不能托送；或有杂证阻滞，不得升发，皆痘前之失调理也。此时当速为医治，否则后难为力矣。

**保元汤**　治痘疮气虚塌陷。

人参二钱，黄芪三钱，炙甘草一钱。

上剉一剂，煨姜一片，水煎温服。

当起胀而不起，用穿山甲炒成珠，碾二钱，温酒调服。

血弱不起，根底淡薄，用保元汤加丁香三粒，肉桂一钱，当归二钱，川芎一钱，水煎温服。

本方加当归、川芎、白芷、僵蚕、木香、山楂、穿山甲，名保元化毒汤。

痘一出即变黑者，肾证也，最为恶候，保元汤加紫草、红花救之。

出齐后，其中有独赤独红，摸过皮软不碍指者，名曰贼痘，过三日变成水泡，甚至紫黑泡，此危证也，保元汤加紫草、蝉蜕、红花解之。已成水泡，保元汤加四苓散见中暑利之，此妙法也，不然则遍体抓破臭烂而死。

起胀时，有痘长大而紫黑，名曰疔痘。把住众痘令不起，失治则死，急用保元汤加牛子、荆芥、酒炒芩连，外用银簪尖挑破疔头，令父母吮去恶血，或绵裹指甲，掐去恶血。盖疔破则毒气发泄故也，却用升麻煎浓汤，将胭脂于汤内揉出汁，调雄黄细末点疔痘上，立见红活。雄黄拔毒，胭脂活血。

痘不起发，脓浆不厚，保元汤加川芎五分，丁香四分，糯米二百粒，煎熟入人乳好酒各半盏，温服。

头额不起，川芎为引。

面部不起，升麻为引。

胸膈不起，桔梗为引。

两膝不起，牛膝为引。

两手不起，桂枝为引。

痘疮发渴，乃气弱而津液枯竭也，保元汤加麦冬五味煎服；若不止，参苓白术散见内伤加葛根、花粉、五味子，煎服即止。

七日前寒战者，表虚也；咬牙者，内虚也。七日后寒战者，气虚也；咬牙者，血虚也。气虚保元汤加肉桂，血虚保元汤加芎归。

水谷不化，饮食不进，保元汤加陈皮、麦芽、神曲、砂仁、扁豆，呕者加藿香。

前后痒塌，保元汤加川芎、当归、防风、荆芥穗。

灌脓时发白泡如弹子，用枣针刺去其水，以滑石末敷之，内服保元汤加石榴皮、茯苓。

灌脓时痛楚不止者，气滞也，保元汤加山楂、木香。

结痂后虚烦者，保元汤加麦冬、知母、栀子。

痘后余热者，虚热也，多发于午后，脸赤唇红，或妄言谵语，切不可作实热治，保元汤加黄连。

一二日初出，圆晕成形，干红少润，毒虽犯上，其气血未离，以俟其气血交会也，然毒尚浅，急以保元汤加桂，兼活血匀气之剂。如毒气盛，兼解毒之药。活血加当归五分，白芍一钱，匀气加陈皮五分，解毒加元参、牛蒡子。

二三日根窠虽圆，而顶陷者，为气虚不能领袖，血亦难聚，保元汤加川芎、官桂，扶阳抑阴。见点之后，身热稍退，别无为热等证，或色不甚红，顶不甚突者，便有虚象，虽在二三日内，切不可用寒凉药，恐伤脾胃。

四五日根窠虽起，色不光润，为气弱血盛，保元汤加芍药、官桂、糯米，助卫制荣。

五六日气盈血弱，色昏红紫，保元汤加木香、当归、川芎，助血归附气位。

六七日血虽归附，不能成浆，为气血少寒，不能专制，保元汤加官桂、糯米，助其成浆。

七八日毒虽化浆而不满，为气血凝滞，不能大振，保元汤中加官桂糯米，发阳助浆，此时专主贯脓，脓满纵有他证无妨，若无脓灰暗，虽无他证亦死。

八九日浆不冲满，血附线红，气弱而险，保元汤加糯米，以助其气而驾其血，斯浆成矣。痘疮至八九十日，痘顶心上有一点如水珠见出，破而浆水漏者，名曰漏痘，无药可医，痒塌而死。

十一二日，血尽浆足，湿润不敛者，内虚也，保元汤加白术、茯苓，助其收敛。

十三四日，毒虽尽解，或有杂证相，仍只以保元汤随证加减，不可用大寒大热之剂，恐致内损之患。

**内托散**　治血气虚损，或风邪秽毒冲触，使疮毒内陷，伏而不出，或出而参差不匀，药活血行气，调胃补虚，内托疮毒，使之尽出，易收易靥。

黄芪、人参、当归各二钱，川芎、芍药、防风、桔梗、白芷、厚朴姜汁炒、甘草各一钱，官桂三分。

上为细末，每服一二钱，木香汤下。

本方去芍药名十宣散。

如红紫黑陷，属热毒者，去桂加紫草红花黄芩，调穿山甲末五分服。

若淡白灰黑陷伏，属虚寒者，加丁香救里，官桂救表。

泄泻加丁香、干姜、肉豆蔻。

当贯脓而不贯脓者，倍人参黄芪当归，煎熟入人乳好酒，温服，此贯脓之巧法也。

**方歌**　内托归芎芍，参芪桂防风。

　　　　　甘桔白芷朴，木香立奇功。

浆行而作痒，此内热而外为风寒所束，用荆芥穗纸裹紧，米糊粘住纸头令不散，灯上烧过，却于桌上擦去灰，快放手指定痒痘头，用荆芥穗火点痒处一下，即放退，患者自以为妙，每痒痘点之立止。

浆足而发疔，认定是黑疔痘，或黑而硬，或有红丝，或为大紫泡，未曾解毒者，仍以神功散加雄黄、大黄、芩连煎服，用胭脂涂法。

**猪尾膏**　治痘疮陷伏，倒靥不起发，或毒气入里黑陷者，梅花冰片一钱，刺取小雄猪尾尖血和丸小豆大，淡酒或紫草汤下，热盛则新汲水化下，或调于煎剂内服，神验。盖猪尾无一时休息，取其振掉发扬之意也。《心鉴》云：黄狗蝇治痘疮陷伏，倒靥不起，胀肥绽神效。取五七枚，温酒碾服，未绽再服。此蝇夏月在狗身上飞跃，极多易得，冬月藏在狗耳内，不可不知。

## 贯脓三朝吉凶

痘自起发之后，小者渐大，平者渐高，陷者渐起，外带微红，内涵清浆，以至贯脓之时，却要个个成脓，根脚红活，其形圆满光泽，此时毒化成浆，由绿色而渐变苍蜡，以手按之其皮坚硬，脓浆厚浊，约束完固，无少破损，饮食二便如常，此为上吉，不必服药。

痘出稠密，自起至浆，渐至状大，未有不相串者，虽相连属，只要根脚分明，陷者尽起，无处不透，则毒从浆化，脓成而毒自解，无伏留矣，此亦吉候。

痘疮初出或顶平，或中心陷下，或白色，只要其人能食，二便如常，治无错误，以及贯脓之时，陷者微起，平者微尖，淡白者红活，窠中血水，尽化为脓，但得如此，毒已解矣。又表无痛痒之证，里无吐泻之证，是表里俱无病也，如此者，坐待收靥，不可妄投汤剂。

贯脓时红紫黑色，外剥声哑者死。

贯时纯是清水，皮薄而白如水泡者，三四日必抓破而死。

脓不能贯，而干枯焦黑，或全无血水，塌陷者即死。

头面肿大，痘尽搔破，臭不可近，而足冷者决死。

贯脓时吐利不止，或二便下血，乳食不化，痘烂无脓者死。

贯脓时二便不通，腹胀肉黑发斑，谵妄气喘，或寒战咬牙者，决死。

回浆之时，渐当苍黑收敛，而反光嫩不敛者，此气血两虚，浆不能干，必发痒抓破而死。

脓浆未成，忽然干收，或青紫焦黑者死。

回浆忽然发痒，正面抓破，皮脱肉干者死。

诸痘有浆，而天庭不起，或额上如沸汤浇破者死。

## 贯脓三朝治款

脓者血之变也，痘疮初出一点血耳。渐起渐长，则由血成浆，由浆成脓，始成实矣。故有血则有脓，无血则无脓也。痘至贯脓，大势已成，此时必以有脓为主，有脓则生，无脓则死，乃必然之理也。故六日以前，有热则宜解毒，无热则宜调养血气，至此自然贯脓。若痘至七日以后，顶陷不能贯脓者，必由先失调治故也，所以治不可缓，必俟浆足，斯可回生，若顶陷灰白，浆脓不至，此血气俱离无生意矣。

**参归鹿茸汤** 痘疮已出齐而难胀，或已胀齐而难靥者，由内虚故耳。盖痘既出灰白色，及顶平不起或陷伏者，气血大虚也，用此峻补，浆生毒化，庶得生矣。

人参　黄芪蜜炙、当归、鹿茸酥炙、甘草炙等分。

上剉一剂，糯米同煎，和酒温服。

**方歌**　参归鹿茸汤　黄芪甘草良

　　　　糯米同煎服　顷刻贯脓浆

**回阳酒**　治痘属虚寒，八九日色光白如水泡，顶陷根白，痒塌寒战等证。

大附子面包煨，刮去皮脐、嫩黄芪酒炒、鹿茸酥炙、当归酒洗等分。

上剉一剂，好酒煎服。

**木香散**　治痘疮已出未愈之间，其疮不光泽，不起发，不红活，五七日内，泄泻作渴，或肚腹作胀，气促作喘，或身虽热而腹胀足指冷，或惊悸，或汗出，或寒战咬牙，或欲靥不靥，疮不结痂，或靥后腹胀泄泻作渴，此皆脾胃虚寒，津液衰少，急用此治之。若误认为实热，用寒凉之剂，及饮蜜水、生冷瓜果，必不能治。

木香、丁香、大腹皮、人参、桂心、炙甘草、半夏、赤茯苓、诃子皮、陈皮、前胡各等分。

上剉一剂，生姜三片，大枣二枚，水煎服。

**方歌**　木香散子治虚寒，人参桂心丁香安。

　　　　二陈大腹诃黎勒，前胡姜枣止渴干。

呕吐甚者加白豆蔻。

**异功散**　专治元气虚寒，痘色灰白，寒战咬牙，泄泻喘嗽。

木香、当归各三分半，官桂、白茯苓、白术各三分，人参、肉豆蔻、丁香、厚朴、陈皮各二分半，半夏二分，制附子分半。

上剉一剂，煨生姜三片，大枣二枚，水煎服。

**方歌**　异功散用丁木香，桂附肉果半夏当。

　　　　参术茯苓陈厚朴，痘属虚寒服此良。

泄泻甚者加诃黎勒。

**无价散** 治痘疮初出光壮，忽然黑陷，心烦狂躁，气喘妄语，或见鬼神，不速治之，则毒气入脏必死。此证身温欲饮水者生，若恶寒身冷，汗出耳尻反热者死。盖脾能胜肾，故身热饮水，脾不胜肾，故恶寒身冷。

人牙、猫牙、狗牙、猪牙各等分。

上以炭火烧留烟，瓦器盖蔽存性，为末，每服五分，热酒调下，如痒塌寒战泄泻者，煎异功散调下，取效如神。盖肾为黑陷，四牙亦属肾，故能发肾毒，猫牙能解热毒，若无猪猫狗牙，只用人牙一味亦可，但不如四牙全为妙。

**人牙散** 人牙一个，火存性为末，淡酒调下，入麝香少许尤妙。黑陷甚者，用人牙五分，羌活一钱，穿山甲、麝香各少许，为末，每一钱，麻黄薄荷汤调下。

**二角饮** 治痘疮紫焦干枯，变黑归肾，身热如火不泻者。

羚羊角、乌犀角各等分。

上用井水磨汁服之，有回生之功。

**解毒防风汤** 治七日之后，壮热毒盛，气弱声哑，咽膈不利，及出速且密者。

防风一钱，黄芪、芍药、黄芩、地骨皮、牛子、荆芥、枳壳、木通各五分。

上剉一剂，水煎服。

**方歌** 解毒防风汤，黄芩芍牛蒡。
　　　　地骨芪荆芥，枳壳木通良。

**定中汤** 九十日回水之时，元气薰蒸，真阳运化，其水自然消烁，此循环之妙理也。其有未曾解毒，则至此时水不能化，反归于胃，与所伏之毒，留于阳明，则脾胃受戕，脾胃病则不能贯脓成就，或致吐泻陷伏，宜以此汤镇安胃气，收敛中土。

真正黄土不杂沙石者一块，碗盛，以百沸汤[1]泡，即以碗盖少顷，出用如冷，倾入盏内，外以滚水顿热，每用两酒盏，和水飞朱砂末五分，水飞雄黄末一钱，少加砂糖，温服，二服立止。如烦躁闷乱发渴，加片脑半分，牛蒡子汤一盏和服。

## 收靥在朝吉凶

痘至十日外，血化毒解，脓必渐干，如苍蜡色，或如葡萄色，从口鼻两傍面部收起，以至胸腹而下，然后额上与脚背一齐结靥而落，别无内证，饮食二便如常，或从手足心，手指尖，或阴上先收者，俱为吉候。

痘既苍蜡收靥，而身有微热者，乃烧瘢之证，但饮食如常，不必医治。

痘当靥时，遍身臭烂，目无神气者决死。

当靥时遍身发痒，抓破无脓，皮捲如豆壳而干者，决死。当靥时无脓，而气急声哑，或手足颤掉，或寒战咬牙，或腹胀痰响，或足冷过膝，或小便少而大便频者，决死。

---

① 百沸汤：久沸的水。

当靥时两脸干硬，按之如石者死。

痘至收靥，饮食不进，口中常如食物，动而不止者死。

面部胸腹未靥，而脚先靥者，危。

遍身俱靥，内遗数粒独不靥者，尚能杀人，如蛇之退皮，中有一节被伤，不能全退者终死。其有靥至项下，或至胸住定，而服药不效者亦死。

痘疮未该靥，而卒然紫黑者死。

当靥时遍身未见脓成，而口唇上下痘先黄熟者，毒气内攻于脾，凶。

痘未收靥，而口唇腐烂，及口白到舌者危。

收靥时，前后有红紫泡者凶。

## 收靥三朝治款

痘疮灌脓之后，肥泽坚实，以手摸之，疮头硬而微焦，此欲靥也。靥时干净，无突陷淫湿破绽，色苍蜡，皮坚厚，外明内暗，尖利碍指者，此为正靥。若痘虽似干，而痂薄如纸，或有内证未除，外邪相犯，此痘之极险时也，急宜调理，庶不致害。

**回浆饮**　收敛之时，当靥不靥，皮嫩浆清，身凉足冷，二便不实，此元气不足也。

人参、黄芪、白术、白芍药、白茯苓、何首乌、甘草各等分。

上剉一剂，煨姜一片，水煎服。

**方歌**　浆清收敛迟，当作不足医。

　　　　四君回浆饮，芍药首乌芪。

**甘露饮**　痘疮未经解毒，或解毒不尽，到十一二日间，当靥不靥，发热蒸蒸者。

白沙糖半酒杯，入百沸汤一碗调服。立时热退痘靥。

**手捻散**　痘疮当收靥时，腹痛不靥，其痛着在中脘，乃热毒凝滞，瘀血作痛也。

牛蒡子、白芍药、大黄、桃仁各六分，红花四分，桂枝二分半。

上剉一剂，水煎温服。

**方歌**　手捻散最奇，红花桃仁泥。

　　　　大黄牛蒡子，芍药并桂枝。

**除湿汤**　治因饮过多，或触犯湿气，以致脾胃肌肉湿淫不收难靥者。

羌活、防风、苍术、猪苓、赤茯苓、泽泻、白术、薄桂、山楂、木通等分。

上剉一剂，灯心一子，水煎服。

**方歌**　遍身出水浆，湿饮在脾乡。

　　　　除湿五苓散，查通羌防苍。

**益气汤**　收敛之时，误犯风寒，恶寒发热者。

当归、黄芪各钱半，炙甘草、人参各五分，白术八分，柴胡、干葛各一钱，桂枝三分。

上剉一剂，生姜一片，水煎服。

**方歌**　加减益气汤，触犯风寒方。

　　　　参芪归术草，柴葛桂枝姜。

**败草散** 治痘疮挖搔成疮，脓血淋漓，名曰斑烂。

盖屋盖墙烂草，多年者佳，晒干为末掺之。若浑身疮烂，则摊于席上，令坐卧其上，此草经霜雪雨露，感天地阴阳之气，善解疮毒。

**甄陶散** 痘疮擦破，周身不能回水，或靥时湿烂，淋漓粘滞，用此掺之，立收结痂。

新瓦为末，罗过绢包扑患处，若干痂堆积不落，内有窨脓，用鸭蛋清敷。

**清毒饮** 将靥时一时收敛，周身窠粒干燥，口渴发热，烦躁不宁，此火极攻里也。

生地、连翘、黄连、赤芍、牡丹皮、当归、牛子、甘草、银花、木通等分。

上剉一剂，水煎服。

**方歌** 敛速皆因火毒猖，遍体窠燥异寻常。

消毒归芍连丹草，银花木通苄翘蒡。

## 结痂落痂吉凶

痘疮收后，其痂先后自脱，痂厚落迟，离肉不粘者吉。自食痘痂者，虽有他证不死。

痘痂虽落，而瘢痕雪白，略无血色者，气血脱尽也，若不急培元气，过后必死。

痂落后，每发惊而神无依者，心气绝也，危。

痂落后，手足颤掉，咬牙噤口，目闭腹胀，足冷过膝者，不治。

原痘干燥脓少，不贯，虽收靥结痂，而疤白者，或有余热不退者，过一月亦死。

## 结痂落痂治款

痘疮结痂，自当依期脱落，其有应落不落，及延绵日久，半掀半连，瘢痕紫黑，凸起凹陷，极当调摄，以防他变。既落之后，切不宜澡浴，及恣食生冷，伤饥过饱，损伤脏气，致生他病，为终身之患。

**凉血解毒汤** 结痂后当落不落，干燥不润，根色红艳，渴欲饮冷，烦急不宁。

当归、生地、连翘、紫草、红花、黄连、丹皮、桔梗、白芷、甘草等分。

上剉一剂，灯心一子，水煎服。

**方歌** 干燥不落血分热，凉血解毒对君说。

　　　　归地红紫连丹皮，甘桔翘芷功最捷。

**荆防解肌汤** 结痂后应落不落，一半掀起一半咬紧，身热干燥，肌肤红赤。

荆芥、防风、生地、赤芍、地骨皮、桔梗、银花、连翘、木通、甘草各等分。

上剉一剂，生姜一片，水煎服。外用蜜水调滑石末，鸡羽扫润痂上，即落。

**方歌** 半掀半连势缠绵，荆防解肌正当然。

　　　　银花地骨连甘桔，木通芍苄保安全。

**人参固肌汤** 结痂至半月一月，粘肉不脱，或发痒者，此腠里虚涩，无力脱卸也。

人参、黄芪、当归、蝉蜕、甘草各等分。

上剉一剂，糯米一撮，水煎服。外以麻油猪脂润之，自落。

**方歌**　表散太过伤津液，粘肉不脱一半月。

人参固肌归黄芪，蝉蜕甘草即时卸。

**芩连解毒汤**　落痂后，其瘢或紫或焦或黑，通身壮热，烦渴不宁者。

黄连、黄芩、生地、连翘、栀子、黄柏、银花、丹皮、甘草等分。

上剉一剂，灯心一子，水煎服。

**方歌**　痂落瘢痕紫黑焦，热毒郁结未尽消。

芩连解毒银花草，丹皮黄柏生地翘。

**荆防消毒饮**　落痂后，瘢凸不平，色赤而艳，或发痒壮热。

黄芩、生地、赤芍、连翘、牛子、荆芥、防风、升麻、银花、甘草等分。

上剉一剂，生姜一片，水煎服。

**方歌**　落后瘢赤凸起形，内热未清风又侵。

荆防消毒银花草，牛子升麻芍芐芩。

**大补汤**　落痂后瘢凹不起，色白不红，精神倦怠，饮食懒思，此乃气血两虚也。

人参、黄芪各二钱，当归、熟地、芍药、白术、茯苓各钱半，陈皮一钱，甘草炙五分。

上剉一剂，煨姜三片，水煎服。

**方歌**　痂落凹陷最可虞，色白形悴血气虚。

　　　　大补汤用归芍地，参芪苓草术陈皮。

**牛蒡子汤**　痘后余毒聚于脏府，时复发热，腹内疼痛。

牛蒡子、黄连、黄芩、连翘、前胡、赤芍药、元参、白附子、羌活、防风、甘草等分。

上剉一剂，水煎服。

**方歌**　余毒发热牛子汤，芩连赤芍防风羌。

　　　　前胡元参白附子，连翘甘草水煎良。

**消痈汤**　治余毒未清，发生疮疖。

犀角、贝母、银花、桔梗、白芷、赤芍、连翘、花粉、甘草节各等分。

上剉一剂，水煎服。

痘后不问痈毒发于何经，初起红肿时，用黑绿赤三豆，醋浸碾取汁，以鸡羽刷上，随手退消。

痘疮余毒，肢体关节，生疳蚀疮，脓水不绝，用出蛾绵茧，以生白矾末填满其中，炭灰烧，令矾汁尽，取出碾细，入麝少许，干掺疮口，此总治毒脓水淋漓之药。

**通明散**　治痘后余毒，眼生翳膜。

当归、川芎、赤芍药、生地、谷精草、木贼、菊花、蝉蜕、防风、天花粉、干葛各等分。

上剉一剂，水煎服。外用吹云散：水飞黄丹一钱，轻粉三分，龙脑一厘，为末，以鹅羽管吹入耳，左眼病吹右耳，右眼病吹左耳，宜早治之，久则难医。

**泻肝汤**　治痘疮入眼肿痛。痘疮入眼，在白珠上，不必医治，久当自去；惟在黑珠上者，宜急治之，清其肝火，则痘自去矣。

龙胆草、归尾、生地、牛蒡子、黄芩、车前子、山栀子、木通、荆芥穗、防风、泽泻、甘草各等分。

上剉一剂，水煎服。外用护眼膏：黄柏一两，甘草四两，红花二两，绿豆粉一两半，共为细末，以清油调成膏，涂耳前、眼角、目下四五遍。若早涂之，痘出必稀，既眼患痘，涂之必消。干胭脂，蜜调涂两眼眶，则痘不入眼。

## 痘家禁忌

痘疮房中，最怕秽恶之气，切忌外人及僧道师巫往来，詈骂呼怒，震惊歌乐，对面梳头，瘙痒扫地之类，谨之则重可变轻，不谨则轻反变重。盖人身之气，闻香则行，闻臭则止，宜常烧乳香，使之渐闻，则荣卫气畅，无陷伏之患。

痘疮当谨避风寒，节戒饮食，自始至终，切忌生冷、肥腻、葱蒜、鱼腥、柿枣、饴糖、鸡鹅鸭卵，恐热毒熏肝，眼中生翳，首尾不可饮冷水，只与热水则可。若痘已出齐，而热尚不退，烦躁发渴引饮，可少与冷水数口无妨。盖水性下流，不滞上膈，亦能使毒从小便而出，但不可用瓜果之类，恐伤脾气，致吐泻陷伏等证。

## 解诸秽法

凡犯房中淫液气，妇人经候气；大枣烧烟解之，若四眼人①看过，加黄蜡屏；生产人看过，加月月红②。

远行劳汗气，腋下狐臭气，厕卸便桶气，误烧头发气；枫球③皂角烧烟解之。诸血腥臭气，鸡毛鱼骨气，葱蒜韭薤气，煎炒油烟气，生姜皮烧烟解之。吹灭灯烛气，硫黄蚊烟气，麝得臊膻气，苍术大黄烧烟解之。酒醉荤腥气，葛根茵陈烧烟解之。

## 稀痘良方

**百寿丹** 小儿初生脐带脱落后，取置新瓦上，用炭火四围烧至烟将尽，放在地上，用瓦盏之类盖之存性，碾为末，预将朱砂透明者，为极细末，水飞过，脐带若有五分重，朱砂用两分五厘；地黄当归身，煎浓汁一二蚬壳；调和前两味，抹儿上腭间，及乳母乳头上，一日之内用尽，次日大便遗下污秽浊垢之物，终身永无痘疹疮毒。

**稀痘汤** 五六月间，采丝瓜小小蔓藤丝，阴干约二两半重，收起。至正月初一日子时，父母只令一人知，

---

① 土家习俗称孕妇为四眼人。
② 月月红：月季花。
③ 枫球：路路通。

将丝瓜藤煎汤，待温洗儿全身头面上下，以去其胎毒，洗后不生痘疹，如出亦稀，或只三五颗而已，葫芦嫩藤亦可。

**梅花丹**　十二月收梅花，不拘多少，阴干为末，炼蜜和丸如芡实大，每一丸，好酒化下，念太乙求苦天尊一百遍，出痘稀少，妙不可言。

**龙凤膏**　乌鸡卵一个；白颈地龙活者一条。将鸡卵开一小窍，入地龙在内，皮纸糊其窍，饭甑上蒸熟，去地龙与小儿食之。每岁立春日，食一二枚，终身不出痘疹，遇乡邻有此证，预食一二，亦不出痘。

**独圣丹**　老丝瓜近蒂取三寸，连子烧灰存性，入水飞朱砂末一钱；砂糖捣成饼，时时与儿吃尽为佳，小儿痘疹，服此则少。或只烧蒸三两日不出者，或每于作热时，则与食之，出痘必少。

**稀痘酒**　紫草茸、麻黄去节各二两。布袋盛之，浸无灰酒一小坛，泥封固。凡遇天行小儿发热时，与半杯或一杯，量儿大小服之，出微汗为度，能散毒稀痘。

**三豆汤**　赤小豆、黑豆、绿豆各一升。淘净，以甘草水煮豆熟为度，逐日空心任意饮汁吃豆，已染则解轻，未染则不出。黑豆解肾经之毒，制相火也；赤豆解心经之毒，制君火也；绿豆解肝之毒，制肝火也；以形治，以类从，易简而便、不损元气，其为神巧矣乎。

## 痘药正品

**人参**　益元气，生精血，复元神，补五脏。凡痘疮表散起胀灌浆收靥，始终皆赖之。

**黄芪** 固腠理，补元气，内托陷下，皆不可少。但人参黄芪，乃补气助阳之剂，凡痘色白陷者，最宜。若红紫壮实者，用之则血愈热而毒愈炽，红紫者转为枯黑，反甚矣。

**当归** 生血养血，活血止血。痘疮赖以调血，凡虚者能补，滞者能行，欲其升散，当佐以川芎，欲其敛附，佐以芍药。

**熟地黄** 痘疮之病，形质之病也。形质之本在精血，熟地以至静之性，以至甘至厚之味，实精血形质中第一品纯厚之药。凡痘疮起发灌浆收敛之用，以参芪配之，其功乃倍，且其得升柴则能发散，得桂附则能回阳，得参芪则入气分，得归芍则入血分，今见痘科伤寒家，多不用此，岂亦古人未之及耶？抑不知四物汤为何物耶？

**生地黄** 凉血行血养血，治痘疮血热血燥，凡吐血衄血，痘疮红紫，及解毒药中，皆宜用之，但其性寒，虚寒慎之。

**芍药** 可升可降，能清能敛，治痘疮血散不归，赖以收之，使附气分。能泻肝脾之火，故止腹之热痛，亦能止汗。

**川芎** 能升能散，能引清气上行头角，以起头面之痘；能佐参芪以行阳分，而解肌表之邪。此可为引导通行之使，但性多辛散，凡火浮于上，而头面虚肿者忌用。

**白术**　健脾利水，燥湿温中；能补气，故能发痘；能固脾，故能止泻；但功专燥湿，能补气亦能闭气，多用则润气不行，痘难成浆，助阳生火，多难收敛。

**甘草**　味甘性平，得土气之正，故能补中和中，而兼达四脏，佐理阴阳，惟其甘和而润，故能解刚暴之毒气，泻枯涸之火邪。

**麦门冬**　生津止渴，清肺滋阴，除烦热，解燥毒，痘疹阴极而多火者，正宜用之。

**糯米**　善滋脾胃，益中气，助血生浆，能制痘毒不能内攻。

**白扁豆**　健脾和中，养胃止呕。

**柴胡**　发散热邪，泻肝胆之火；解肌开表，退往来寒热；但清散而润利，汗多者不宜用，脾泻者不宜多用。

**升麻**　升阳气，达肌表，散风寒，善走阳明，提气上冲，凡下虚上实，气壅烦躁者忌之。

**防风**　散风热，解表邪，举陷气，佐黄芪能托里祛毒。

**干葛**　解肌清热，凉散表邪，故能止渴，但性凉解肌，多用恐致表虚。

**荆芥**　解风热，消疮毒，利肌表，退肿清咽，亦散头目风邪。

**白芷**　散风邪，逐寒湿，止头疼，除瘙痒，化痈毒，善走阳明，故能起头面之痘，亦托肌肉之脓。

**麻黄**　阴寒沉滞之邪，非此不能散，亦痘家之要药，而人多畏之，由不能察也。但开窍大泄肌表，妄则表虚气脱。

**薄荷** 散风热，清头目，能利咽喉，亦解热毒。

**羌活** 散肌表之毒风，利筋骨，走经络，故能止周身之痛。

**官桂** 味甘辛，能养荣解表，性温热，能暖血行经，凡痘疮荣卫不充而见寒滞者，必用此以导达血气，且善行参芪熟地之功。

**附子** 脾肾虚寒，元阳大亏，凡泄泻呕吐不能止，寒战厥逆不能除者，非此不可以益火之源，但附子干姜肉桂吴茱萸之类，性皆温热，若烦热紫黑，便结毒盛者，皆不可轻率妄用。

**生姜** 辟恶气，散寒气，温中气，开脾胃，止呕吐之要药。若欲理中寒，止腹痛则炮干姜尤胜。

**陈皮** 和脾胃，达阴阳，开痰行气，和胃消胀，可升可降。

**山楂** 消食快胃，解利宿滞，开导六腑，无辛香之耗，故可为参术之引导，但散血解结，多则伤血陷气。

**木香** 调诸气，和胃行滞止泻，除胸腹痛，亦能温中，若气虚烦热者，不可妄用。

**丁香** 暖胃逐寒，顺气止呕，且除腹痛，寒滞者不可少。

**肉豆蔻** 固肠温中，行滞止泻，中寒滑泻者，最宜用之。

**茯苓** 利水益脾，去湿热，故能止泻除烦，以通津液。

**泽泻** 利水下行，能去湿热以消肿，亦导诸药以降火，但泽泻猪苓茯苓，渗泄燥湿，能令水气下行，多服则津液耗散，凡阴虚于下，而精血不足者，须当避之。

**木通** 大利小水，善泻心与小肠之火，能使痘疮湿热之毒，从小便而出；凡内热毒盛者，最宜用之，若热退中虚者，不可概用。

**桔梗** 性味轻浮，能载药上升，清火解毒，故治喉痹。

**鼠粘子**① 性味清凉，能润肺散气，利咽退肿，欲解痘疹热毒，此不可缺，但通肌滑窍，多服恐内损中气，外致表虚。

**紫草** 味苦性寒，能凉血活血，制热邪，解痘毒，滑利大便。

**蝉蜕** 散风清热，疏邪气，故能解痘疮之毒风。

**僵蚕** 散风消痰解毒，尤利咽喉。

**穿山甲** 性锐而利，善通经脉，直达病所，凡痘有毒盛而郁遏不能出者，宜此达之。然锐性有余，补性不足，若任用攻毒，而不以王道为之师，则无异追穷寇而出孤注，能善其终者鲜矣。

**人牙** 性烈，发表太过，若妄用之，则内动中气，外增溃烂。

**犀角** 解心火及肝脾之火，凡痘中血热吐血衄，及

---

① 牛蒡子。

焦黑惊搐，烦躁不宁等证，皆可用之以解热毒。

**蜂蜜** 益脾生津润燥，可结痂，亦可落痂。

**朱砂** 镇心气，除热毒，坠痰涎，安惊悸，定神魂，凡心经痘毒，及痰火上壅有余之证，皆宜用之。

**琥珀** 安神定志，利水镇惊。

**元参** 能解血中之热，清游火，滋肝肺，除痘疹之热毒。

**黄连** 解诸热毒，泻心肝大肠之火。然大苦大寒，原非厚肠之物，若泄泻无火者，忌之。

**滑石** 甘凉下降，利水道，清解六阳之烦热。

**石膏** 清肃大寒，善降阳明之火，凡属阳明实热，而为头痛目肿，口疮咽痛，身热烦渴，狂躁便结者，非此不能解。

**连翘** 清三焦浮游之火，解痘疹痈疡之毒。

**栀子** 利小水，降脾肺膀胱之火，使从小便中出。

**龙胆草** 性寒而降，大清肝肾之火，上退眼目之赤痛，下清足膝之热肿。

**黄芩** 性味轻浮，能清肺金大肠之火，但黄芩、黄柏、栀子、连翘、石膏、滑石、前胡、花粉、龙胆草之类，皆大寒之物，非有实火热毒者，不得妄行滥用。

**大黄** 通壅滞，逐瘀血，退热攻坚，非有大实证，不可轻用。

**瓜蒌仁** 开结陷气滑肠，凡虚痰虚火，及中气不足，而为喘促胀满，大便不实者，皆大忌之。

**桑虫** 俗名桑蚕，不知剙自何人，用以发痘，今医以为奇品，兢相传用。余尝遍考本草，痘疹诸书皆所不载，及审其性质，不过为阴寒湿毒之虫耳。惟其有毒，所以亦能发痘；惟其寒湿，所以最能败脾；且发痘者，不从血气而从毒药，痘虽起百而中则败矣，此与揠苗者何异？矧以湿毒侵脾，弱稚何堪。故每见多服桑虫者，毒发则唇肤俱裂，脾败则泄泻不止，前之既覆，后可鉴矣。

## 麻　疹

### 总论

疹者痘之末疾，惟二经受证，脾与肺也，内应于手足太阴，外合于皮毛肌肉，是皆天地间渗戾不正之气，故曰疹也。然其名目有异，在苏松曰沙子，在浙江曰醋子，在江右曰麻子，在湖广曰痲子，在山陕曰糠疮，在北直曰疹子；名虽不同，其证则一。但出在春夏为顺，秋冬为逆。以其出于脾肺二经，一遇风寒，势必难出，且多变证，故于秋冬为不宜耳。夫天行不正之气，致为人之痘疹，然古人于痘疹二字，始终归重于痘，并不分别疹为何物，岂可以二证而为一证耶？想当时重痘不重疹，故尔略之未详，后人不得所宗，因而害事者多矣！余甚怅之，自得罗田万氏之刻，见其理透法精，鄙念斯慰，今悉从其训，节录于此，使此后患疹者，幸获迷津之指南，亦以见万氏之功为不小矣。

# 疹　证

疹虽非痘之比，然亦由胎毒蕴于脾肺，故发于皮毛肌肉之间，但一时传染，大小相似，则未有不由天行疠气而发者，此其源虽内发，而证多属表，故其内为胎毒，则与痘疮同；外有表邪，则与伤寒类。其为毒也，总由君相二火，燔灼太阴，而脾肺受之，故其为证，则有咳嗽喷嚏，面肿腮赤，目胞浮肿，眼泪汪汪，鼻流清涕，呵欠闷顿，乍凉乍热，手足稍冷，睡卧惊悸，或恶心呕哕，或以手揾面目鼻唇者，是即出疹之候。便宜用解毒散邪等药，不使留停于中，庶无他患。且凡是疹证，必其面赤中指冷而多嗽，又必大热五六日，而后见红点遍身，此其所以与痘疮伤寒有异。

痘自里而出于脏，脏为阴，阴主血，故成颗粒而有浆，难出难靥；疹自表而出于腑，腑为阳，阳主气，故见形色而无汁，易出易没；痘欲尽发而不留，疹欲尽出则无病。邪气郁遏，则留而不去；正气损伤，则困而不伸。毒归五脏，变有四证，归脾则泄泻不止，归心则烦热发惊，归肺则咳嗽血出，归肾则龈烂疳蚀。

疹本阳毒，自初热至收完，但看右手一指脉，洪大有力，虽有别证，亦不为害。若细软无力，则阳证得阴脉矣。元气既弱，安能胜此邪毒？故凡诊得阴脉者，即当识为阴证，而速救元神，宜用伤寒温补托法，参酌治之，庶可保全万一。若泥以麻疹，始终药宜清凉，则必不免矣！盖疹喜清凉，痘爱温暖，固为不易常道，然虚则补，实则泻，寒则温，热则凉，方是医家活法。故古人治疹，亦有血虚而用四物者，气虚而用四君者，天寒伤冷，则用温中理中之药，皆一时之权变也。

## 疹　期

出疹之候，初热一日，至次日鸡鸣时，其热即止，止存五心微热，渐见咳嗽，鼻流清涕，或腹中作痛，饮食渐减，到申酉之间，其热复来，如此者四日，用手满按发际处甚热，其面上热少减二三分，咳嗽连声，面燥腮赤，眼中多泪，喷嚏频发，或忽然鼻中出血，至五日其热不分昼夜，六日早时，其疹出在两颊下，细细红点，至午时两手皆并腰下及浑身，密密俱有红点，七日普遍掀发，其鼻中清涕不流，喷嚏亦不行，七日晚分，两颊颜色渐淡，此验出疹之要法也。

疹热六日而出，此一定之规也，若医人无识，用药太早，耗散元气，及至出时，变害多矣。或嗽而变喘，或出一二日即隐，或作大泻，或合目而喘，此医人用药不当之害也。我之治法，定不在五日内用药，必待见疹，方用徐徐升表，然用药亦有次第，凡一剂必作十馀次饮之，以疹在皮肤之间，若作一次服，则药性催之太急，每至烦躁谵语，狂乱坏证。

麻疹初热类伤风寒，惟目赤颊红，咳嗽喷嚏，鼻涕眼肿，呵欠喜睡，或吐泻交作，或恶心干呕为异耳。但见此候，即是疹子，便宜谨避风寒，戒荤腥厚味，用升麻葛根汤见痘疮，以表散毒邪，使皮肤通畅，腠理开豁，则邪毒易出，不可作伤寒妄加汗下，妄汗则增热而为衄血咳血，为口疮咽痛，为烦躁干渴，为二便不通，妄下则为里虚滑泻不止，为下痢脓血。

疹初热时，未见出现，咳嗽百余声不止，上气喘急，面目浮肿，时卧时起，此火毒内蒸，肺叶焦举，宜甘桔汤。桔梗二钱；甘草一钱；薄荷叶五分；加牛蒡子、石膏、知母、糯米。

疹出之时，咳嗽口干心烦者，此毒在心肺，发未尽也，宜泻白散。桑皮、地骨皮各二钱；生甘草一钱；加黄连、元参、连翘、天花粉。

## 疹 出 没

疹子出没，当以六时为准，假如子后出，午后即收，午后出，子后即收，乃阳生阴成，阴生阳成，造化自然之数也。凡此旋出旋收者轻，若一出连绵三四日不收者，乃阳毒太甚，以大青汤解之。若逡巡不出者，乃风寒外束，皮肤闭密，以荆防败毒散见瘟疫发之。疹已出而复没者，乃风寒所逼而然，若不早治，必内攻痒塌而死，急用升麻葛根汤，加荆芥牛子热服，复出而安。

发热六七日以后，明是疹子，却不见出，此必皮肤坚厚，腠理闭密，或为风寒所袭，或曾有吐泻，皆能伏也，急用托里散表之剂，如麻黄汤见伤寒去杏仁，加蝉蜕、升麻，外用胡荽酒㗜之。

如大便闭者，必毒甚于内，伏而不出，凉膈散加牛子煎服见火证。

疹子只怕不能尽出，若出尽则毒便解矣，故治疹者，于发热之时，当察时令寒暄，如时证大寒，以桂枝葛根汤发之。即升麻葛根汤加桂枝防风生姜淡豆豉是也。时证大热，以升麻葛根汤，或合人参白虎汤见伤寒发之；不寒不热以荆防败毒散发之；如兼疫疠之气，以人参败毒散发之；若尽一剂不出，再作本汤服之，外以苎麻蘸胡荽酒遍身刷之，务令亟出，如三四作更不出，加腹中胀痛，气喘昏闷，必死之证。

疹毒出尽，则邪气解散，正气和平，如发热烦闷，呕吐泄泻，此毒邪壅遏，尚未尽出也，烦热用黄连解毒汤，呕吐用柴胡橘皮汤，柴胡、橘皮、人参、半夏、茯苓、黄芩、青竹茹是也。并外刷以胡荽酒，待疹出尽，则烦热自去，呕吐自止矣。

疹有既收而余毒未尽，至三日之外，又复发出，或至五六次不已者，此因发热之时，不避风寒，致令邪气郁于肌肉之间，留连不散，虽曾解散，终属未畅耳，若兼杂证，亦当随证施治。

## 疹 形 色

麻疹初出，多先见于耳后项上腰腿，其顶尖而不长，其形小而匀净者吉。若色见通红，则疹发于心，红者火之正色也；若疹色淡白者，心血不足也，宜养血化斑汤。当归、生地、人参、红花、蝉蜕是也；或四物汤加防风；色太红焰，或微紫者，血热也，或出太甚者，并宜大青汤，或四物去川芎加柴胡，黄芩，干葛，红花，牛子，连翘，凉血滋阴，而热自除，所谓养阴退阳之义，亦五死一生之证。若黑色者，则热毒尤甚，十死一生。

疹初出色赤者，毒盛之势也。但得大便调，咳嗽多，右手一指脉，轻重取皆有力，虽势重不碍，随证调理；若咳嗽少，手一指脉无力，虽三日后收，其浑身疹子，变为紫色，纏结于皮肤之间，若用解利之药，其色渐转红色，嗽多流涕，颇思饮食者生；若投二三剂难变者，不治。

景岳曰：痘之外有疹，疹之外有麻，麻者亦疹之类，即麻疹也。但正疹则热至五六日，而后一齐涌出，大者如苏子，次者如芥子，小者如蚕子，皆粒粒成疮，非若麻疹之皮红成片也。且麻疹之出则不拘，三四日以灯照之，遍身如涂朱之状，此将出之兆，出则细碎，皮红成片，如蚊迹模糊者是也。亦或有六日始出，出而又没，没而又出，不过一周时许，世俗谓一日三出，三日九出，后方齐出透彻；然亦有不拘者，只三日间，从面至胸皆背手足，虽随出随没，然只要出透，以遍身红润者为美。重者遍身膨胀，眼亦封闭，色有赤白微黄不同，只要红活，最嫌黑陷，及面上胸腹稠密，缠锁咽喉者为逆，发不出而喘者即死。所谓麻者，以遍身细碎如麻，无有空处故也；斑则无粒，惟成片红紫如云如锦者是也。又有遍身但红，而绝无斑点者，谓之火丹，亦其类也，故痘家有夹疹夹麻夹丹等证，总皆热毒所致，宜透邪煎微表之耳。

## 疹前诸证

麻疹欲出，必遍身发热，或烦躁，或头眩，呈身体拘急；及其既出，则身体便凉，诸证悉解。此一层疹子随即收者，极轻者也。如疹子既出，而热甚不减，此毒盛也，宜大青汤解其毒；溺涩者，大连翘饮见热证；便闭者，凉膈散加牛子。

麻疹出至二三日，必两鼻俱干，待收完看，毒气轻者，清涕即来，就思饮食，此不必服药；若清涕来迟，不思饮食者，须要清肺解毒，必俟涕来，方可不用药。

麻疹多嗽，此顿出顿入之势也，但有疹毒，须假嗽多而散。故疹后旬日之内，尚宜有嗽，切不可见嗽多而治嗽。原疹属肺与脾胃，肺受火邪则嗽多，嗽多则顿出头面并及四肢；大肠受火邪，则上连脾胃而为泄泻，若早泻则嗽减而变为喘；盖喘嗽皆属于肺，然嗽实喘虚，得嗽者出，得喘者入，入则合眼多痰，胸满腹胀色白，而毒不尽出，证则危矣。此疹宜嗽不宜喘，最不宜于泄泻。

麻疹初起发热吐利，纯是热证，不可作寒论，此乃火邪内逼上焦则多吐，下焦则多利，中焦则吐利并作；自利者黄芩汤；吐利者，黄芩汤加半夏生姜；自利里急后重，解毒汤合益元散见中暑。疹出一二日或三四日，忽然大泻嗽多者，用升表之药，加以分利，若泻而兼喘，闷乱摇头者凶。

麻疹现后，大便下脓血，或因泄泻而变成脓血者，但看疹子出多而色红多嗽者，只宜表疹，俟其收后，方宜解毒兼治其痢。

疹后作痢，亦有看手咬指撕唇噬人等证，当用解毒分利之药，若所下稠涎，红白相杂者，务要解毒，如昼夜有三五十次，渐减至二三次，或渐多嗽，右手一指脉渐起，清涕复来，方可望生。若痢变煤色或成屋漏，或如青菜，肛门如筒，喘促声哑，饮食不进，午后腮红，皆不可治。

出疹之人，不拘大小，自初起至收完，必皆喜饮凉水，此不必禁止，但宜少而不宜多，宜频而不宜顿，则毒气随之渐解。

渴喜饮水，纯是火邪，肺焦胃干，心火内亢，初热发渴者，升麻葛根汤加麦冬天花粉茅根汁，渴甚者，人参白虎合解毒汤。

麻疹发热或自汗，或鼻衄者，不须止之，此亦散越之义；汗者毒从汗散，衄者毒从衄解，但不可太过，如汗太多者人参白虎汤，衄太多者，元参地黄汤。

痘疹咽痛，亦是常候，乃火毒上薰而然，勿以喉痹同论，妄用针刺。盖此非喉痹痛肿，原无恶血可去，痘疹喉病，只是咽干作痛耳，宜甘桔汤加牛子，或射干鼠粘子汤，细细呷咽，更以玉钥匙即梅冰片一味是也，吹之自愈。

出疹之先，或有胃火，出疹之后，或有余毒，此热毒收于牙龈上下，故并唇口生疮，遇有此证，每日用米泔水洗十余次，急服解毒之药，若失治则变走马牙疳。

麻疹初热一日，至五六日间，多有腹痛，此大肠之火，郁于皮窍之中，故作腹痛，不可认作伤食，用消导之药，或以手揉俱能致害，但解疹毒，毒散则腹痛自止。

麻疹谵语，乃毒火太盛，热昏心神也，初热而发烦躁谵妄者，升麻葛根汤调益元散；收后余热未尽，日夜烦扰，谵语狂妄者是，灯心汤调益元散，或解毒汤亦可。

出麻疹者，多有五六日不饮食，此胃为邪气所侵，亦为邪气所养，故不食亦不妨，切不可着意治之，只宜治疹。麻疹出尽，毒气渐解，即思饮食，尤不可与面食，虽用粥食，每次只可少与，俟气清神爽，身全不热，渐渐加添。

出疹之先，平昔过面食者，或正出时吃面食者，或胃气所渐开，即思面食而用早者，因动胃火，以致清涕不来，身体作热，两眼看手，咬指抠鼻，撕口唇皮，及扯眼劄毛者，此皆疹后食复之病，治宜清肺解毒，加消导之药。

痘本肝肾，出自中下二焦，是以始终不妨于食，而全赖水谷为主，所以能食则吉，不能食则凶，故治痘者，不可顾脾胃，疹毒则表邪不解，而内犯太阴阳明，病在上中二焦，所以多不能食，故治疹者，但宜解散火邪，邪散则自能食矣。

## 疹后诸证

疹后余毒未尽，若停留日久不解，则必致喘嗽，或喉中痰响，四肢冷痹，或目无光彩，面色青白，或鼻如烟筒，嗽声不出，右手一指脉，轻取散乱，重取无者，死。

麻疹收后，身有微热者，此虚热也，不须治之。待血气和畅，其热自退，若热势太甚，或日久不减，宜用柴胡麦门冬散，甚则解毒汤见伤寒，或合人参白虎汤。

疹后身热不退，而发枯毛竖，肉消骨立，渐渐羸瘦，为骨蒸劳热之证者，宜用柴胡四物汤；迟则变为睡中露睛，口鼻气冷，手足厥逆，遂成慢脾风不治之证。

疹后身热不除，忽发搐者，不可以急惊风同论，宜导赤散加人参麦门冬，送朱砂安神丸见惊风，小便清者可治，短少者难治；如见多痰用抱龙丸见惊风，或以四物加麦门冬、枣仁、淡竹叶、甘草、龙胆草、黄连、茯苓、辰砂、石菖蒲，或以此为末，猪心血和丸。

麻疹退后，多有咳嗽之证，若微嗽不已者，此余毒未尽也，用清肺饮加牛子生甘草，若嗽甚气逆，发而不已者，此肺中伏火，金虚叶焦也，宜清肺汤合人参白虎汤，若身热顿嗽，甚则饮食俱呛出，或咳出血，皆热毒乘肺而然，宜用清金降火汤，或麦冬清肺汤加连翘，若咳甚而面浮目肿，胸高喘急，血出口鼻，面色青赤，昏躁摇头者死；又有肺气本虚，为毒所逼，而发喘不已，但无咳血呛食等证者，宜用清肺饮加人参，不可拘于肺热之说，而纯用清肺解毒之药。

麻疹收后，余热未尽，或热甚而失血者，宜用四物汤加茵陈、木通、犀角、连翘、栀子、滑石、甘草，以利小便，使热气下行则愈，若血在上者，去川芎加黄芩。

疹后余毒入胃，久而不散，以致牙龈黑烂，肉腐血出，鼻气冲入者，名为走马牙疳，急用马鸣散敷之。若面颊浮肿，环口青黑，齿落唇崩鼻坏者，必死之证。

疹后饮食如常，动止如故，乃卒然心腹绞痛，遍身汗出如水者，此因元气虚弱，失于补养，外虽无病，内实虚损，偶为恶气所中，谓之中恶，此朝发夕死之证。

## 吉　凶

麻疹或热或退，五六日而后出者轻。

透发三日，而渐没者轻。

淡红滋润，头面匀净而多者轻。

头面不出者重。红紫黯燥者重。咽肿痛不食者重。冒风没早者重。

移热大肠变痢者重。黑黯干枯，一出即没者不治。鼻扇口张，目无神彩者不治。

鼻青粪黑者不治。

气喘心前吸者不治。

## 禁　忌

麻疹发表之后，红影出于肌肤，切戒风寒生冷，如一犯之，则皮肤闭密，毒气壅滞，遂变浑身青紫，而毒反内攻，烦躁腹痛，气喘闷乱，欲出不出，危亡立至。

麻疹一证，全在调治禁忌，如鸡鱼炙煿，盐醋五辛之类，直过七七之后，方可食之。惟宜食淡，不可纵口，若食鸡鱼肉，则终身皮肤粟起，如鸡皮之状；或遇天行出疹之时，又令重出，食肥猪肉，则每岁适出疹之月，多有不利。误食盐醋，则每岁逢出疹月发咳嗽，误食五辛，则不时多生惊热。

## 治　法

疹喜清凉而恶温，痘喜温暖而恶凉，此固其大法也。然亦当有得其宜者，如疹子初出，亦须和缓则易出，所以发苗之初，只要发出得尽，则疹毒便解，非若痘之苗而秀，秀而实，而后毒解也；痘子成熟时，若太温煖，则反溃烂不收。是痘后亦喜清凉也，故治痘疹者，无过热，无过寒，必温凉适宜，使阴阳和平耳。

一、痘宜内实，可用补剂。疹忌内实，只宜解散；惟初热发表时略相似耳；既出之后，痘宜补气以生血，疹宜补阴以制阳，何也？盖疹热甚则阴分受其煎熬，而血多虚耗，阴金被尅，故治以清火滋阴为主，而不可少动其气，若燥悍之剂，首尾皆当深忌也。世知痘症所系之重，而不知疹之杀人尤甚，方书多未详及，良可太息也矣。

一、麻疹初起，呵欠发热恶寒，咳嗽喷嚏流涕头眩，宜升麻葛根汤，加紫苏葱白以解肌，切忌大汗，斑不红者亦宜。

若潮热甚者，加芩连地骨皮。

谵语者，调辰砂益元散。

咳嗽加麻黄杏仁麦冬石膏。

咳甚热甚者，用凉膈散加桔梗地骨皮。

泄泻者，宜四苓散见中暑，便红合犀角地黄汤见血病。

吐血衄血，用犀角地黄汤加山栀。

赤溺加木通，寒热似疟，小柴胡汤见伤寒。

一、麻疹已出，烦躁作渴者，解毒合白虎汤。

喘而便闭者，前胡枳壳汤加五味子。

便秘甚者，小承气汤见伤寒。

谵语溺闭者，导赤散生地、木通、甘草、淡竹叶是也。

小便如泔者，四苓散加车前木通。

谵妄如狂者，解毒汤调益元散。

大小便血者，犀角地黄汤。

吐血衄血，解毒汤加栀子童便。

泄泻，解毒合四苓散。

下痢赤白腹痛者，黄芩汤加枳壳。

喘兼泄泻溺涩者，柴苓汤。

烦热大渴作泻者，白虎汤加苍术猪苓。

热甚干呕者，解毒汤。

伤食呕吐，四君加藿香干葛。

夏月因热作呕，四苓散加人参，忌用豆蔻木香姜桂。

余毒未尽，变生痈疽疮疖者，升麻葛根汤加防风荆芥牛蒡子。

**透邪煎** 麻疹初热未出之时，惟恐误药，故云未出之先，不宜用药，然解利得宜，则毒必易散，而势自轻减，欲求妥当，当先用此。

当归三钱，芍药二钱，防风八分，荆芥穗一钱，升麻三分，炙甘草五分。

上剉水煎，热甚脉洪滑者，加柴胡。此外杂证，随宜加减。

**方歌** 麻疹初热透邪煎，当归芍药保安全。

荆防升麻炙甘草，欲求妥当此为先。

**苏葛汤** 初热未见点，发表之剂，分两宜酌儿大小增减。

紫苏叶、葛根各二钱，芍药一钱半，甘草一钱，陈皮、缩砂仁各五分。

上剉一贴，葱白三茎生姜三片，水煎热服

**方歌** 初热发表苏葛汤，白芍甘草用得强。

陈皮砂仁行滞气，妙在更加葱白姜。

**透斑汤** 麻疹初见红点，一日至三日，用此发透。

升麻、枳壳各五分，柴胡钱半，前胡、桔梗各一钱，干葛、川芎、茯苓各八分，陈皮、半夏、甘草各四分。

上剉一贴，生姜一片，水煎徐服。

**方歌**　透斑汤用柴升麻，葛根前胡枳桔佳。

　　　　　茯苓陈皮制半夏，川芎甘草妙无涯。

**葛根麦门冬散**　治小儿热毒斑疹，头痛壮热作渴，心神烦闷，外除表邪，内清胃火，兼顾元气。

葛根三钱，麦门冬四钱，人参、升麻、生甘草、茯苓各二钱，石膏五钱，赤芍药一钱。

上为粗末，每服三钱，水煎，徐徐温服。

**方歌**　葛根麦冬散最佳，人参石膏新升麻。

　　　　　茯苓甘草赤芍药，解表清火正堪夸。

**大青龙汤**　解利斑疹火毒之良剂。

生地、石膏、元参、知母生、地骨皮、木通、甘草生、青黛、荆芥各等分。

上剉一帖，淡竹叶十二皮，水煎服。

**方歌**　解利斑疹大青汤，元参青黛生地黄。

　　　　　石膏知母木通草，荆芥地骨竹叶良。

**柴胡麦门冬散**　治痘疹壮热，经日不止，更无他证者。

柴胡二钱半，龙胆草一钱，麦门冬三钱，人参、元参、炙甘草各钱半。

上为末，每三钱，水煎服。此方解表之功居六，清火之功居四，养荣退热惟此散最宜。

**方歌**　壮热不止何方灵，柴胡麦冬散急寻。

　　　　　人参黑元胆甘草，养荣退热妙如神。

**加味甘桔汤**　治痘疹咽喉作痛。

甘草二钱，桔梗四钱，连翘、黄芩、薄荷各一钱。

上剉一贴，淡竹叶十四皮，水煎，徐徐温服。

**方歌**　加味甘桔汤，咽喉疼痛方，

　　　　　黄芩薄荷叶，连翘淡竹良。

**射干鼠粘子汤**　治痘疹壮热便实，口舌生疮，咽喉肿痛。

大力子四两，炙甘草五钱，新升麻、射干各一两。

上为粗末，每服三钱，水煎徐服。

**方歌**　痘疹口生疮，射干鼠粘汤。

　　　　　升麻炙甘草，便坚加大黄。

**元参地黄汤**　治痘疹吐血衄血。

元参、生地黄、牡丹皮、栀子仁、升麻、甘草各钱半，白芍一钱，蒲黄炒五分。

上剉一贴，水煎温服。此方宜去升麻，以塞上冲之源。

**方歌**　衄血何剂良？元参地黄汤。

　　　　　升麻芍甘草，丹皮栀蒲黄。

**清肺饮**　治肺热喘嗽声哑，此当与清肺汤参用。

麦门冬、桔梗各二钱，天花粉、知母、荆芥各一钱，石菖、诃子肉各八分。

上剉一贴，水煎温服。

**方歌**　清肺饮子用麦冬，桔梗花粉知母从。

　　　　　菖蒲诃子荆芥穗，肺热喘嗽立收功。

**清肺汤**　治斑疹咳嗽甚者。

桔梗、片芩、贝母各七分，防风、炙甘草各四分，知母六分。

上剉一贴，水煎五分，入捣碎苏子五分，再煎温服。

**方歌**　万氏清肺汤，甘桔苏子防。

　　　　　片芩知贝母，能医疹嗽方。

**前胡枳壳汤**　痰实壮热，胸中烦闷，便秘溺涩，卧则喘急。

前胡一两，枳壳、赤茯苓、甘草炙、大黄各五钱。

上为粗末，每服三五钱，水煎徐服。

**方歌**　前胡枳壳汤，苓草生大黄。

　　　　　痰实壮热者，服此即安康。

**生地黄散**　治斑疹身热口干，咳嗽心烦者。

生地黄五钱，麦门冬七钱，款冬花、杏仁各三钱，炙甘草、陈皮各二钱。

上为粗末，每服三五钱，水煎，徐徐温服。

**方歌**　生地黄散佳，杏仁款冬花。

　　　　　麦冬陈皮草，烦咳立时瘥。

**黄芩汤**　治痘疹自利腹痛，十分危急者。

黄芩两半，甘草炙、芍药各一两，当归、黄连各五钱。

上为粗末，每服三五钱，水煎温服。

**方歌**　东垣黄芩汤，自利腹痛方。

　　　　　归芍炙甘草，黄连加入良。

**柴苓汤**　治麻疹已出，身热烦渴泄泻者。

柴胡、黄芩、赤茯苓、白术、泽泻、猪苓各等分。

上剉一帖，水煎温服。

**方歌**　疹出身体热，柴苓对君说。

黄芩合四苓，止住烦渴泻。

**柴胡四物汤**　治疹后余热不退。

柴胡、当归、川芎、生地、白芍、人参、麦冬、知母、地骨皮、黄芩各等分。

上剉一贴，淡竹叶七皮，水煎温服。

**方歌**　柴胡四物汤，余热不退方。

麦冬参知母，地骨黄芩良。

**门冬清肺饮**　治疹后咳嗽不止者。

天门冬、麦门冬、款冬花、马兜铃、知母、贝母、桔梗、杏仁、大力子、地骨皮、连翘、甘草各等分。

上剉一贴，水煎温服。

**方歌**　疹后咳嗽非寻常，急服门冬清肺汤。

冬花二母甘桔杏，兜铃地骨连牛蒡。

**消毒化痰汤**　治疹后喘嗽，声音不清，不思饮食，眼目不利，唇口干燥等证。

牛蒡子、防风、荆芥穗、贝母各五分，黄芩、连翘、前胡、茯苓各七分，桔梗、枳壳各一钱，甘草三分。

上剉一贴，水煎徐服。

**方歌**　消毒化痰汤，枳桔连芩良。

前胡苓贝母，喘嗽称奇方。

**清金降火汤**　治疹后肺热，声哑咳喘。

当归、白芍、生地、贝母、陈皮、瓜蒌仁、天冬、麦冬、黄芩、山栀、杏仁、元参、桑白皮、黄连、石膏、苏梗、茯苓、甘草等分。

上剉一贴，生姜一片，水煎温服。

**方歌**　清金降火天麦冬，芩连归地芍橘红。

　　　　桑杏瓜贝元栀草，苏梗石膏茯苓丛。

**解毒化滞汤**　治疹后喫食太早，咬指甲肉，撕口唇皮，撧眼剞毛，看手咬人等证。

防风、荆芥穗、枳壳、神曲、麦芽各五分，连翘、黄芩、茯苓、前胡各七分，桔梗一钱，山楂、甘草各三分。

上剉一贴，水煎，徐徐温服。

**方歌**　解毒化滞荆防风，神曲麦芽山里红。

　　　　枳桔前胡茯苓草，黄芩连翘水煎浓。

**马鸣散**　治痘疹走马牙疳恶证。

人中白即尿缸底白垢，刮取火煅如白盐，五钱，五倍子生者一钱，另用一钱同矾煅，马鸣退即蚕退纸，火烧存性二钱半，枯白矾二钱；即用五倍子一钱入矾于内煅枯。

上为细末，先用米泔水刷洗，以此敷之。

**羌菊散**　治痘疹热毒上攻，眼目生翳，并暴赤肿闭，羞明眵泪等证。

羌活、甘菊花、蝉蜕、蛇蜕、谷精草、防风、白蒺藜、木贼草、黄连、山栀子、大黄、甘草各等分。

上为细末，每服二钱，清米汤调下。

**方歌**　羌菊散治目生翳，木贼蝉蛇白蒺藜。

　　　　防风谷草连栀子，将军国老建功奇。

**搜毒汤**　治痘疹热毒炽盛，紫黑干枯，烦热便结等证。

紫草、大力子、地骨皮、赤芍药、木通、黄芩、连翘、蝉蜕各等分。

上剉一贴，水煎服。

发渴加花粉麦冬。

头面牙龈肿痛，加石膏知母。

大肠干结，脐腹实胀，加大黄芒硝。

小水热闭，加栀子车前。

血热妄行，加犀角童便。

**方歌**　黑黯干枯焦，搜毒汤为高。

　　　　紫牛地骨芍，木通蝉芩翘。

**胡荽酒**　能辟除秽气，使痘疹出快。

胡荽一束；以好酒二钟煎一两沸；每含一两，口噀儿遍身头面；房中常烧胡荽香，以辟除秽气，使痘疹出快，煎过胡荽，悬房门更妙。若无茎叶，则用子捣碎，煎酒亦可，或与患者饮一二口，更佳。

**小麦汤**　专治水痘。水痘似正痘，外候面红唇赤，眼光如水，咳嗽喷嚏，涕唾稠粘，身热二三日而出；明净如水泡，形如小痘，皮薄结痂，中心圆晕，易出易靥，亦少，温之则痂难落而成烂疮，切忌椒姜辣物，并沐浴冷水，犯之则成疮疥水肿之疾，自始至终惟宜此汤为主。

地骨皮、滑石、甘草各五分，人参、大黄、知母、羌活各四分，葶苈子三分。

上剉一贴，小麦十四粒，水煎热服。此证在皮肤，不关脏腑，守禁忌不必服药。

南垣医抄卷之十五终

# 南垣医抄残稿（不详卷几）

□……

## 霍 乱

**藿香正气散** 治外感风寒，内伤生冷，憎寒壮热，呕吐泄泻及时气寒疫，山岚瘴疟，或中寒腹痛，中暑霍乱，中湿身重，或不服水土，脾胃不和，饮食停滞，或呕逆恶心，胸膈痞闷。发热无汗。

藿香、紫苏、白芷各钱半，枳壳、厚朴、大腹皮、橘皮、半夏、茯苓各一钱，白术钱，甘草五分。

上剉，姜枣煎服。

霍乱转筋加木瓜。腹痛加芍药。寒痛加官桂，冷甚加干姜。饮食不化，心下痞闷，加香附、砂仁。米谷不化，加神曲麦芽。肉食不化，加山楂、草果。心下痞满，加枳实、青皮。中暑冒风，加香薷、扁豆。时气憎寒壮热，加柴胡、干葛。发热烦渴加麦冬、淡竹叶。口渴作泻，小便不利，合五苓散见中暑。湿热相搏，霍乱转筋，烦渴闷乱，和黄连香薷饮见中暑。

**方歌** 藿香正气大腹皮、苏叶白芷枳朴宜

橘红半夏苓术草、外感内伤俱可医

**理中汤** 治伤寒太阴病，自利不渴，阴寒腹痛，霍

乱呕吐，饮食难化，胸膈痞塞，结胸吐蛔，或疟疾瘴气瘟疫，中气虚损，久不能愈，或中虚生痰等证。

人参、干姜炮、白术、炙甘草等分。

上剉一贴，水煎温服。

本方蜜丸，名理中丸。中寒腹痛，手足厥冷，加附子，名附子理中汤。腹满痞闷，加青皮、陈皮，名治中汤，霍乱呕吐，于治中内加丁香半夏、生姜。霍乱泄泻，加陈皮茯苓，名补中汤，溏泻不已，于补中内加附子，恶食不思，加砂仁。霍乱吐泻，身冷汗出，少气不语，六脉沉绝，去白术，加附子，名四顺汤。寒实结胸，心膈高起，手不可近，加枳实、茯苓，名枳实理中汤，渴者加天花粉。胃寒吐蛔，去甘草，加茯苓、川椒、乌梅，名理中安蛔汤。暑泻作渴，加黄连、茯苓，名连理汤。脐下动气，去术加官桂，悸加茯苓，渴加白术，腹满去甘草。霍乱转筋，加石膏，名石膏理中汤。

**方歌**　理中汤丸　霍乱可全
　　　　参术炮姜甘草　以方随证减添

**温中汤**　治霍乱心腹饱胀绞痛，不吐不泻，脉沉细欲绝，先用吐法，盐一两，生姜五钱，切碎，同炒，色变，以童便二盏，煎至半，顿服探吐，不吐再服，此法甚妙。后用熨法，生姜捣烂，同盐炒热，绢包熨其胸前并腹上，冷再炒，气透即苏，续更熨其背上，则十分无事，随服此汤调理。

藿香、缩砂仁、香附、苍术、厚朴、木香磨汁、枳壳、陈皮各一钱，干姜、官桂、炙甘草各五分。

上剉，姜煎服。心腹绞痛，面唇青，手足冷，脉伏欲绝，去苍术，加附子、茴香。心腹饱闷，硬痛结实，加枳实、槟榔、山楂、瓜蒌仁、莱菔子，去苍术、枳壳、甘草。胃寒呕哕呃逆加丁香、茴香、高良姜，去官桂、苍术、甘草。虚汗加大附子，去苍术。夏月干霍乱，不吐不泻，心腹绞痛，烦渴自汗，不可用姜桂。伤寒劫病条，另有吐法。

    **方歌**　温中桂干姜　香砂厚朴苍

            枳壳香附草　陈皮配藿香

    **加减薷苓汤**　治霍乱吐泻止后，身热口渴，及伏暑霍乱，吐泻烦躁。此疾多生于夏秋之交，纵寒月有之，亦多伏暑而然，病之将作，必先腹中疠痛，吐泻之后，甚则转筋，此兼风也。手足厥冷，气少唇青，此兼寒也。身热烦渴，气粗口燥，此兼暑也。四肢重浊，骨节烦疼，此兼湿也。脉微而涩，或代而散，或隐而伏，或大而虚，或结或促，皆不可断，此死脉，以其挥霍变乱故也。

    天花粉二钱，赤茯苓钱，猪苓、泽泻、香薷、干葛各七分，黄连、白术、甘草各五分。

    上剉一贴，生姜三片，水煎服。

    **方歌**　加减薷苓汤　黄连甘草强

            葛根天花粉　伏暑霍乱方

    **参胡三白汤**　治霍乱吐泻止后，头疼发热，口干脉数。

    人参五分，柴胡、当归、白芍药、白茯苓、白术、麦冬、栀仁、陈皮、甘草各八分，五味十粒。

    上剉一贴，乌梅一个，灯心一团，大枣二枚，水煎服。

**方歌**　参胡三白　归芍梅麦

术草茯苓陈皮　五味栀仁炒黑

**小麦门冬汤**　霍乱已愈，烦热多渴，引饮不已，小便不利。

麦冬二钱，白术、茯苓、陈皮、半夏各一钱，人参、甘草各五分，小麦半合，乌梅一个。

上剉一贴，生姜三片，水煎服。

**方歌**　小麦门冬汤　四君乌梅姜

陈皮并半夏　烦热引饮方

**加减正气散**　异乡人初到别地，不服水土，遂成霍乱，吐泻交作，或心腹胀满，不能吐泻，愦愦无奈。

苍术二钱，藿香、厚朴、陈皮、香附子、缩砂仁、半夏汤泡七次，甘草各一钱。

上剉一贴，姜三片，枣二枚，灯心一团，水煎服。泄泻加白术、山药、乌梅、粳米呕吐亦加之。腹痛加木香、茴香。饱闷加益智仁、大腹皮。发肿气喘，加苏子、桑白皮、木通、猪苓、大腹皮、木香，去甘草，小水短赤，加木通，猪苓，车前，栀子，去半夏，甘草。胸腹饱胀，或四肢浮肿，如不得吐泻，加莱菔子、大腹皮、枳壳、木通，去半夏、甘草。内热烦渴，加葛根、黄连、山栀、乌梅，去半夏、甘草。内寒手足冷，脉沉细，加干姜、官桂。

霍乱初起，或因饮冷，或冒寒，或失饥，或大怒，或乘舟车，伤动胃气，令人上吐下泻，头晕眼花，手足转筋，四肢逆冷，用药迟慢，须臾不救，急以木瓜吴茱萸食盐等分，同炒，百沸汤煎服，冷热随意，如卒然无药，以枯矾末一钱，沸汤调服，或用盐一撮，醋一杯，同煎温服。或盐梅酸咸等物，皆可服之。

霍乱转筋不止，男子以手挽其阴，女子以手揪其乳，取盐填脐中，灼艾灸之，莫计壮数，虽入腹已死，而胸中尚有暖气者亦醒，或取蓼一把，煎汤温洗亦止。

霍乱初起，服药即吐，无法可施，用沸汤半碗，井水半碗，合服即安，名阴阳汤，加盐少许，探吐，干霍乱尤妙。邪在上焦则吐，邪在下焦则泻，在中焦则吐泻交作，此中焦分理阴阳之法，阴阳不和，故上吐下泻，饮此辄定者，分其阴阳也。

## 呕　　吐

**脉义**　呕吐无他，寸紧滑数，微数血虚，单浮胃薄，芤则有瘀，最忌涩弱。

**总论**　呕吐者，饮食入胃而复逆出也，有声无物谓之哕，有物无声谓之吐，呕吐者，有声有物，胃气有所伤也，治宜以木香、藿香、半夏、茯苓、陈皮、生姜之类为主。刘河间谓为胃膈热甚，火气炎上，此特一端耳。有痰隔中焦食不得下者，有气逆者，有寒气郁于胃口者，有食滞心肺之分、新食不得下而反出者，有胃中有火与痰而呕者。孙真人云：呕家圣药是生姜，胜河间远矣，然气逆作呕，生姜散之；痰水作呕，半夏逐之。生姜施于寒证，最为确当，若遇热证，则又不可无乌梅，医者不执一见，有何呕吐之不愈哉。

**保中汤**　治胃虚有热，呕吐不止，饮食不下。

白术二钱，藿香梗、山栀姜炒、黄连土炒、黄芩土炒、陈皮、半夏、茯苓各一钱，砂仁三分，甘草二分。

上剉一剂，生姜三片，枇杷叶一皮，燎去毛，以长流水和黄泥，搅澄清，取二钟，煎至半，稍冷服。

　　**方歌**　保中白术苓　　山栀黄连芩

　　　　　　藿香橘半夏　　枇杷草砂仁

**加减理中汤**　胃寒呕吐清水冷涎，面青手足冷，脉沉迟。

人参、白术、茯苓、陈皮、干姜、半夏、砂仁、藿香、丁香、官桂等分。

上剉一剂，生姜三片，乌梅一个，水煎，徐徐温服。寒极手足冷，脉沉微，吐不出，加附子，去官桂。烦躁加辰砂。

　　**方歌**　加减理中汤、参术桂干姜

　　　　　　砂仁苓半夏、陈皮丁藿香

**黄连竹茹汤**　治胃热呕吐，烦渴脉数，面赤手足热。

黄连姜汁炒、栀子炒、竹茹各一钱，人参七分，白术、赤茯苓、麦冬去心、白芍、陈皮各五分，甘草三分，乌梅一个。

上剉一剂，大枣二枚，炒米一撮，水煎服。发热加柴胡。

　　**方歌**　黄连竹茹汤　　栀子麦冬良

　　　　　　参术苓草芍　　陈皮乌梅强

**清热二陈汤**　治胃积痰火，呕吐涎末，饮食不进。

陈皮、半夏、茯苓、人参、白术、砂仁、麦冬、栀仁、青竹茹、甘草等分。

上剉一剂，姜三片，枣二枚，乌梅一个，水煎，徐徐温服。

**方歌**　清热二陈　参术砂仁

　　　　麦冬竹茹栀子　乌梅姜枣宜存

**茯苓半夏汤**　水寒停胃，呕吐恶心，米粥不停，心下怔忡。恶心者，无声无物，但心中儿儿然无奈，欲吐不吐，欲呕不呕，口必流涎，咽之不下，愈咽愈恶，虽曰恶心，实非心经之病，病在胃上口也，此证之因，有寒有热，有痰有火，有水饮，有停食，有胃虚，与呕吐同治。

半夏二钱，赤茯苓、陈皮、厚朴、苍术各一钱，藿香八分，砂仁五分，甘草炙、干姜各三分。

上剉一剂，姜三片，乌梅一个，水煎服。

**方歌**　茯苓半夏汤　陈皮厚朴苍

　　　　砂仁炙甘草　藿香炮干姜

**比和饮**　治久病胃虚，呕吐月余，不纳水谷，闻食即吐，服药亦呕者。

人参、白术、白茯苓、神曲各一钱，藿香、砂仁、炙甘草、陈皮各五分。

上剉一贴，姜三片，枣二枚，陈仓米一合，先以顺流水二钟，煎沸，泡伏龙肝细末，搅浑澄清，取一钟，入药煎七分，去渣稍冷服，日进三次，别煎陈仓米汤，时时缀之。

**方歌**　比和四君、藿香砂仁

　　　　陈皮神曲姜枣、粳米龙肝宜寻

**加减六君子汤**　治大病后胃气虚弱，兼有痰火，闻食即呕，不能纳谷者。

人参、白茯苓、白术、山药、白芍药、当归各钱，陈皮、半夏各八分，藿香、砂仁、甘草各五分，莲肉十粒。

上剉一贴，姜三片，枣二枚，乌梅一个，炒米百粒，水煎服。

**方歌**　加减六君　归芍砂仁

　　　　藿香山药莲肉　乌梅姜枣是存

**吴茱萸汤**　治胃中素有寒，干呕吐涎沫，心中愦愦无奈。

吴茱萸三钱，人参一钱。

上剉一剂，生姜三片，大枣二枚，水煎服。

**竹茹汤**　治胃中素有热，恶心干呕不止。胃中有热，手足必热。

半夏、干葛各三钱，生甘草一钱，青竹茹。

上剉一剂，姜三片，枣二枚，芦根一握

□……，此处有两页被撕毁，无法校注。


# 咳　嗽


**脉义**□……（缺）

**总论**　咳谓无痰而有声，肺气伤而不清也。嗽谓无声而有痰，脾湿动而为痰也。咳嗽谓有痰而有声，盖因伤于肺气，动于脾湿，咳而为嗽也。窃见诸家立论太繁，多致后人临证，莫知所从，所以治难得效。以余观之，则咳嗽之要，止惟二证，何谓二证？一曰外感，一曰内伤，而尽之矣。夫外感之咳，必由皮毛而入，盖皮毛为肺之合，而凡外邪袭之，则必先入于肺，久而不愈，则必自肺而传于五脏也；内伤之咳，必起于阴分，盖肺属燥金，为水之母，阴损于下，则阳孤于上，水涸金枯，肺苦于燥，肺燥则痒，痒则咳不能已也。总之咳证虽多，无非肺病，而肺之为病，亦无非此二者而已。但于此二者之中，当辨阴阳，分虚实耳。而治咳之法，亦当知重肺胃二经。然于外感内伤之中，又惟风寒劳损，二者居其八九。景岳云：风寒者，责在阳实，治宜辛温散邪，则肺清而咳愈，最忌寒凉收敛，如经所谓肺欲辛者是也。劳损者，责在阴虚，治宜甘以壮水，润以养金，则肺宁而嗽愈，最忌辛香燥热，如经所谓辛走气，气病无多食辛者是也。然治表者，虽宜动以散邪，若形病俱虚者，又当补中气而佐以和解。倘专于发散，则肺气益弱，腠理益疏，邪乘虚入，病反增剧也。治内者，虽当静以养阴，若命门火衰不能归元，则参、姜、桂、附在所必用，否则气不化水，终无济于阴也。至若因于火者宜清，因于湿者宜利，因痰者降其痰，因气者理其气，随其所见之证而兼以调之。咳嗽之治，不过如此，又何必巢氏之十咳证，陈氏之三因证，徒致乱人心目，而不得其本末也。

**参苏饮** 治四时感冒伤寒，头痛发热，恶寒无汗，及伤风咳嗽声重，涕唾稠粘，中脘痞满，呕吐痰水，潮热往来，将欲成痨，此药解肌宽中，不致伤脾，孕妇伤寒，小儿痘疹，并能治之。

紫苏二钱，半夏姜汁炒、前胡、枳壳、桔梗、干葛、陈皮、茯苓各一钱，人参七分，木香五分，甘草三分。

上剉一贴，生姜三片，大枣二枚，水煎服。热咳去人参；气盛去木香；若天寒感冒，恶寒无汗，咳嗽喘促，或伤风无汗，咳嗽鼻塞声重，加麻黄二钱，杏仁、金沸草各一钱，葱白三根，以汗散之；若初感冒，肺多有热，加杏仁、黄芩、桑白皮、乌梅；肺寒咳嗽，加五味子、干姜；心下痞闷，或胸中烦热，或停酒不散，或嘈杂恶心，加黄连、枳实各一钱，干葛、陈皮倍之；胸满痰多，加瓜蒌仁；气促喘嗽，加知母、贝母；鼻衄加乌梅、麦门冬、白茅根；心盛发热，加柴胡、黄芩；头痛加川芎、细辛；咳嗽吐血，加升麻、牡丹皮、生地；劳热咳嗽久不愈，加知母、贝母、麦门冬；见血加阿胶、生地、乌梅、赤芍、牡丹皮；吐血痰嗽，合四物汤，名茯苓补心汤；妊娠伤寒，去半夏、加香附子。本方去人参、前胡，加川芎、柴胡，名芎苏饮，治感冒风寒，外有发热、头痛、恶寒，内咳嗽吐痰气涌。

**方歌**　参苏饮奇　茯苓陈皮

　　　　　枳桔前胡半夏　木香干葛草宜

**清肺汤**　治痰嗽及久嗽肺胀嗽。痰嗽者，嗽动便有痰声，痰出则嗽止也，久嗽不止成痨嗽。若久嗽声哑，或喉中生疮，是火伤肺金，血气衰败者，难治。肺胀嗽者，嗽则喘满气急也，若烦躁不得眠者，亦难治也。

黄芩钱半，桔梗、贝母、陈皮去白、桑白皮蜜炙、茯苓各一钱，当归、天冬、麦冬、杏仁、栀仁各七分，甘草三分，五味子十粒。

上剉一贴，姜三片，枣二枚，水煎服。痰咳不出，加枳实、瓜蒌仁、竹沥、去五味子；咳嗽喘急，加苏子、竹沥，去桔梗；痰火咳嗽，面赤身热，咯出红痰，加芍药、生地、紫参、阿胶、竹沥，去五味、杏仁、贝母、桔梗；久嗽虚汗多者，加白术、芍药、生地，去桔梗、贝母、杏仁；久嗽喉痛声不清者，加薄荷、生地、紫参、竹沥，去贝母、杏仁、五味；嗽而痰多者，加白术、金沸草，去桔梗、杏仁、黄芩；咳嗽身热，加柴胡；咳嗽午后至晚发热者，加黄柏、知母、生地、芍药、竹沥，去黄芩、杏仁；咳嗽痰结胁痛者，加白芥子、瓜蒌仁、枳实、砂仁、木香、小茴、竹沥，姜汁少许，去贝母、杏仁、山栀，亦加柴胡以引经。肺胀而嗽，或左或右不得卧此痰夹瘀血碍气而病，宜养血流动其气，兼之降火疏肝，而清其痰，四物加桃仁、诃子、青皮、竹沥、韭汁之属，敛肺疏肝，去瘀除痰。

**方歌**　清肺天麦冬　甘桔苓橘红
　　　　　芩杏桑贝母　五味归栀从

**二母清肺饮**　治痰火咳嗽，上气喘急，咽喉不利，口渴舌干，面赤脉洪数者。

知母炒、贝母各二钱，麦冬、片芩、栀仁炒、天花粉、元参、桔梗各一钱，当归、薄荷各七分，人参五分，甘草三分。

上剉一贴，生姜三片，乌梅一个，水煎服。

**方歌**　二母清肺饮　甘麦芩桔梗
　　　　　参归元栀仁　薄荷梅花粉

**宁嗽汤**　治内伤饮食，胃火上炎，冲逼肺气，痰嗽发热，胸满噫酸等证。

知母、贝母各钱半，山栀、宿芩各钱二分，桑白皮、陈皮、茯苓、瓜蒌仁各钱，枳实七分，甘草三分，五味子十粒。

上剉一贴，生姜三片，石膏二钱，水煎服。

**方歌**　宁嗽二母芩　栀子赤茯苓
　　　　　桑皮橘甘草　五味枳蒌仁

**三拗汤**　治感冒风寒，鼻塞声重，语音不出，咳嗽多痰，胸满气短喘急者。感冒风寒，嗽而声哑者，是寒包热也，与久嗽声嘶不同，冷风嗽者，感冒嗽者，遇风冷即发，痰多喘嗽是也。

麻黄留节，发中有收，杏仁不去皮尖，留尖取其发，连皮取其涩，甘草生用补中有发，各等分。

上剉一贴，生姜五片，水煎温服。本方加桔梗、荆芥穗，名五拗汤；本方加苏子前胡桑白皮，名加减三拗汤。

**半夏温肺汤**　治虚寒咳嗽，中脘有痰水冷气，心下注痒嘈杂，多唾清水，或胁急胀痛，脉沉弦细迟。此胃虚冷，宜用辛甘热药。

半夏、桂心、细辛、旋覆花、陈皮、人参、桔梗、白芍、甘草各一钱，赤茯苓六分。

上剉一贴，炮姜五片，水煎服。

**方歌**　半夏温肺汤　二陈参桂良

　　　　细辛覆花芍　桔梗炮干姜

**人参清肺汤**　治酒色过度，虚劳少血，津液内耗，心火自炎，遂使燥热乘肺，咯唾脓血，上气涎潮，其嗽连续不已。

人参、杏仁、阿胶、粟壳蜜炙各钱，炙甘草、桑白皮、地骨皮、知母、桔梗各五分。

上剉一贴，红枣一枚，乌梅一个，水煎，临服入蜜一匙。

**方歌**　人参清肺汤　杏仁知母桑

　　　　阿胶罂粟壳　甘桔地骨良

**团参饮**　治七情咳嗽，劳伤脾肺，多唾脓血，渐成肺痿，将作劳瘵，妇人多有此证。

人参、紫菀茸、半夏、阿胶、款冬花、百合、杏仁、天冬各一钱，五味十粒，细辛、甘草各五分。

上剉一贴，生姜三片，经霜桑叶一钱，水煎服。本方去半夏、细辛、天冬、五味，加贝母、蒲黄、瓜蒌霜、犀角，名紫菀茸汤，治饮食过度，或食煎煿，邪热伤肺，咳嗽咽痒，痰多唾血，喘急胁痛，不得睡卧。

**方歌**　团参紫菀茸　阿胶合款冬

　　　　天门五味杏　辛半及灵通

**麻黄苍术汤**　治秋冬夜咳嗽不绝，至晓方缓，口苦舌干，胸痞胁痛，咳吐痰涎，饮食不进。

麻黄八钱，苍术五钱，黄连钱半，草豆蔻六分，柴胡五分，羌活五分，防风、归尾、甘草各四分，五味十粒，甘草炙，黄芩各三分。

上剉分作二贴，水煎服。

**方歌**　麻黄苍术汤　芩连柴胡羌

　　　　　五味生炙草　归尾豆蔻防

**宁肺汤**　荣卫俱虚，发热自汗，咳嗽痰涎，肺气喘急，唾血。

人参、白术、茯苓、炙甘草、熟地黄、当归、白芍、川芎、麦冬、桑白皮、五味各七分，阿胶钱。

上剉一贴，生姜三片，苏叶五皮，水煎服。

**方歌**　宁肺八珍　桑皮麦门

　　　　　五味阿胶苏叶　咳唾脓血自轻

**麦门冬汤**　治病后火气乘肺，咳嗽有血，胸膈胀满，上气喘急，五心烦热而渴。

麦冬、桑白皮、生地各一钱，麻黄、半夏、紫苑、桔梗各七分，五味敛肺宁嗽，火热咳嗽必用之药，甘草各五分。

上剉一贴，生姜三片，淡竹叶一钱，水煎服。本方去麻黄、半夏、加天冬、贝母，亦名麦门冬汤，治同。

**方歌**　麦门冬汤　桔梗麻黄

　　　　　五味半夏甘草　桑皮紫苑地姜

**鸡鸣丸**　歌曰：从来咳嗽十八般，只因邪气入于肝，胸膈咳嗽多加喘，胃嗽膈上有痰涎，大肠咳嗽三焦热，小肠咳嗽舌上干，伤风咳嗽喉多痒，胆嗽夜间不得安，肝风嗽时多喉痹，三因咳嗽船上滩，气喘夜间多沉重，肺嗽痰多喘嗽难，热嗽多血连心痛，膀胱嗽时气多寒，暴嗽日间多出汗，伤寒嗽时冷痰酸，此是神仙真秘诀，用心求取鸡鸣丸。

知母四两炒、杏仁、葶苈纸上焙、半夏各三钱，旋覆花、马兜铃、麻黄、陈皮去白、甘草各四两，桔梗、人参各五钱，阿胶、款冬花、五味各四钱。

上为末，蜜丸弹子大，每五更初，乌梅姜汤，化下一丸。

**加味清上丸** 清声润肺，宽膈除热，生津止渴，爽气凝神。

薄荷叶、柿霜各四两，寒水石、元明粉、乌梅去核、硼砂各五钱，冰片五分。

上为末，甘草水熬成膏，入白沙糖半斤，和丸，芡实大，每噙化一丸，茶清送下，加白前一两更妙。辛甘微寒，长于降气下痰止嗽。

**清上噙化丸** 清火化痰，止嗽定喘，生津润肺，开胸快膈。

瓜蒌霜、天冬、橘红、黄芩酒炒、海石煅、柿霜各一两，风化硝二钱，石膏三钱，元参、青黛、连翘、桔梗各五钱。

上为末，蜜丸龙眼大，每一丸，噙化，食后茶清下。

**五嗽丸** 一曰气嗽，二曰饮嗽，三曰燥嗽，四曰冷嗽，五曰邪嗽，昼夜不止，面目浮肿，饮食不下。

桂心、干姜、皂荚各等分。

上三味，另碾罗过，称准分两，合筛数遍，研蜜搜和，捣一二千杵，为丸梧子大，每服三丸，不拘时刻，嗽发即服，新久咳嗽，一服立止，忌葱蒜油面物。

**马兜铃丸** 治喘嗽不止：马兜铃去土、半夏洗七次二味焙为末，杏仁去皮尖麸炒研，各二两，巴豆二十一粒，去皮油研，皂角膏为丸，梧子大，雄黄为衣，每十丸。临卧以乌梅汤下，以利为度。

**清金膏** 治咳嗽痰喘，年久不瘥，并饮酒人咳嗽者。

天冬半斤、麦冬、杏仁、贝母、半夏各四两。

上，水熬去渣，取汁五碗，入白粉葛末四两，蜜一斤，入磁罐内，重汤煮一日，成膏取出，每日无时频频服之。

**杏仁丸** 治干咳久嗽，及老人咳嗽喘急不已，不能睡卧。

杏仁　胡桃去壳等分。

上捣成膏，入蜜少许，为丸弹子大，每一丸细嚼，姜汤下。宋洪迈有痰疾，晚对，上谕以胡桃三枚，姜三片，卧时嚼服，即饮汤复嚼姜桃如前数，静卧必愈，遂如旨服，果痰消嗽止，亦同此意。朱丹溪曰：阴分嗽者，多属阴虚，治用知母止嗽，勿用生姜，以其辛散故也。

**劫嗽丸** 治久嗽失气无声，用此敛之，新嗽者不可服。

百药煎、五倍子、桔梗盦成、诃子肉、荆芥穗等分。

上为末，蜜丸弹子大，每一丸，噙化，姜汤下。

**芦吸散** 治男妇一切咳嗽，不问新久虚实，无不立愈。

冬花净蕊五钱，陈皮二钱，鹅管石性平味甘无毒，专治肺寒久嗽，痰气壅滞，形如鹅管，色白，煅研二钱半，年老虚弱加人参五分，冬加肉桂钱半。

上忌铁器，为末和匀，分作七贴，作七日服，每服一贴，夜间仰卧，将药作三次入芦筒内，病者噙筒近咽，用力一吸，温水送下，不可多吃水，忌诸般油腻盐酱一七，药服完后，亦可少用些油盐，半月后不忌。

**神吸散** 化痰止嗽，妙不可言。

鹅管石二两煅，冬花蕊、白附子、金礞石焰硝煅醋淬各七钱，孩儿茶、甘草生各四钱，寒水石煅、白矾枯各四两，如气嗽加沉香五分，木香官桂各七分，心下虚悸加朱砂三分研。

上各碾极细，秤过总罗，每服六分，至夜静时，病人端坐，将药分作三次，平放纸上，以竹管五寸长，直插喉内，用力吸药，吸药已尽，如热嗽，用茶清一口嗽咽；寒嗽姜汤下；咳而浮肿，木瓜牛膝汤下；咳吐红痰，白芥子汤下；潮热薄荷汤下。忌鸡鹅鱼羊肉，一切生冷动风发物三七日，惟宜食白煮猪肉及鸡子，更用猪肺一具，加肉半斤，栀子每岁一个，炒成炭，桑白皮不拘多少，用水煮烂熟，去渣，五更初不要开口言语，令人将汤喂之，多少随意，余者遇时再吃。验寒热法：令病人夜饮酒，若饮酒后嗽甚，则为热，嗽减则为寒。

**嗽烟筒** 治一切寒喘咳嗽，遇冷便作，非此不除。

款冬花　鹅管石　佛耳草①性热味酸，除寒嗽，升肺气。雄黄等分。

上为末，铺艾叶上，用纸卷筒烧烟，吸入口内，吞下即咽，茶清一口压之。又天南星、款冬花、鹅管石、郁金等分，为末，鸡子清少许，和蜜拌使润，用有嘴瓦罐盖住，面糊封之，勿令洩气，下着炭火，烟出吸咽之，却吃好茶一口。

午后嗽多者，阴虚也；黄昏嗽多者，火气浮于肺也；火嗽者，有声少痰，面赤身热也；劳嗽者，盗汗痰多，时作寒热，脉数大无力也，干咳嗽者，有声无痰，乃痰郁火邪在肺中，极难治也，此五者，皆是劳力酒色过度，或忧愁郁结，阴虚火动而致者，俱宜滋阴降火汤加减见劳瘵。

午前嗽多，胃中有伏火也；早晨嗽多者，胃中有食积，至此时火气流入肺中也；食积嗽者，胸满噫酸，痰嗽如胶也；痰结嗽者，咳时胸膈结痛，痰出嗽止也；此四者，俱宜瓜蒌枳实汤加减见痰饮。

咳嗽早间吐痰甚多，夜间喘急不寐。盖早间多痰，乃脾虚饮食所化，夜间喘急，乃肺虚阴火上冲。宜朝服补中益气汤加山药五味养脾土，生肺金，暮进六味地黄丸加麦冬五味，壮肾水滋化源，久而自愈。

干咳久嗽及老人日夜咳嗽，不得睡卧，经年不愈，猪板油、白蜜、米糖各四两，熬化成膏，时刻挑一匙噙

---

① 虎耳草。

化。又生姜汁一勺，白蜜二匙，搅匀，重汤煮一滚，温服即愈。又罂粟壳醋炙二钱，乌梅取肉七分，焙末，乌梅汤下。又紫苑茸冬花蕊各二两，百部根五钱，为末，每服三钱，生姜乌梅汤下。又知母、贝母各一两，巴豆霜一钱，为末，每服一字二钱半也，姜汤下。又贝母两，瓜蒌仁、青黛各五钱，为末，姜蜜调成膏，嚼化。又蚌壳白者煅粉，少加青黛韭汁，入麻油数滴，调服即愈。

咳嗽肺痿，吐血气喘等证，取猪肺一具，倒悬滴尽血水，用萝卜十个，捣烂，新沙锅一口，水五碗，煮萝卜烂熟，去渣，添蜜四两，鸡子十个黄不用，又用款冬花蕊、诃子肉、五味子各一钱，白矾五分，为末，入内搅匀，灌肺管中，煮熟空心食之。又猪肺一具洗净血水，病人每岁用杏仁一个泡去皮尖，将肺用竹签穿眼，每眼入杏仁一粒，麻扎放磁器内，重汤煮熟去杏仁不用，只吃猪肺，轻者只用一副而愈，重者再服。

## 喘　促

**脉义**　喘急脉沉，肺胀停水，气逆填胸，脉必伏取。沉而实滑，身温易愈；身冷脉浮，尺涩难补。哮吼脉息，浮滑可安；微细而涩，岐黄也难。

**总论**　华佗云：盛而为喘，气有余也。后世注疏，皆言实热，独海藏王氏云：肺气果盛，又为有余，则当清肃下行而不喘，以其火入于肺，炎铄真气，衰而为喘焉。所言盛者，非言肺气盛也，言肺中之火盛也；言有余者，非言肺气有余也，言肺中之火有余也。斯言高出千古！惜乎，但语其端，未能缕悉，今请得而详言之，气虚而火入于肺者，补气为先；阴虚而火来乘金者，壮水为亟。风寒者，解其邪；湿气者，利其水；暑邪者，涤其烦；肺热者，清其上。痰壅者消之，气郁者疏之，饮停者吐之，火实者清之。

　□……

# 无书名残稿

□……

路边黄① 金何银毛 治胞节②

一加黄叶 土龙灶草用。

芙蓉花 结骨青叶树皮用。

路边黄 一治阴气。

大马边肖③ 一治小便火。

血蚓 一治刀伤。

先胡花 正 一治头风。

野烟叶④ 白草霜 一治刀伤。

土狗 山彦 一治阳梅疮

稗蒿子金 一治下阴打伤。

灯龙果茨⑤ 一治损伤五劳。

狗屎抛茨⑥、龙船抛茨、三月抛茨、白谷丝，一治

---

① 报春花科过路黄。

② 疮疖。

③ 马鞭草科马鞭草。

④ 菊科天名精。

⑤ 蔷薇科金樱子刺。

⑥ 苞刺。

损伤五劳。

紫竹金[1]　一治癫狗伤。

蒡□　一治四肢。

大薜藤　一治五劳七伤。

称金草　一治仪金。

家烟蒐　一治损伤。

三月金　杨柳金　夏骨草　插柳金　风藤草　子鸡乙双　螃蟹　共研。

麻灰木子金　细末酒服。

骨香

继长清[2]

红结粪草、北骨肖　酒服。

乳疼用

妇人乳疼哭哈哈，道师和尚手下中摸，如切如磋。如琢如磨，吾奉太上老君令。如敕。

虫柱上（虎占）支号：

用药旭水泥桐柚　水浮叶　薜藤　野麻一治发表。

野麻　一治发表。

白硬麻　一治小儿虫精。

冬古子[3]　一治口干。

韭菜子　一治马家疮。

---

① 紫竹的根茎。
② 徐长卿。
③ 瓜蒌。

五蓓子①　一治肚疼治虫。

综树子②　一治肾虚补方。

香附子　一治女人神方。

黄枝③子　生肌打伤扶气。

生半夏　一治打伤五劳。

熟半夏　一治补肺咳吐。

到竹伞　一治血崩吐血。

三月茎　一治吐泻。

五虎下西川　一治刀伤。

七姊妹　一治生养调月经。

糖刺果　一治女心疼。

八仙姑　一治月家风病。

八月瓜　一治月家劳。

黄瓜　一治气名肿毒

冬瓜　一治补虚。

丝瓜　一治肿病。

刀豆　一治疮包。

黑黄豆　治补散气消下。

小录豆　一治败火追气。

惊豆　一治痘毒，喂水吃。

豇豆　一治枯包。

---

① 五倍子。
② 棕榈树果实。
③ 黄栀。

女儿红　一治五劳散血可用。

月下红　一治女人月经洗疮。

燕山红　一治月经。

月月红<sup>①</sup>　一治女人月经。

节节红　一治五劳打伤。

绿豆青　一治血崩吊白。

四季香月下青　一治火毒　四季香治咳吐。

披星剑　一治退火回凉。

一支箭　一治包毒。

一支窝　一治草伤包毒。

一包针　一治打伤可用。

一把伞　一治吐血诸病可用。

过山龙　一治五劳通。

过江龙　一治生肌。

川岩龙　一治五劳。

硬金龙　一治五劳。

五爪龙　一治打伤包疮。

搜山虎　一治内外血气。

扒山虎　一治内补吐红。

川山虎　一治手足通关。

九节力　一治壮精补虚。

九节龙　一治大小内外病。

九节桃　一治咳吐。

① 月季。

岩协子　一治损伤跌打。

散血草　一治敢血散气。

散血丹　一治活气消肿。

独脚莲　一治百毒。

鸡爪莲□……□。

九莲莲□……□。

观音莲□……□。

大薜藤□……□。

小薜藤　一治内消外散

大红藤　一治咳打虫。

青豆藤　一治退火消肿。

棉交藤　一治打伤生肌。

母猪藤①　一治箍包下散。

一点血　一治退火消喉风。

叶上生子、子上生叶　一治打伤吐血。

一碗水②、四瓦一支花、铁灯台③一治五劳，一治五毒。

千脚虫　一治多年诸疮同消条。

水枚虫　一治外肿症。

推屎虫④　一治小儿食虫。

---

① 葫芦科绞股蓝。

② 江边一碗水。

③ 七叶一枝花。

④ 蜣螂。

锯木虫　一治通肠化气。

大粪虫　一治补虚。

牛黄茨虫　一治女人无儿。

枞树根虫　一治奶痈包毒。

地虱子　一治喉。

退古牛①　一治水肿痄疮

土狗子②　一治肿病。

崔谷虫　一治失声补肺。

哲蛛虫　一治水丁疮毒。

孩儿鱼　一治肺筋拖肛。

连子鱼　一治水肿。

苋菜灰　一治滥疮。

金银花　一治月劳眼目。

大蒜　一治全。

吊天心　一治血崩。

三加丰③　一治风气。

七加丰、五加丰　一治五劳。

斑鸠窝④　一治洗半。

追半藤　一治风。

摇小竹　一治气疼心疼。

---

① 地蛄牛。
② 蝼蛄。
③ 皮。后同。
④ 海金沙。

扒岩香　一治洗半。

马蹄香①　一治洗散气。

三各风　一治风气。

大救驾　一治打伤血路方。

小救驾　一治外伤散下。

地琵琶②　一治五劳退火消肿。

水菖蒲　一治五心散火。

艾叶根　一治女人血崩。

菖卜③根　一治心中不安。

车前子　一治大小二便。

铁心蒿　一治女人跌打。

水灯心　一治退火。

九灵光④　一治血崩包毒。

大马伴、小马伴　一治接筋骨。

吊竿草⑤　一治大小男女通用。

土浆⑥根　一治五劳。

千年绿　一治散火。

枞树根　一治咳吐小儿食。

梧桐皮　一治咳吐打伤血路方。

---

① 马兜铃科杜衡。

② 地枇杷。

③ 菖蒲。

④ 菊科千里光。

⑤ 腹水草。

⑥ 檵木。

萝卜茸　一治胞胀消气。

桑树皮　一治咳吐五劳。

老君扇①　一治打伤通用。

堇竹②根　黑竹根　煨水治保　算盘子根　治疯狗咬伤。

黑水黄连　一治退火。

竹细莘③　一治牙痛心疼。

南莘　生治毒熟赶气。

卜荷④　一治诸病发表。

木子⑤根　一治吐泻反病。

柳纳叶　一治打伤。

桐子根　一治泻毒败火。

野黄豆杨皮　一治豆生。

嫩桐子根　一治童子劳。

琵琶⑥根　一治咳劳。

牛夕打　下。

马屎苋⑦　治包毒。

---

① 鸢尾科蝴蝶花。

② 楠竹。

③ 竹叶细辛。

④ 薄荷。

⑤ 乌桕。

⑥ 枇杷。

⑦ 马齿苋。

冲天炮、长生根、巴茅草① 治血止痛。

石羔② 一治下火通用。

吊阳尘 一治心疼。

灶心土 一治五心火。

百草霜 一治生肌治疮。

回龙草 一治哽喉。

百草丹 一治疮方。

铁秀 一治润疮。

螃蟹 一治打伤。

仙人桃花 一治散血打伤。

汗帽圈 一治烧。

旧蒲扇 一治打伤。

汗毡帽 一治小便肿。

枯桃子 一治劳发。

干李子 一治劳小便肿。

干石榴 一治肚泻。

干桐子 一治心气。

拆骨丹 一治打伤。

九龙丹 一治五心火喉疼。

春树③皮 一治发表。

插腊皮 一治打伤。

---

① 茅草。

② 石膏。

③ 椿树

五加皮　壮力补骨。

栋绿皮　治打伤。

岩姜①　治诸病可用。

娘姜②　一治补方。

木姜、砂参　一治补。

苦参　一治打下退凉。

铁马鞭　退火。

路边黄　治摆子退火五劳。

苟捌根　治五劳血伤。

祖师叶③　发表。

水竹叶　退火。

杉米求　发表。

蚯蚓　退火。

千里马　一治心气。

夜火木④一治目。

粑粑根　一治疮毒。

两点草　一治心急。

五心草　退火。

葛花　一治痄疮。

梧花　腰花背花。

---

① 槲蕨科骨碎补。

② 高良姜。

③ 紫苏。

④ 夜合木

花椒　治花疮。

人中白　治小便阴疮。

手槌打　治人血筋。

三家根①　治五更。

嫩老鼠　治酒病生肌。

桐寄生②　治咳嗽童劳。

棕木寄生　治血嗽吐五劳。

牛屎橘　治心疼。

七木橘　治酒病。

杉木橘　一治百崩久病。

红茨抛　一治小便急。

木通　治包。

通草　接骨。

酸枣草　治血路。

--------

① 虎杖嫩茎。
② 桐木上寄生。

# 跋

癸巳三月，侯君启年持《南垣医抄》初印稿本，请余观赏内容，校对文字。《南垣医抄》为胡南垣医生手稿，惜有遗失，仅存残稿数卷，补述本草药物气味之发明，伤寒杂病之方证。启年君历时三年，整理就绪，嘱余序言。谨竭诚悃，顶礼献词，既服膺南垣先生长夜孤灯，发奋著述，救死扶伤之苦心孤诣，又敬佩启年君历经艰难收集遗稿的高贵品德，志士仁人，心心相印，珠联璧合，相得益彰。

旧时大坪为穷乡僻壤，人民生活艰难，常年患病人多，缺医少药，患者只有求神拜佛，或挖草药，或讨神水。南垣先生因励志学医，勤学苦研，夜以继日，熟诵灵素，有不懂地方，常星夜到县城求名医指点教诲，时时又同情体贴病人，不计报酬，可谓德艺双馨。

南垣先生后嗣，世代遵守彝训，传家以耕读为本，善良忠厚。五世孙家宽，解放初在故乡天门小学读书，资质聪秀，爱好书画，我时任学校教导，老师都很爱他。以后，在贵州大学毕业，我曾撰联赠之："安定家风，笃行苦学；书香门第，源远流长。"庆贺瓜瓞绵绵，明德有后也。时代突飞猛进，建设改天换地，学比赶超，争分夺秒，深望医林新秀，秉承前贤，不为良相当为良医。甘棠杏林，同光青史。

公元二零一三年十二月故乡后学曾祥伟拜撰时年九十又二

# 校注后记

一

1982年12月13日，我带上一纸派遣令，一担铺盖，几箱旧书，来到了大庸县大坪地区人民医院，医院人才济济，许多下放的老大学生，正在办理回大医院的等待中，我只能睡在走廊上。那时候，我除了上班，只有看书，消磨时间。一天，一位慈祥淳厚老人，走到我的面前，他说："你爱看书，我藏有一套旧医书，可以借给你看看。"尽管，我是学现代医学的，但我对中医不陌生，因为我父亲下放以后，一直喜欢在家里看中医书，时常听他背诵中医经典，所以，我对中医有深厚的感情。这位老者，给我带来了他的藏书，是手抄本，书名叫《南垣医抄》，一共十八册，他说"是他祖上一块光洋一本书买来的，如果你喜欢看，我只能一本一本的借给你看，你看完一本，在给我退还的时候，我再借给你下本。"我花了很长一段时间，一口气读完了这十八本书，吸引我的不仅仅是书丰富的内容，还有那蝇头小楷书法，我产生了购买这套书的念头，但遭到了藏书老人的严厉拒绝。限于当时条件，我也没有能力复印，没有时间抄写，我想，这套书还是在我身边，他承诺随时给我借阅的机会。

转眼到了2010年春，田华咏会长给我下达了整理《南垣医抄》的项目，于是，我再回到大坪，可是，青山依旧，物是人非，藏书人已经归道山数年。几位知情者，带我张家李家的跑，有的躺在墙角的破篓中，有的睡在破柜的不起眼处，有的人可能借过老书，确心想隐瞒，干脆是田二偷竹子——一口不认帐，因为死无对证了。我忽然想起一位书友的那段话：古籍文獻或遭魚蠧鼠蟲之害，或遇兵燹戰火之災，或深鎖富貴高牆之中，或落散街頭攤冷攤之上。讀書人難得其書，猶有情人天各一方，豈不痛哉！豈不痛哉！到现在，都一直在寻找，很可惜现仅存《南垣医抄》残稿5卷。我曾产生放弃整理的念头，但是，田华咏会长一直勉励我，虽是残稿，但它毕竟是难得的地方文献，有，总比无要强啊。

## 二

《南垣医抄》是湖南省张家界市永定区大坪镇土家族名医胡先焰的学医心得和业医记录。据《大庸县志》和《胡氏家谱》记载：先焰公姓胡，字南垣（生于嘉庆8年腊月30日午时——卒于道光庚午年腊月27日（即：公元1803年腊月卅日——1850年腊月27日）；公世居湖南张家界市永定区大坪镇天门山下之古角溪。祖富雄一乡，及兆，身仅余负郭田数十亩。一日，慨然曰："人不能济世，非丈夫也。"遂售其田，购方术书及史书数千卷；屋左辟一楼，日供泛览。口诵手抄十余年，目不窥外。楼壁悬三十六葫芦，炼丹、烧汞分类以贮之，人号为葫芦先生，遂成名医，远近贫富争延请诊，先兆公不避其烦也。已酉（公元1849年）饥荒后，瘟疫流行，境内赖兆以安。著有《医源汇要》（惜轶）百余卷。邑名宿覃怀远、刘敏文及族孝廉盖南、广文、若谷皆有序。胡公锡余先生绘杏林春早图，题诗与跋有"宰相祗须培命脉，神仙不尽住烟霞。"可想见先生医理精通，远胜时手之庸碌者。子泰然，号果斋，绍其业，亦以医显然。卒，其书为有识者购去，而读书楼亦圮矣。

族人胡其禄过读书楼感怀云："先生号葫芦，葫芦三十六。

中不藏汉书，丹丸悉炼熟。思邈合仲景，脉传独私淑。屋左辟岑楼，方书日供读。廿载破寒毡，济人心蕴蓄。妇孺识韩康，老幼归煦育。书著数十种，参苓药笼伏。峨峨太行山，愚公移孔速。茫茫沧海水，鼠饮期满腹。人生天地间，谁甘猬毛缩。嗟哉守财虏，田园广种菽。先生富豪裔，世居天门麓。偏存济世心，购书薄田鬻。人往楼已空，残篇嗟瓮覆。此地二百年，斯人灵秀毓。门临清溪水，横桥低若木。故址尽苍凉，秋风洗破屋。"

## 三

目前，《南垣医抄》残稿仅发现 8 册，分别是：

《南垣医抄》卷之二，17cm×15cm，共 65 页。

《南垣医抄》卷之三，17cm×15cm，共 67 页。

《南垣医抄》卷之十一，17cm×15cm，共 67 页。

《南垣医抄》卷之十二，17cm×15cm，共 59 页。

《南垣医抄》卷之十五，17cm×15cm，共 56 页。

《南垣医抄》残稿不知卷，17cm×15cm，存 22－38 页。

《南垣医抄》残稿不知卷，22cm×14cm，存 6－59 页。

《南垣医抄》残稿不知卷，17cm×15cm，存 22－38 页。

没有书名医稿残稿，12cm×14cm，存 16 页。

因我们的工作甚忙，对于此书的校勘，只能夜里边读边抄。我们先是把全书慢慢地抄录一遍，发现问题，即随手做好标识，边抄边打印，然后利用一些工具书，进行校勘注释。

标点符号照一般用法。最主要是方括弧 [  ] 和圆括弧（  ）两种。凡补夺和改误校勘的字、句都标以方括弧 [  ]。凡注释之字、句，或标以圆括弧（  ），或标以①②③④⑤予以脚注。

古人云："前人校雠书籍，期于不妄改，不妄增削，一仍其旧，俾读者自己去审定。"故郑玄校群经，虽于文字有显然讹误的，亦仅注云"某当为某"，不曾轻出己意更改它。阮元《校刻宋本十三经注疏》书后也说："刻书者最患以臆见改古书，今重刻宋板，凡有明知宋板之误字，亦不使轻改，但加圈于误字之旁，而别据校勘记，择其说，附载于每卷之末，俾后之学者不疑于古籍之不可据，慎之至也。"可是，前人亦有勇于校改的，如段玉裁，人都知其为治《说文解字》的巨匠，他对于许慎书则改易颇多。他在答顾千里的书中说："夫校经者，将以求其是也，审知经字有讹则改之，此汉人法也。汉人求诸义，而当改则改之，不必其有左证。"问题就是在"当改"与"不当改"，当改则改，不当改则不改，这是我们校书实事求是的态度。

这次校注本书，勘定改、补之处，基本上都几经查对，据证改补，绝没有臆断为之。而且虽是据他书以校正本书，究竟仍是以本书为主体，不能字字句句都去牵就他书，完全失去了本书作者的面貌。我并不曾全部它校的理由有二：首先，胡公编书，自有胡公本人的见解在其中，不能一字一句与他书强同；其次，中医的多种刻本，亦互有出入。因此只要它文字本身是通顺的，意义是可以理解的，就不必强作校勘了。至于说由于原版的错讹，字有不可读，义有不可训，非堪正不可者，即为勘定，便不管其多或少。我们所校勘的，大半都属于这一类。张元忠主任中药师具体负责药物部分的校注，侯启柱副主任医师具体负责临床部分的校注。之后，又请中国中医科学院中国医史文献研究所侯如艳助理研究员审核全稿并补充了较多注释。非有意为叙，忠实地告诉读者，知我们点校本书的经过。

匆匆三年，点校既竟。搁笔凝思，百感交集。这世界还有几个人看书呢？行走在孤独读书的路上，我虽然什么也没有得到，但我体验了读书的快乐。所以我要真诚的感谢国家中医管理局的领导，把本书的整理列为重点项目并资助相关经费，真诚的感谢我的恩师一百零三岁的范公墨因老师和九十二岁高龄曾公祥伟老师，真诚的感谢家父对本书校注的指导，真诚的感谢中国民族医药学会副会长田华咏研究员的精心指导。也真诚的感谢关心参与帮助本书打印、校注的各位朋友，恕不一一致敬了。同时：我也期待收藏抄本的父老乡亲，能给我提供帮助，以求圆满。

我有善愿，祈天佑之。

侯启年序于武陵民族医药文献室

# 参考文献

1. 胡先焻.南垣医抄 [M] .（清）手抄本

2. 谢观.中国医学大辞典 [M] .天津科学技术出版社，1998

3. 陈亦人.伤寒论译释 [M] .上海科技出版社，2010

4. （唐）孙思邈.千金方 [M] .内蒙古人民出版社，2008

8. 金寿山.中国医籍字典 [M] .江西科技出版社，1989

9. 夏征龙，陈至立.辞海 [M] .上海辞书出版社，2009

10. （清）侯昌铭.永定乡土志 [M] .（清）木刻版

11. 黄家玉.大庸县卫生志 [M] .内部出版，1984

12. 胡运惠.天门胡氏家谱 [M] .内部出版，2009